W0255507

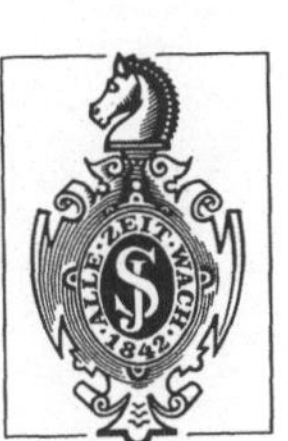

In memoriam Dr. med. Alfred Bolliger
(09.03.1924–05.03.1989),
Präsident der Schweizerischen Gesellschaft
für Phlebologie und angewandte Angiologie 1960–1989

J. Staubesand, E. Schöpf (Hrsg.)

Neuere Aspekte der Sklerosierungstherapie

Varizen, Ösophagusvarizen, Varikozelen, Organzysten

Mit Beiträgen von:
M. Gebel, M. Schulz, S. Martin – G. Heyn, F. Waigand,
C. Tamaschke – G.G. Hohlbaum – T. Kröpelin, P. Billmann,
W.-D. Reinbold – M. Marshall – K.J. Paquet, H.A. Gad,
J.-F. Kalk – K. Pfahler, B. Olesch – F. Platz – H.J. Reuter,
M.A. Reuter – U. Schultz-Ehrenburg – V. Seydewitz,
J. Staubesand – G. Sigmund, W. F. Thon – J. Staubesand,
V. Seydewitz – W.F. Thon, G. Sigmund – V. Wienert –
Th. Wuppermann

Mit 93 teils farbigen Abbildungen und 17 Tabellen

Springer-Verlag Berlin Heidelberg New York
London Paris Tokyo Hong Kong Barcelona

Prof. Dr. J. Staubesand
Anatomisches Institut
der Universität Freiburg
Albert-Str. 17
D-7800 Freiburg

Prof. Dr. E. Schöpf
Universitäts-Hautklinik
Hauptstr. 7
D-7800 Freiburg

ISBN-13:978-3-540-52660-5   e-ISBN-13:978-3-642-75756-3
DOI: 10.1007/978-3-642-75756-3

CIP-Titelaufnahme der Deutschen Bibliothek
Neuere Aspekte der Sklerosierungstherapie : Varizen,
Ösophagusvarizen, Varikozelen, Organzysten / J. Staubesand ;
E. Schöpf (Hrsg.). Mit Beitr. von: M. Gebel . . . – Berlin ;
Heidelberg ; New York ; London ; Paris ; Tokyo ; Hong Kong ;
Barcelona : Springer, 1990
    ISBN-13:978-3-540-52660-5

NE: Staubesand, Jochen [Hrsg.]; Gebel, Michael [Mitverf.]

© Springer-Verlag Berlin Heidelberg New York 1990

Dieses Werk ist urheberrechtlich geschützt. Die dadurch begründeten Rechte, insbesondere
die der Übersetzung, des Nachdrucks, des Vortrags, der Entnahme von Abbildungen und
Tabellen, der Funksendung, der Mikroverfilmung oder der Vervielfältigung auf anderen Wegen und der Speicherung in Datenverarbeitungsanlagen, bleiben, auch bei nur auszugsweiser
Verwertung, vorbehalten. Eine Vervielfältigung dieses Werkes oder von Teilen dieses Werkes
ist auch im Einzelfall nur in den Grenzen der gesetzlichen Bestimmungen des Urheberrechtes
der Bundesrepublik Deutschland vom 9. September 1965 in der jeweils geltenden Fassung
zulässig. Sie ist grundsätzlich vergütungspflichtig. Zuwiderhandlungen unterliegen den Straf-
bestimmungen des Urheberrechtsgesetzes.

Die Wiedergabe von Gebrauchsnamen, Handelsnamen, Warenbezeichnungen usw. in diesem
Werk berechtigt auch ohne besondere Kennzeichnung nicht zu der Annahme, daß solche Namen im Sinne der Warenzeichen- und Markenschutz-Gesetzgebung als frei zu betrachten wären und daher von jedermann benutzt werden dürften.

Produkthaftung: Für Angaben über Dosierungsanweisungen und Applikationsformen kann
vom Verlag keine Gewähr übernommen werden. Derartige Angaben müssen vom jeweiligen
Anwender im Einzelfall anhand anderer Literaturstellen auf ihre Richtigkeit überprüft werden.

Gesamtherstellung: K. Triltsch GmbH, Würzburg
2119/3335-543210 – Gedruckt auf säurefreiem Papier

Inhaltsverzeichnis

Autorenverzeichnis

Billmann, P., Dr.
Radiologische Univ.-Klinik
Hugstetter Str. 55, 7800 Freiburg i. Br.

Gad, H. A., Dr.
Heinz-Kalk-Krankenhaus,
Abt. Chirurgie/Gefäßchirurgie/Gastroenterologie,
Am Gradierbau, 8730 Bad Kissingen

Gebel, M., Prov.-Doz. Dr.
Zentrum für innere Medizin, Abt. Gastroenterologie,
Medizinische Hochschule Hannover,
Konstanty-Gutschow-Str., 3000 Hannover

Heyn, G., Dr., MR
Klinikum Berlin-Buch, Abt. Gefäßchirurgie,
Hobrechtsfelder Chaussee, DDR-1115 Berlin

Hohlbaum, G. G., Dr., Arzt für Chirurgie,
Sengenholzerweg 4, 4300 Essen 18

Kalk, J.-F., Dr.
Heinz-Kalk-Krankenhaus,
Abt. Chirurgie/Gefäßchirurgie/Gastroenterologie,
Am Gradierbau, 8700 Bad Kissingen

Kröpelin, Traute, Prof. Dr.
Radiologische Univ.-Klinik, Sektion Medizin,
Hugstetter Str. 55, 7800 Freiburg i. Br.

Marshall, M., Prof. Dr.
Spengerweg 8, 8180 Tegernsee

Martin, S., Dr.
Zentrum für innere Medizin, Abt. Gastroenterologie,
Medizinische Hochschule Hannover,
Konstanty-Gutschow-Str., 3000 Hannover

Olesch, B., Dr.
c/o Fa. Kreussler u. Co. GmbH
Rheingaustr. 87–93, 6200 Wiesbaden 12

Paquet, K.-J., Prof. Dr.
Heinz-Kalk-Krankenhaus,
Abt. Chirurgie/Gefäßchirurgie/Gastroenterologie,
Am Gradierbau, 8700 Bad Kissingen

Pfahler, K., Dipl.-Biol.
c/o Fa. Kreussler u. Co. GmbH
Rheingaustr. 87–93, 6200 Wiesbaden 12

Platz, F., Dr.
Anatomisches Institut I der Univ. Freiburg,
Albertstr. 17, 7800 Freiburg i. Br.

Reinbold, W.-D., Priv.-Doz. Dr.
Klinikum Minden, Abt. Röntgendiagnostik
Friedrichstr. 17, 4950 Minden

Reuter, H. J., Prof. Dr.
Urologische Klinik,
Humboldtstr. 16, 7000 Stuttgart 1

Schultz-Ehrenburg, U., Prof. Dr.
St.-Josef-Hospital, Ruhr-Univ., Abt. Dermatologie,
Gudrun-Str. 56, 4630 Bochum 1

Schulz, M., Dr.
Zentrum für innere Medizin, Abt. Gastroenterologie,
Medizinische Hochschule Hannover,
Konstanty-Gutschow-Str., 3000 Hannover

Seydewitz, V., Dr.
Anatomisches Institut I der Univ. Freiburg,
Albertstr. 17, 7800 Freiburg i. Br.

Sigmund, G., Dr.
Radiologische Univ.-Klinik, Abt. Röntgendiagnostik,
Hugstetter Str. 55, 7800 Freiburg i. Br.

Staubesand, J., Prof. Dr.
Anatomisches Institut der Univ. Freiburg,
Albertstr. 17, 7800 Freiburg i. Br.

Thon, W. F., Dr.
Medizinische Hochschule Hannover, Klinik für Urologie,
Konstanty-Gutschow-Str. 8, 3000 Hannover 61

Waigand, F., Dr.
Zentralinstitut für Herz-Kreislauf-Forschung
der Akademie der Wiss. der DDR, Bereich Radiologie,
Hobrechtsfelder Chaussee, DDR-1115 Berlin

Wienert, W., Prof. Dr.
Klinikum der Rhein.-Westf. TH, Abt. Dermatologie,
Pauwelsstr., 5100 Aachen

Wuppermann, Th., Prof. Dr.
Max-Ratschow-Klinik,
Heidelberger Landstr. 379, 6100 Darmstadt

Vorwort

Der vorliegende Band gründet sich auf Gedankengut, das anläßlich der 3. Bad Krozinger Phlebologentage vom 10.–12. März 1989 zum Thema der Sklerosierungstherapie gesammelt wurde. Er berücksichtigt neben theoretischen und klinischen Aspekten der Varizensklerosierung erstmals auch die Sklerotherapie von Ösophagusvarizen, Hämorrhoiden, Varikozelen und Organzysten.

Eine Therapie, die in ihren Grundzügen vergleichbare Wirkungen zu erzielen sucht, nämlich die Ausschaltung krankhaft erweiterter Blutgefäße bzw. die Verödung von Nieren- und Leberzysten, wird von kompetenten Sachkennern der zuständigen klinischen und theroretischen Disziplinen unter dem Gesichtspunkt der einheitlich angewandten Therapie und ihrer Effekte dargestellt. Hierbei werden die Möglichkeiten und Grenzen des Verfahrens deutlich und unerwünschte Nebenwirkungen nicht verschwiegen.

Ein therapeutisches Verfahren, das vor allem im Hinblick auf die Varizenverödung auf eine lange Tradition zurückblicken kann, das sich inzwischen neue Anwendungsfelder erschlossen hat und das den breitesten Einsatz findet, wird ebenso in bezug auf bestimmte theroretische Grundlagen wie auf Einzelheiten des Vorgehens am Patienten noch immer kontrovers diskutiert. Deshalb ist dieser Sammelband mehr als ein Kongreßbericht. Er hat das Ziel, eine Übersicht über den gegenwärtigen Wissensstand der Sklerotherapie zu geben und will dabei dem praktisch tätigen Arzt, dem Kliniker und dem interessierten Theoretiker Informationen zum gegenwärtigen Kenntnisstand vermitteln.

Die Herausgeber danken den Autoren für hervorragende Zusammenarbeit. Die Sorgfalt, mit der sie in ihre Beiträge auch Ergebnisse der Diskussionen eingearbeitet haben, bildete eine wesentliche Voraussetzung für das Gelingen des Werkes.

Herzlich zu danken ist auch dem Verlag. Vor allem Herrn Dr. T. Graf-Baumann, der sich sehr rasch bereit fand, das Buch herauszubringen. Die Mitarbeiter des Springer-Verlages, hier möchten wir stellvertretend Herrn F. Holzapfel nennen, haben mit großem Einfühlungsvermögen und viel Umsicht die Wünsche der Herausgeber und Autoren berücksichtigt.

Allen, die das Erscheinen dieses Buches ermöglicht und zu seiner Gestaltung beigetragen haben – auch, wenn sie hier nicht namentlich genannt worden sind – gilt unser aufrichtiger Dank.

Das Buch haben wir dem unvergessenen Freund und Kollegen, Herrn Dr. Alfred Bolliger gewidmet, der unmittelbar vor Beginn der 3. Bad Krozinger Phlebologentage, die er aktiv mitgestalten sollte, am 5. März 1989 verstorben ist.

Freiburg, im August 1990   J. Staubesand
                                                        E. Schöpf

Zur Chemie, Pharmakologie und Toxikologie von Polidocanol

K. Pfahler und B. Olesch

Eine Vielzahl von Substanzen und Substanzgemischen ist mit wechselndem Erfolg zur Sklerosierung eingesetzt worden. Verschiedene Autoren untersuchten eingehend die Eigenschaften der verwendeten Substanzen und versuchten, Nutzen und Risiken von verschiedenen Gesichtspunkten her zu klären.

Imhoff [17, 18] und Holzegel [15] kamen in ihren zusammenfassenden Abhandlungen über die chemische Gliederung und die klinischen Eigenschaften von Sklerosierungsmitteln zu dem Schluß, daß es das ideale Mittel für alle in Frage kommenden Indikationen nicht gibt und nicht geben kann.

Die Fragen bleiben aktuell, und es kommen aus vielen Teilbereichen ständig Erkenntnisse hinzu. Die Indikationsgebiete reichen inzwischen von der Verödung von Besenreisern als kosmetische Maßnahme bis zur endoskopischen Blutstillung bei Ösophagusvarizenblutungen, von Sklerosierung von Organzysten bis zur chemischen Synoviorthese.

Sklerosierungsbehandlungen werden weltweit durchgeführt, jedoch ist die regionale Akzeptanz der verschiedenen Sklerosierungsmittel unterschiedlich, bei wachsender Präferenz von Polidocanol.

Chemie der Sklerosierungsmittel

Viele Substanzen rufen Zellschädigungen hervor, wenn sie als Injektionslösung in den lebenden Organismus eingebracht werden. Dennoch sind nur wenige als Sklerosierungsmittel geeignet.

Vielfach eingesetzt wurden: hypertone Kochsalz- und Glucoselösung, Natriumsalicylat, Ethanol, Iod, Fettsäuren, verseifte Fettsäuren, Natrium-morrhuat, Natrium-tetradecylsulfat und Polidocanol. Diese Substanzen wurden entweder als Monosubstanzen oder in Kombinationen als Wirkstoffe bei der Sklerotherapie verwendet.

An dieser Stelle soll auf obsolete oder selten benutzte Sklerosierungsmittel nicht eingegangen werden. Tabelle 1 gibt einen Überblick über die chemische Zusammensetzung der am häufigsten verwendeten Verödungsmittel.

Natrium-morrhuat ist ein Salz der Lebertranfettsäure. Die freien Fettsäuren werden durch Abspaltung des Glycerins gewonnen, anschließend werden sie durch Zugabe von Natriumhydroxid zu Natrium-morrhuat umgesetzt. Der Fettsäureanteil im Natrium-morrhuat besteht zu 85 % aus ungesättigten und zu 15 % aus gesättigten Fettsäuren in Kettenlängen von 8−22 Kohlenstoffatomen. Die Wirksubstanz ist ein blaßgelbes Pulver mit fischigem Geruch. Sie ist in Wasser

Tabelle 1. Im Handel befindliche Sklerosierungsmittel

Wirkstoff	Handelsname der Injektionslösung	
Na-morrhuat		
ca. 85% $CH_3(CH_2)_nCH=CH(CH_2)_nCOONa$	Scleromate (5%)	USA
ca. 15% $CH_3(CH_2)_nCOONa$	Varicocid (5%)	D
Na-tetradecylsulfat		
$C_{14}H_{29}O_4S$	Sotradecol 1%, 3%	USA
	STD 3%	GB
	Trombovar 1%, 3%, 5%	F
Polidocanol		
$C_{12}H_{25}(OCH_2CH_2)_nOH$	Aethoxysklerol 0,5%, 1%, 2% 3%, forte (4%)	D
	Sclerovein 0,5%, 1%, 2%, 3%, 5%	CH
	Sotravarix 6%	CH
Iod, Natriumiodid		
I_2, NaI	Varigloban 4%, 8%, 12%	D
	Variglobin 2%, 4%, 8%, 12%	CH

Darüber hinaus ist Aethoxysklerol in folgenden Ländern zugelassen oder befindet sich im Zulassungsverfahren:

A, B, CH, CS, D, DK, E, ET, F, H, I, IL, J, L, MEX, NL, RI, S, SF, SU, THA, YU

löslich und wird in einer 5%igen wäßrigen Lösung in den Handel gebracht, die Lösung ist klar und bernsteinfarben. Der pH-Wert beträgt 8,5–9,5, die alkalische Lösung ist oberflächenaktiv.

Natrium-tetradecylsulfat ist eine weiße, wachsartige geruchlose Substanz. Sie ist in Wasser löslich und oberflächenaktiv. Der pH-Wert der wäßrigen Lösung liegt bei 6,5–9. Sie reagiert folglich schwach sauer bis alkalisch. Die wäßrige Injektionslösung ist in allen Konzentrationen klar und farblos.

Polidocanol ist das Produkt der Umsetzung von Dodecanol mit Ethylenoxid. Bei der Ethoxylierung entstehen Produkte unterschiedlicher Kettenlängen. Man nimmt eine mittlere Anzahl der Ethoxygruppen von etwa 9 an. Polidocanol ist eine weiße, wachsartige, geruchlose Substanz. Sie ist in Wasser löslich und zeigt in wäßriger Lösung einen pH zwischen 5 und 7. Die Injektionslösung ist in allen Konzentrationen klar und farblos.

Iod, Natrium-iodid: Iod besteht äußerlich aus kleinen grau-violetten bis blau-schwarzen Kristallen, die in Wasser nur schwer löslich sind. Natriumiodid ist eine weiße oder farblose kristalline Substanz, sie löst sich gut in Wasser. Bei Lichtein-wirkung verfärbt sich die Lösung allmählich durch Freisetzung von Iod. Iodlö-sungen zur Sklerosierung haben einen pH-Wert von 3–4, sind also deutlich sauer; sie sind dunkelbraun-schwarz gefärbt.

Pharmakologie

Allen Sklerosierungsmitteln gemeinsam ist die Veränderung des physiologischen Milieus an der Gefäßinnenwand. Dies kann durch Veränderung des pH-Wertes, der Isotonizität des Blutes sowie der Oberflächenspannung oder durch Proteinschädigung erfolgen. Hyper- und hypotone Lösungen haben Einfluß auf die Osmolarität, während Detergenzien die Oberflächenspannung verändern. Tabelle 2 gibt zusammenfassend einen Überblick über die unterschiedlichen Wirkmechanismen der Verödungsmittel (Tabelle 2).

Tabelle 2. Auslösungsmechanismen der Endothelschädigung

Auslösungsmechanismus	Substanzen
Verschiebung des pH-Wertes	Säuren, Basen, Salze mit stark saurer oder alkalischer Reaktion
Veränderung der Osmolarität	Hyper- oder hypotone Lösungen
Veränderung der Oberflächenspannung	Detergenzien
Proteinschädigung	Verschiedene organische und anorganische Substanzen

Die pharmakologische Hauptwirkung aller Sklerosierungsmittel ist die Schädigung des Endothels. Nach dieser primären Endothelschädigung kommt es zur Bildung eines Abscheidungsthrombus, der schon nach kurzer Zeit von Fibrinfäden durchsetzt wird. Darauf folgt das Einsprossen von Fibroblasten in das Lumen der Vene. Das entstehende Narbengewebe kann das Lumen nun mehr oder weniger vollständig ausfüllen. Lichtmikroskopische Untersuchungen zu diesem Themenkomplex wurden u.a. von Santler [23], Echtermeyer u. Wuppermann [12] und Metz et al. [20] durchgeführt. Feinstrukturelle vergleichende Studien auf elektronenmikroskopischer Ebene wurden von Huth et al. [16] und Staubesand u. Seydewitz [29] veröffentlicht.

Die Intensität des pharmakodynamischen Effekts verschiedener Sklerosierungsmittel ist unterschiedlich. Bhargava [9, 10] faßte in seinen Übersichtsarbeiten über Sklerosierungsmittel in der endoskopischen Therapie verschiedene präklinische Veröffentlichungen zusammen [11, 19, 22, 25], die die Wirkstärke im Sinne des Sklerosierungseffektes verschiedener Mittel vergleichend experimentell untersuchten.

Nach Wallois [32] sind Polyiodionen die intensivsten Sklerosanzien, gefolgt von Natrium-tetradecylsulfat und Polidocanol. Während Silpa [25] die Effektivität von Natrium-tetradecylsulfat und Natrium-morrhuat etwa gleich einstufte, fand Jensen [19] in einem reproduzierbaren Hundemodell Natrium-morrhuat weniger wirksam als Natrium-tetradecylsulfat.

Toxikologie

Die aufgeführten Wirkstoffe werden zwar schon lange zur Sklerotherapie verwendet, in der Literatur finden sich aber nur wenige Angaben zur Toxikologie. Den heutigen Anforderungen zur Methodik und Protokollierung entsprechen die durchgeführten Arbeiten meist nicht.

Die im folgenden gemachten Ausführungen zur Toxikologie beschränken sich auf die Substanz Polidocanol. Für diese Substanz liegen auch neuere Untersuchungen zur Toxikologie, Teratologie und Pharmakokinetik vor.

Die Basisdaten der akuten und subakuten Toxizität wurden von den Arbeitsgruppen Soehring in Hamburg [27] und Zipf in Berlin [33] veröffentlicht. Ergänzende Untersuchungen stammen aus den USA [8, 13]. Eine weitere toxikologische Studie wurde 1970 in Frankreich durchgeführt und in einem Gutachten beschrieben (Fournier 1970, unveröffentlicht). Diese Studie stand – nachdem zuvor in Deutschland Polidocanollösungen als Arzneimittel zur Sklerotherapie eingeführt worden war – unter dem Gesichtspunkt dieser speziellen Therapie.

Ein weiteres toxikologisches Gutachten wurde 1987 vom Battelle-Institut erstellt [7]. Das gleiche Institut führte außerdem verschiedene Untersuchungen zur Kinetik der Substanz an Tieren durch [1–3].

Weder die Struktur der Substanz noch die vieljährige klinische Erfahrung geben Anlaß zu der Annahme von mutagenen oder kanzerogenen Eigenschaften bei Polidocanol. Der Ames-Test bestätigte diese Vermutung (Leimbeck 1986, unveröffentlicht). In diesem Test wurden keine Mutationen durch die Einwirkung von Polidocanol ausgelöst. Im Bericht von Hasemann [14] aus dem National Toxicology Program der USA wird Polidocanol („ethoxilated dodecyl alcohol") in der Liste der Chemikalien aufgeführt, die keinen kanzerogenen Effekt bei Versuchstieren auslösten.

Akute Toxizität

Bei subkutaner Applikation bei der Maus im 24-h-Test fanden Soehring et al. [27] einen LD_{50}-Wert von 620 mg/kg; bei intraperitonealer Applikation betrug die LD_{50} 2 h post applicationem 200 mg/kg und veränderte sich nach 24 h nicht mehr. Die Autoren schätzten die LD_{50} nach i.v.-Gabe am Kaninchen zu 10 mg/kg ein. Intrapleurale und intravenöse Einmalgaben von 10 mg/kg, 20 mg/kg und 50 mg/kg Polidocanol wurden von Hunden überlebt. Bei Hunden, die 50 mg/kg erhielten, traten schwere Vergiftungserscheinungen auf. Sogar nach akuten schweren Vergiftungen war die Erholung anscheinend vollkommen.

Zipf et al. [33] prüften Polidocanol an Mäusen, Meerschweinchen und Kaninchen. Mäuse zeigten eine LD_{50} bei i.v.-Applikation von 125 mg/kg, Meerschweinchen von 38 mg/kg und Kaninchen von 36 mg/kg.

In dieser Arbeitsgruppe wurde eine orale LD_{50} für Mäuse bei 1170 mg/kg und für Meerschweinchen von 384 mg/kg festgestellt. Das Verhältnis der Mengen (mg/kg) für die LD_{50} intravenös, subkutan und oral betrug rechnerisch etwa 1:5:10.

In den USA kalkulierten Berberian et al. [8] 1965 eine akute orale LD_{50} bei der Maus von 3050 ± 480 mg/kg und eine LD_{50} i.v. von 100 ± 7 mg/kg. In einem

Tabelle 3. LD_{50}-Werte verschiedener Arbeitsgruppen für Polidocanol

Applikationsart	Maus	Ratte	Meerschweinchen	Kaninchen	Arbeitsgruppe
Oral	1170 mg/kg		384 mg/kg		Zipf et al. [33]
	3050 mg/kg				Berberian et al. [8]
	1170 mg/kg	4150 mg/kg			Grubb et al. [13]
Subkutan	620 mg/kg				Soehring et al. [27]
	1055 mg/kg	1310 mg/kg			Fournier 1970, unveröffentlicht
Intraperitoneal	200 mg/kg				Soehring et al. [27]
	160 mg/kg				Fournier 1970, unveröffentlicht
Intravenös	120 mg/kg		38 mg/kg	36 mg/kg	Zipf et al. [33]
	100 mg/kg				Berberian et al. [8]
		390 mg/kg			Grubb et al. [13]
				ca. 10 mg/kg	Soehring et al. [27]
				11,2 mg/kg	Fournier 1970, unveröffentlicht

Fünftagetest bei wiederholter oraler Gabe an Ratten stellten die gleichen Untersucher eine subakute LD_{50} von 1190 ± 146 mg/kg fest.

Ebenfalls in den USA untersuchten Grubb et al. [13] die toxischen Eigenschaften von Polidocanol. Sie ermittelten eine akute orale LD_{50} bei der Maus von 1170 ± 220 mg/kg. Bei der Ratte lag der Wert bei 4150 ± 1096 mg/kg. Die LD_{50} i.v. bei der Ratte lag bei 390 ± 145 mg/kg. Auch diese Arbeitsgruppe stellte ein Verhältnis i.v. zu oraler LD_{50} von etwa 1:10 fest (vgl. Tabelle 3).

Fournier (1970, unveröffentlicht) untersuchte in Tests zur akuten Toxizität die Spezies Maus, Ratte und Kaninchen. Er bestimmte eine LD_{50} bei subkutaner Applikation bei der Maus von 1055 mg/kg, bei intraperitonealer Applikation von 160 mg/kg. Bei der Ratte erhielt er einen Wert von 1310 mg/kg bei subkutaner Applikation. Die i.v.-Applikation an Kaninchen ergab den niedrigsten Wert von 11,2 mg/kg.

Subakute Toxizität

Das subakute Vergiftungsbild wird von verschiedenen Autoren beschrieben [7, 27, 33]; Fournier 1970, unveröffentlicht). Die Substanz zeigt bei Hunden beispielsweise ab ca. 7 mg/kg i.v. einen sedativen Effekt, ab 10–15 mg/kg i.v. eine vorübergehende Bradykardie, Hypersalivation und Erbrechen. Das akute Vergiftungsbild bei letalen oder gerade subletalen Dosen ist bei Mäusen, Meerschweinchen und Kaninchen weitgehend gleich. Nach primärer Erregung der Motorik gehen die Tiere in einen narkoseähnlichen Zustand über, die Atmung ist verlangsamt, Dyspnoe und Schnappatmung werden beobachtet. Bei letalen Dosen folgt der Atemstillstand durch Lähmung der Atemmuskulatur.

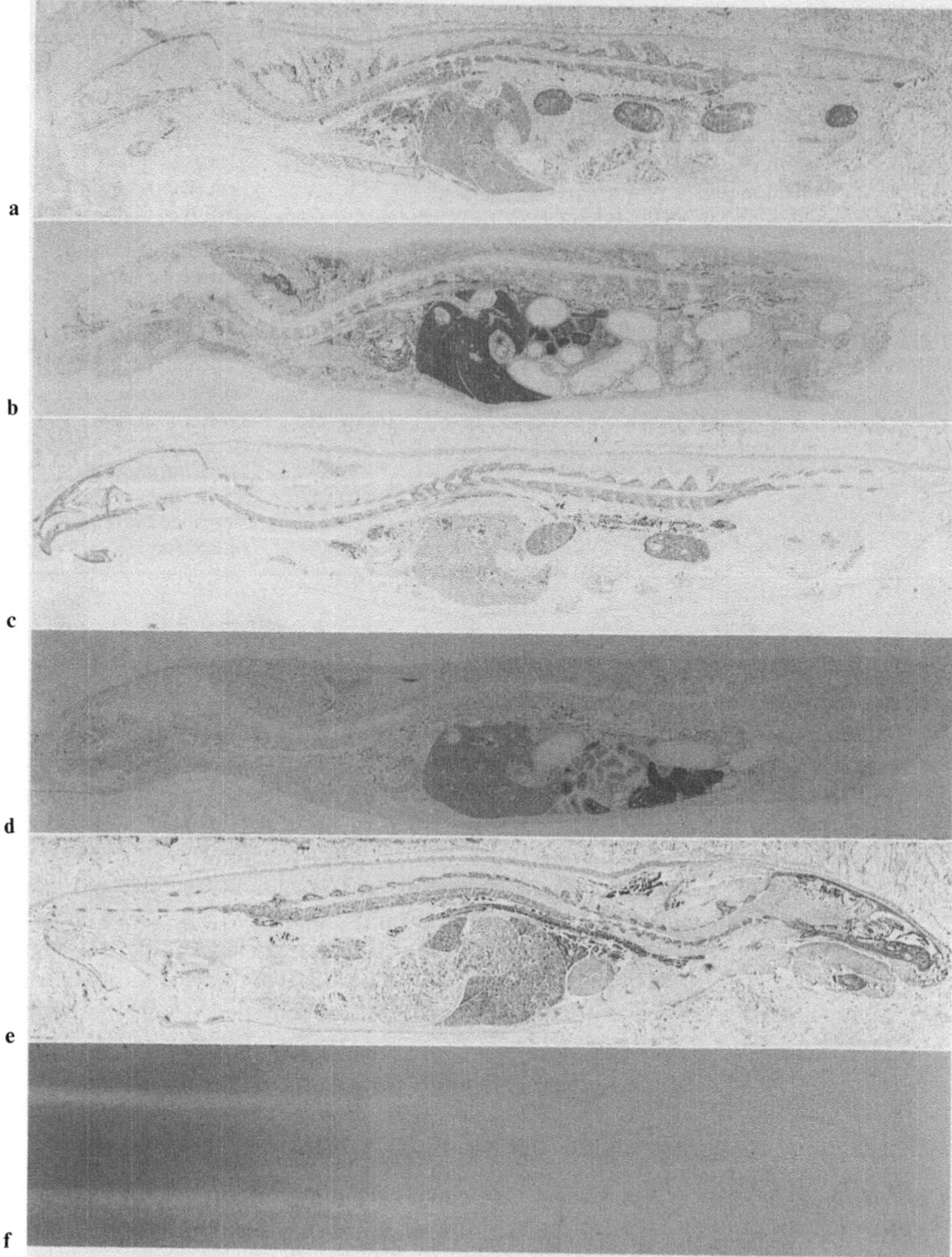

Abb. 1 a–f. Längsschnitt einer Ratte: (**a, c, e**) histologisches Bild des Längsschnitts, (**b, d, f**) das dazugehörige Autoradiogramm; **a, b** Ratte 9 ♂ 5 min nach Applikation im Autoradiogramm deutliche Abgrenzung der Gewebe; **c, d** Ratte 3 ♂ 1 h nach Applikation im Autoradiogramm Organe und Gewebe bereits etwas undeutlicher abgebildet; **e, f** Ratte 5 ♂ 48 h nach Applikation im Autoradiogramm keine Strukturen mehr erkennbar. d. h. die Substanz ist nach 48 h nicht mehr nachweisbar

Erste Untersuchungen zur Wirkung von Polidocanol auf Atmung und Kreislauf wurden von Soehring u. Frahm [26] an Katzen durchgeführt. Bei den Tieren zeigte sich eine Blutdrucksenkung ab einer i.v.-Dosis von 2 mg/kg. Zipf et al. [33] stellte bei Meerschweinchen eine vorübergehende Bradykardie im Dosisbereich 10–25 mg/kg und ab 30 mg/kg einen Vorhofkammerblock fest. Saurbier [24] untersuchte kardiale Effekte von Polidocanol an Ratten. Er arbeitete mit 3 Dosisgruppen und applizierte die Substanz in die Schwanzvene der Tiere. In einem weiteren Versuchsabschnitt applizierte er eine Dosis von 25 mg/kg intrakardial. Seine Untersuchungen führten zu der Feststellung, daß unter dem Einfluß von Polidocanol die Kontraktionskraft des Herzens abnahm und der enddiastolische Aortendruck erniedrigt wurde.

Bei wiederholten i.v.-Gaben von Polidocanol an Hunden in Dosisgruppen 1, 4 und 16 mg/kg [7] konnten keine Herzfrequenzänderungen 30 min post applicationem festgestellt werden. In der Dosisgruppe 16 mg/kg der weiblichen Tiere wurde eine Verlängerung der PQ-Zeit beobachtet. Hämatologische und Blutgaswerte blieben bei allen Tieren unverändert.

Thies et al. [31] arbeitete mit isolierten Meerschweinchenherzen und narkotisierten Wistarratten. Die Versuche an isolierten Herzen wurden im Dosisbereich 20 µg/ml bis 100 µg/ml durchgeführt. Ein signifikanter Abfall der Kontraktionskraft der Herzen war bereits bei 2 µg/ml zu beobachten und bei 50 µg/ml hörten 4 der 6 Vorhöfe auf zu schlagen. Bei den narkotisierten Ratten wurden 10–40 mg/kg i.v. appliziert. Diese Gaben bewirkten einen Abfall des Blutdrucks und der Herzfrequenz und eine Zunahme der PQ-Zeit. Die Abnahme der Herzfrequenz und der Kontraktionskraft war dosisabhängig.

Eingehend studierten Oexle et al. [21] Wirkungen von Polidocanol auf die elektrische Aktivität von isolierten Herzen und Papillarmuskel von Meerschweinchen sowie Sinusknoten von Kaninchen. Durchgeführt wurden die Untersuchungen mit Lösungen zwischen 0,75 µg/ml und 60 µg/ml. Eine signifikante Frequenzsenkung sowie Verzögerung der Erregungsleitung wurde am isolierten Herzen bei 1,5 µg/ml beobachtet. Am isolierten Muskel war eine Verminderung der Aufstrichgeschwindigkeit sowie der Dauer des Aktionspotentials bei einer Substanzkonzentration von 6 µg/ml feststellbar. Ebenfalls bei 6 µg/ml wurde die diastolische Depolarisationsrate am Sinusknoten des Kaninchens herabgesetzt. Die Arbeitsgruppe folgerte aus ihren Untersuchungen eine Blockierung der Kalzium- und/oder Kalium-Leitfähigkeit durch Einwirkung von Polidocanol.

Pharmakokinetik

Tierexperimentelle Daten wurden mit ^{14}C-markiertem Polidocanol vom Battelle-Institut [1–3] erstellt. Die Untersuchungen an den Ratten hatten orientierenden Charakter und wurden nur an je einem männlichen und einem weiblichen Tier durchgeführt. 2 mg/kg Körpergewicht wurden intravenös appliziert. Die Ratten schieden innerhalb von 48 h 43 % der applizierten Substanz über den Urin und 57 % über Fäzes aus.

Im orientierenden Vorversuch an Hunden wurde ein männliches Tier eingesetzt. Im Hauptversuch wurden 4 männliche Hunde untersucht. Die Applikationsart war in allen Versuchen intravenös, die Tiere erhielten eine Dosis von 2 mg/kg Körpergewicht. Die Hunde schieden im Zeitraum von 72 h 61 % des markierten Polidocanols über den Urin und 37 % über Fäzes aus. Die Plasma-Eliminationshalbwertszeit betrug 1,4 bis 1,7 h.

Bei der Ganztierautoradiographie an Ratten [4] war die Radioaktivität hauptsächlich in Leber, Niere, Herz und Magenschleimhaut lokalisiert. Bei der Verteilung in einzelnen Organen [5] wurde festgestellt, daß der Anteil in Herz, Lunge und Magen dem im Blut entsprach, während die Radioaktivität in den Ausscheidungsorganen Leber und Niere um das 4- bis 5fache höher lag.

48 h nach der Applikation konnte bei den Ratten nur eine unbedeutende Restmenge markierten Materials festgestellt werden.

Teratologie

Untersuchungen zur Teratologie wurden von Fournier durchgeführt. Untersucht wurden Kaninchen und Ratten. Die Anzahl Muttertiere betrug 80 Tiere pro Tierart. Je 30 Tiere dienten der Kontrolle, je 50 Tiere wurden in 2 Dosisgruppen eingeteilt.

Die i.v.-Verabreichung von Polidocanol erfolgte ab dem 5. Tage nach der Befruchtung an 7 aufeinanderfolgenden Tagen. Die 1. Dosisgruppe (je 25 Tiere) erhielt 2,7 mg/kg/Tag; die 2. Dosisgruppe (je 25 Tiere) erhielt 4,5 mg/kg/Tag. Diese Dosisgruppen waren wiederum in 2 Untergruppen eingeteilt. In der ersten wurden die Feten durch Kaiserschnitt operativ aus dem Muttertier entfernt, in der zweiten trugen die Muttertiere die Frucht aus und brachten ihre Jungen durch normale Geburt zur Welt. Diese Jungtiere wurden dann 2 Monate lang in ihrer Entwicklung beobachtet.

50 behandelte Kaninchen brachten 359 normale Feten und neugeborene Jungtiere hervor. Es wurden insgesamt 5 mißgebildete Feten beobachtet, die von 2 Muttertieren stammten. Das eine Muttertier aus der Dosisgruppe 2,7 mg/kg/Tag hatte einen Fetus mit unterschiedlich langen Ohren und 2 Feten mit einer Hernie im Abdomen. Das zweite Muttertier war mit 4,5 mg/kg/Tag behandelt worden. Die mißgebildeten Feten zeigten beide eine Luxation der Vorderläufe. Diese Mißbildungen wurden als geringfügig eingestuft. Alle anderen Gewebe und Organe dieser Tiere waren normal.

Wurfgrößen und Entwicklung der Jungtiere waren normal. Mit 1,37 % lag die Mißbildungsrate bei den Kaninchen geringfügig über dem Erfahrungswert unbehandelter Tiere. Bei der Zucht unbehandelter Kaninchen wurden Werte zwischen 0,3 und 1 % festgestellt. Unter diesen Anomalien waren jedoch immer schwerwiegende Veränderungen festzustellen, so daß das Ergebnis in diesem Fall nicht als substanzbedingt beurteilt wurde (s. Tabelle 4).

Von 50 behandelten Ratten wurden 530 normale Feten und neugeborene Jungtiere beobachtet. Eine schwere Mißbildung wurde festgestellt. Das Muttertier stammt aus der Dosisgruppe 4,5 mg/kg/Tag. Der Fetus zeigte eine Hernie des oberen zerebralen Gewebes, ein Teil der Schädeldecke fehlte. Die Augenpartie war wiederum normal ausgebildet. Keine weitere Anomalie konnte an diesem Fetus festgestellt werden.

Tabelle 4. Mißbildungsraten bei Kaninchen

Kaninchen Kaiserschnitt

Dosierung	Muttertiere	Feten	Mißbil-dungen	Normale Feten/Wurf	% Miß-bildungen
2,7 mg/kg/d	13	91	3	7,00	3,19
4,5 mg/kg/d	12	81	2	7,58	2,4
Kontrollen	14	83	0	5,92	0

Kaninchen Geburten

Dosierung	Muttertiere	Neuge-borene	Mißbil-bildungen	Normale Feten/Wurf	% Miß-bildungen
2,7 mg/kg/d	12	87	0	7,25	0
4,5 mg/kg/d	13	100	0	7,69	0
Kontrollen	16	90	0	5,62	0
Behandelte Tiere	50	359	5	7,38	1,37

Tabelle 5. Mißbildungsraten bei Ratten

Ratten Kaiserschnitt

Dosierung	Muttertiere	Feten	Mißbil-dungen	Normale Feten/Wurf	% Miß-bildungen
2,7 mg/kg/d	13	122	0	9,38	0
4,5 mg/kg/d	12	109	1	9,08	0,9
Kontrollen	14	116	0	8,28	0

Ratten Geburten

Dosierung	Muttertiere	Neuge-borene	Mißbil-bildungen	Normale Feten/Wurf	% Miß-bildungen
2,7 mg/kg/d	12	117	0	9,75	0
4,5 mg/kg/d	13	122	0	9,38	0
Kontrollen	16	140	0	8,75	0
Behandelte Tiere	50	470	1	9,4	0,2

Wurfgröße und Entwicklung der Jungtiere waren normal. Die Mißbildungsrate von 0,2 % wurde als sehr gering eingestuft (s. Tabelle 5).

Placentagängigkeit

In einem Versuch zur Placentagängigkeit von Polidocanol [6] wurden insgesamt 9 trächtige Ratten eingesetzt. Es wurden je 2 mg/kg ^{14}C-markiertes Polidocanol i.v. appliziert.

Die Ratten waren in 3 verschiedene Trächtigkeitsstadien eingeteilt: 7 Tage, 13 Tage und 19 Tage nach Besamung. Bei den 7 Tage trächtigen Tieren war die Radioaktivität in der Frucht und mütterlichem Gewebe in gleichem Maße verteilt. Die Werte der 13 Tage trächtigen zeigten beträchtliche Unterschiede zwischen den einzelnen Tieren. Die Radioaktivität im fetalen Gewebe betrug zwischen 15 und 87% der im jeweiligen mütterlichen Blut gefundenen Werte. Im fetalen Gewebe der 19 Tage trächtigen Tiere waren die Ergebnisse wieder einheitlicher und lagen bei 18–19% der Werte im mütterlichen Blut.

Im ersten Drittel der Trächtigkeit gelangen Polidocanol und/oder seine Metaboliten ungehindert in das fetale Gewebe. Mit zunehmender Ausdifferenzierung im Verlauf der Trächtigkeit wird der Anteil der in den Feten gefundenen Radioaktivität erheblich geringer.

Literatur

1. Battelle Institut (1985) Pharmakokinetik von ^{14}C-Polidocanol an Beagle-Hunden, Vorversuch. Bericht zur Kinetik, Mai 1985 (unveröffentlicht)
2. Battelle Institut (1985) Pharmakokinetik von ^{14}C-Polidocanol an Beagle-Hunden. Bericht zur Kinetik, Juli 1985 (unveröffentlicht)
3. Battelle Institut (1985) Orientierende Pharmakokinetik von ^{14}C-Polidocanol an Ratten, Vorversuch zur Ganztierautoradiographie. Bericht zur Kinetik, Dezember 1985 (unveröffentlicht)
4. Battelle Institut (1986) Ganztierautoradiographie von Ratten nach i.v.-Application von ^{14}C-Polidocanol. Ganztierautoradiographie, März 1986 (unveröffentlicht)
5. Battelle Institut (1986) Organverteilung von ^{14}C-Polidocanol nach i.v. Application an Ratten. April 1986 (unveröffentlicht)
6. Battelle Institut (1986) Untersuchung zur Placentagängigkeit von ^{14}C-Polidocanol an Ratten I und II. März 1986, Juli 1986
7. Battelle Institut (1987) Repeated dose study (4 weeks) in beagle dogs after i.v. injection of polidocanol. Toxikologische Untersuchung, July 1987 (unveröffentlicht)
8. Berberian DA, Gorman WG, Drobeck HP, Coulston F (1965) The toxicology and biological properties of Laureth 9, a new spermicidal agent. Toxicol Appl Pharmacol 7:206–214
9. Bhargava DK (1986) Sclerosing agents used in endoscopic injection sclerotherapy. Trop Gastroenterol 7/1:8–14
10. Bhargava DK (1986) Sclerosing agents. In: Bhargava DK (ed) Endoscopic sclerotherapy for esophageal varices. New Delhi, pp 14–26
11. Blenkinsopp WK (1968) Comparison of tetradecyl sulphate of sodium with other sclerosants in rats. Br J Exp Pathol 49:197–201
12. Echtermeyer V, Wuppermann T (1979) Vergleich histologischer Befunde und nuklearmedizinischer Messungen bei der Entstehung der Verödungsthrombose. VASA 83:217–220
13. Grubb TC, Dick LC, Oser M (1960) Studies on the toxicity of polyoxyethylenedodecanol. Toxicol Appl Pharmacol 2:133–143
14. Hasemann JK, Crawford DD, Huff JE, McConnell EE (1984) Results from 86 two-year carcinogenicity studies conducted by the national toxicology program. J Toxicol Environ Health 14:621–639
15. Holzegel K (1970) Über Varizenverödungsmittel. Zentralbl Phlobol 1/9:43–52
16. Huth F, Lang W, Rasche N, Bernhard D (1977) Licht- und elektronenmikroskopische Untersuchungen zur akuten Venenthrombose nach Einwirkung von Venenverödungsmitteln im Tierexperiment. Phlebol Proktol 6/1:1–18
17. Imhoff E (1968) Experimentelle Daten über neue und bekannte Sklerosierungsmittel. Zentralbl Phlebol 1
18. Imhoff E (1982) Chemische Gliederung und Eigenschaften von Sklerosierungsmitteln. Swiss Med 4/4a:99–104

19. Jensen DM (1983) Sclerosants for injection sclerosis of esophageal varices. Gastrointest Endosc 29:915–917
20. Metz KA, Erhard J, Gross E, Donhuisen K (1986) Zur Wirkung unterschiedlicher Sklerosierungsmittel auf den Rattenösophagus. Gastroenterol 24/10:605–611
21. Oexle B, Weirich J, Haverkamp K, Antoni H (1988) Effects of polidocanol as a constituent of a venous sclerosing agent on cardiac elektrical activity. Arzneimittelforschung 38/11:1578–1582
22. Reiner L (1946) The activity of ionic surface active compounds in producing vascular obliteration. Proc Soc Exp Biol Med 62:49–54
23. Santler R (1969) Zur Verödungstherapie (eine kritische Studie). Verlag der Wiener Medizinischen Akademie, Wien S. 27/28, 73
24. Saurbier B (1963) Untersuchungen zur Herz- und Kreislaufwirkung von Dodecylnonaethylenoxydaether. Dissertation, Universität Köln
25. Silpa ML, Jensen DM, Machicado GA et al. (1982) Efficacy and safety of agents for variceal sclerotherapy (abstr). Gastrointest Endosc 28:152–153
26. Soehring K, Frahm M (1955) Beiträge zur Pharmakologie der Alkyl-polyaethylenoxyd-Derivate. VII: Wirkung auf Kreislauf und Atmung bei Katzen in Urethan- und Evipan-Na-Narkose im Vergleich mit anderen Lokalanalgetica. Arzneimittelforschung 5:655
27. Soehring K, Scriba K, Frahm M, Zoellner G (1951) Beiträge zur Pharmakologie der Alkyl-polyaethylenoxyd-Derivate. I: Untersuchungen über die akute und subchronische Toxizität bei verschiedenen Tierarten. Arch int. Pharmacodyn Ther 87:301
28. Staubesand J (1983) Zur Ultrastruktur sklerosierter Venen, ein Beitrag zur sog. Verödungstherapie der Varizen. Verh Anat Ges 77:501–503
29. Staubesand J, Seydewitz V (1982) Elektronenmikroskopische und enzymbiochemische Untersuchungen an Blutgefäßen nach Injektion von Sklerosierungsmitteln im Tierexperiment. Swiss Med 4/4a:19–27
30. Stemmer R (1988) Die Varizenverödung. Sigvaris, Ganzoni u. Cie AG (Eigenverlag), St. Gallen
31. Thies E, Lange V, Iven H (1982) Tierexperimentelle Untersuchungen zur kardialen Wirkung des Varizensklerosierungsmittels Polidocanol (Aethoxysklerol). In: Weller S, Herfarth C, Brückner UB, Röher HD (Hrsg) Chirurgisches Forum 1982 für experimentelle klinische Forschung. Springer, Berlin Heidelberg New York
32. Wallois P (1980) Indications et technique de la sclérose de varices. Bulletin d'actualité therapeutique XXV/82:2485–2495
33. Zipf H, Wetzels E, Ludwig H, Friedrich M (1957) Allgemein und lokal toxische Wirkung von Dodecyl-Polyethylenoxydäthern. Arzneimittelforschung 7:162

Der Mechanismus der Varizensklerosierung: Hämostaseologische, nuklearmedizinische und histologische Untersuchungen

Th. Wuppermann

Die Verödungsreaktion scheint aus 2 Gründen nicht in das Virchowsche Thromboseschema zu passen:

1) sie bildet einen fibrinarmen Thrombus, d. h. einen Thrombus mit scheinbar nur geringer Beteiligung der plasmatischen Hämostase;
2) sie führt praktisch nie zu klinisch faßbaren Lungenembolien.

Wie paßt dies aber zum Verschluß der Varizen durch Verödung, die ja jeder von uns beobachtet, und zur Exprimierbarkeit von Thromben, die ebenfalls tägliche Realität der Sklerosierungstherapie ist?

Anhand zweier Abbildungen möchte ich eigene experimentelle Befunde am Blutgerinnungssystem und nuklearmedizinische Untersuchungsergebnisse demonstrieren und sie mit den bekannten histologischen Beobachtungen zu einer veränderten Theorie des Ablaufs der Verödungsreaktion vereinigen.

Gerinnungsuntersuchungen

Mißt man den Einfluß des Verödungsmittels auf die Blutgerinnung in vitro in verschiedenen Konzentrationsstufen, so zeigt sich, daß die üblicherweise verwendeten Verödungsmittel, nämlich Aethoxysklerol und Varigloban, auf sämtliche Gerinnungsfaktoren und alle untersuchten Thrombozytenfunktionen in unterschiedlicher Weise denaturierend wirken. Der Effekt des Sklerosierungsmittels Aethoxysklerol an den Vorphasenfaktoren und Thrombozytenfunktionen ist um zwei Zehnerpotenzen stärker als an Fibrinogen oder an Bestandteilen des Prothrombinkomplexes [7].

Selbst in den üblichen angewandten geringen Mengen des Verödungsmittels wird also das Gerinnungspotential am Ort der Verödung total zerstört.

In vivo im Armvenenblut dagegen zeigt sich im Verlauf der Sklerosierungsbehandlung nach Injektion des Verödungsmittels ein völlig anderer hämostaseologischer Ablauf (Abb. 1):

Die Mehrzahl der untersuchten Gerinnungsteste der plasmatischen und thrombozytären Gerinnung waren unverändert. Einzelne Parameter zeigten immerhin signifikante Reaktionen. Am ausgeprägtesten waren jedoch Veränderungen an der Endstufe der Gerinnung, nämlich der Umwandlung von Fibrinogen zu Fibrin, d. h. an der Zwischenstufe zwischen dem löslichen Fibrinogen und dem ausgefallenen Fibrin, den Fibrinmonomeren also. Die Spiegel der Fibrinmonomere stiegen am ersten Tag nach Verödung etwa auf das Doppelte an und zeigten

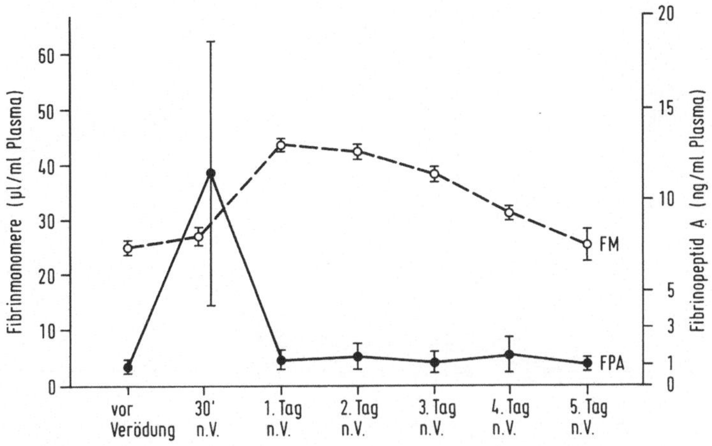

Parameter	Ein-heit	vor V.	30′ n.V.	1. T. n.V.	2. T. n.V.	3. T. n.V.	4. T. n.V.	5. T. n.V.
K-Wert TEG	min	$6,0\pm1,0$	$9,4\pm1,4$	$11,1\pm1,3$	$11,5\pm1,0$	$12,7\pm0,6$	$6,1\pm1,4$	$8,9\pm1,3$
Thrombinzeit	s	$19,9\pm0,6$	$19,4\pm0,5$	$19,3\pm0,4$	$19,6\pm0,6$	$20,3\pm0,4$	$19,3\pm0,3$	$21,1\pm0,7$
PTT	s	$38,6\pm1,7$	$39,0\pm1,7$	$46,6\pm2,3$	$37,9\pm1,3$	$44,3\pm1,6$	$46,4\pm1,9$	$50,3\pm3,3$
Quick	%	100 ± 0	$99,7\pm0,3$	100 ± 0	100 ± 0	$91,7\pm2,7$	$94,5\pm2,5$	$92,7\pm2,1$
Faktor X	%	$98,5\pm1,5$	$99,3\pm0,5$	$97,5\pm1,7$	$97,4\pm2,4$	$92,9\pm3,2$	$94,2\pm2,7$	$91,5\pm2,3$
TZ-Ausbreitung	%	$94,6\pm1,1$	$96,7\pm0,4$	$97,3\pm0,4$	$96,9\pm0,3$	$96,4\pm0,7$	$96,9\pm0,4$	$98,0\pm0,3$
Fibrin-monomere	µg/ ml	$25,2\pm0,4$	$27,1\pm1,9$	$43,4\pm0,9$	$42,1\pm0,8$	$38,3\pm1,2$	$30,8\pm0,7$	$25,0\pm2,7$
Fibrino-peptid A	ng/ ml	$1,1\pm0,3$	$11,4\pm7,2$	$1,4\pm0,5$	$1,5\pm0,7$	$1,2\pm0,6$	$1,6\pm0,9$	$1,3\pm0,4$

Abb. 1. Darstellung aller signifikant veränderten Gerinnungsparameter im Verlauf der Varizen-verödung bis zum 5. Tag nach Verödung. (*FM* Fibrinmonomere, *FPA* Fibrinopeptid A, *TEG* Thrombelastogramm, *TZ* Thrombozyten)

in der Folge einen allmählichen Abfall über mehrere Tage bis zum Wiedererreichen der Normalwerte am 5. Tag nach Verödung.

Das Fibrinopeptid A, welches als Telopeptid bei der thrombininduzierten Umwandlung von Fibrinogen in Fibrin als Nebenprodukt abgespalten wird, zeigte nach einem kurzdauernden Anstieg des Ausgangswertes auf etwa das 10fache nach Sklerosierung, am ersten Tag nach Verödung wieder Normalwerte [6].

Nuklearmedizinische Meßergebnisse

Unter der üblichen Meßanordnung bei Verwendung des isotopenmarkierten Fibrinogens zeigte sich ein primär verzögerter allmählicher Anstieg der meßbaren Radioaktivität durch isotopenmarkiertes Fibrinogen über den sklerosierten Varizen am Unterschenkel (Abb. 2). Ab dem ersten Tag nach Verödnung war ein diskreter Anstieg der lokalen Aktivität zu beobachten, der kontinuierlich bis zum

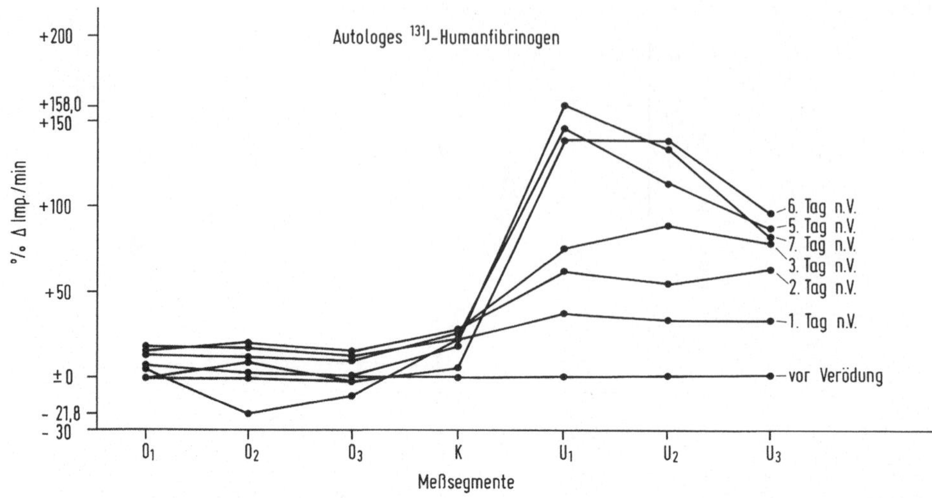

	O_1		O_2		O_3		K		U_1		U_2		U_3	
	$\bar{x}$	$S_{\bar{x}}$	$\bar{x}$	$S_{\bar{x}}$	$\bar{x}$	$S_{\bar{x}}$	$\bar{x}$	$S_{\bar{x}}$	$\bar{x}$	$S_{\bar{x}}$	$\bar{x}$	$S_{\bar{x}}$	$\bar{x}$	$S_{\bar{x}}$
Vor V	0	0	0	0	0	0	0	0	0	0	0	0	0	0
1. Tag n.V.	17,3	20,3	17,9	20,9	11,8	15,5	21,0	18,2	36,5	5,8	32,9	9,7	32,1	7,0
2. Tag n.V.	15,8	16,0	19,1	15,7	13,9	15,7	26,9	19,3	61,2	15,9	53,4	10,0	62,1	18,8
3. Tag n.V.	12,1	20,3	11,5	20,7	9,4	14,0	25,4	16,3	75,5	16,9	88,4	7,9	77,9	21,7
5. Tag n.V.	5,0	6,7	−21,8	23,6	−10,8	5,0	21,7	9,7	145,0	89,0	112,0	58,6	85,7	34,1
6. Tag n.V.	0	9,2	9,0	13,0	−3,4	11,3	5,2	3,1	138,4	51,6	137,6	58,4	94,8	33,6
7. Tag n.V.	5,4	10,9	2,2	12,1	0,4	6,9	17,8	6,8	158,0	67,6	132,6	43,3	81,2	32,1

Abb. 2. Verzögerter Anstieg der mit ^{131}I-Humanfibrinogen gemessenen Aktivitätsanlagerung über verschiedenen Meßsegmenten des Beines nach Varizenverödung im Bereich des Unterschenkels (U_1)

5. Tag auf ein Maximum von 158 % des Ausgangswertes zunahm. Signifikant war der Anstieg der Aktivität ab dem 2. Tag nach Sklerosierung. Das Verhalten der an Fibrin gebundenen lokal abgelagerten Isotopen war also gegenläufig zum Verhalten der in der Peripherie gemessenen Fibrinmonomer- und Fibrinopeptidspiegel.

Histologische Untersuchungen zeigten wiederum ein anderes Bild: Bereits die Mitteilung von Schneider u. Fischer [5] hat in alter Virchowscher Tradition mit histologischen Untersuchungen das Fundament zur Erkenntnis der Verödungsreaktion gelegt: nämlich die gesetzmäßige Abfolge von Endothelzerstörung und Entstehung eines über mehrere Tage auffällig fibrinarmen Thrombus.

Eigene histologische Untersuchungen [2] konnten dies wie viele andere bestätigen. Sie zeigten jedoch darüber hinaus bereits nach 2 h in der Intima und bis zum 5. Tag zunehmend in der Media und Externa Fibrinansammlungen in der Venenwand. Das Maximum der Fibrinsudation von Intima, Media und Externa war zwischen dem 5. und 7. Tag erreicht. Der Thrombus selbst blieb über diese Zeit fibrinarm. Partsch et al. [3] haben darüber hinaus autoradiographisch die Varizenumgebung nach Sklerosierung untersucht und dort ab dem 5. Tag eine maximale Ansammlung des markierten Fibrinogens gefunden, die deutlich größer war als die Aktivität im Lumen der sklerosierten Vene.

Bei Synopse aller dieser verschiedenen Untersuchungsergebnisse stellt sich die Varizensklerosierung aus meiner Sicht in folgendem Ablauf dar:

Nach Zerstörung des Endothels durch das Sklerosierungsmittel wird, wie dies Santler [4] gezeigt hat, durch freigesetzte subendotheliale Gewebsaktivatoren eine sofortige Hyperfibrinolyse ausgelöst, welche eine der Ursachen dafür ist, daß der Primärthrombus praktisch nur aus Erythrozyten besteht und auffällig wenig Fibrin, d. h. Gerinnungsendprodukt, enthält.

Weitere Gründe, warum dieser Thrombus kein Fibrin enthält, dürften folgende sein:

Bei Einwirkungen des Sklerosierungsmittels kommt es nach Zerstörungen des Endothels einerseits zu einer kurzdauernden Hyperfibrinolyse, andererseits jedoch zu einem Zusammenbruch der fibrinogenreichen plasmatischen Grenzschicht zwischen dem Endothel der Gefäßwand und der Blutsäule und zusätzlich zur lokalen Denaturierung der Gerinnungsproteine in der Vene. Der Zusammenbruch der Beziehung zwischen Blutsäule und plasmatischer Grenzschicht einerseits und die Zerstörung der Funktionseinheit aus endoendothelialer Fibrinogenschicht, Endothel und Basalmembran andererseits hat eine Vielzahl verheerender Folgen [1]:

1) Es kommt schlagartig zur Ausbildung einer lokalen Azidose durchaus Endothel und Erythrozyten freigesetzte saure Stoffwechselprodukte und damit zur Zunahme der Scherrate des Blutes bei Konformationsänderung des Fibrinogens in der endoendothelialen Grenzschicht, damit zu einer plötzlichen Flußverlangsamung und einer dichten lokalen Packung der zellulären Elemente in der stehenden Blutsäule.

2) Durch Denaturierung der Gerinnungsproteine entsteht ein örtlich begrenzter Kahlschlag der Hämostase, d. h. am Ort der Verödungsreaktion gibt es solange, wie kein neues Plasma nachsickert, nichts zu gerinnen.

3) Die nach einiger Zeit allmählich wieder einsickernden Gerinnungsproteine und Thrombozyten setzen, natürlich verspätet, die zelluläre und plasmatische Hämostase in Gang. Dies geschieht überwiegend nicht im Gefäßlumen, obwohl auch dort Thrombinspuren sowohl irreversible Thrombozytenaggregationen als auch im peripheren Blut nachweisbare Fibrinomonomere und Fibrinopeptide produzieren, sondern vielmehr ganz überwiegend in der Wand der Vene, da die Plasmafaktoren in die große Gefäßwandwunde einsickern und erst dort gerinnen.
Fibrinogen wird also verzögert herangeführt, sickert in die Wand ein und wird dort unter Freisetzung von Fibrinopeptiden in Fibrin umgewandelt.
Dabei handelt es sich nicht um einen kurzfristigen Vorgang in der Gefäßwand, sondern um einen über mehrere Tage zunehmenden Prozeß, der sein Maximum, gemessen an der radioaktiv-markierten Fibrinansammlung zwischen dem 5. und 7. Tag erreicht und vom Gefäßlumen her fortlaufend bis in den perivenösen Raum fortschreitet. Die Tatsache, daß der anfangs hohe Fibrinopeptidspiegel schnell wieder abfällt und der erhöhte Fibrinmonomerenspiegel

im peripheren Blut langsam abfällt, spricht für die wachsende Durchlässigkeit
der zerstörten Venenwand, zuerst für kleinmolekulare, danach auch für groß-
molekulare Proteine.
Die Gerinnung findet also mehr in der Venenwand als im Venenlumen statt.
Auf diese Weise lassen sich die Unterschiede zwischen der im Blut
nachweisbaren Kinetik der Fibrinmonomerenbildung und der im Bereich
der sklerosierten Varizen nuklearmedizinisch nachweisbaren zunehmenden
Fibrinablagerung schlüssig erklären.
Die in der Folge in der Venenwand entstehenden Fibrinabbauprodukte und
Oligopeptide des Fibrinogens zünden chemotaktisch die zelluläre Infiltration
in die Wand aus dem umgebenden Bindegewebe und damit die Organisation
der Einheit Thrombus und Vene.

Beantworten wir die eingangs gestellten Fragen:
1) Paßt dieser bei der Varizenverödung entstehende fibrinarme Thrombus in
den Rahmen der Virchow-Theorie?

Wir glauben ja, denn die Virchow-Trias von Verlangsamung des Blutflusses,
Beteiligung der Blutgerinnung und Beteiligung der Gefäßwand deckt sich mit
unseren Befunden. Neu erscheint mir entgegen den bisherigen Vorstellungen von
der Thrombusbildung in einer Vene die viel stärkere Beteiligung der Venenwand
am Vorgang der Thrombosierung. Unsere Experimente am Modell der Varizenverödung scheinen über den Aspekt der Varizensklerosierungen hinaus auf die
Vorgänge bei der Thrombose Wirkung zu zeigen und zwar weg von der Hämostase und dem Thrombus, als den hinterherhinkenden Mitläufern von Wandver-
änderung, und hin zu den Vorgängen in der Venenwand und in Venenklappen,
welche das Schicksal des betroffenen Gefäßabschnittes stärker und irreversibler
bestimmen als der nur vorübergehend bedeutungsvolle Thrombus, der später
vielfach wieder rekanalisiert.

2) Daß es bei der Varizenverödung praktisch nie zu klinisch manifesten Lungenembolien kommt, rührt mit hoher Wahrscheinlichkeit daher, daß der entstehende Thrombus so wenig Fibrin enthält. Wir wissen inzwischen, daß das Schicksal eines Patienten mit Lungenembolie entscheidend von der Größe der Thromben abhängt, die in die pulmonale Strombahn embolisieren. Andererseits wissen
wir, daß selbst große Thromben, die bei der Passage des rechten Ventrikels dort
rezirkulieren, in viele kleine Thromben zerschlagen werden. So ist es denkbar,
daß zwar bei der Varizensklerosierung zelluläre lockere Thromben in den rechten
Vorhof und Ventrikel abgeschwemmt werden können, aber wegen ihres geringen
Zusammenhalts dort so zerkleinert werden, daß eine Beeinträchtigung der pul-
monalen Zirkulation durch diese Mikroembolien nicht möglich ist und die ver-
bleibenden Zellaggregate sich selbst der sensitivsten nuklearmedizinischen Diagnostik entziehen.

Kurz gesagt, winzige Lungenembolien sind denkbar, aber sie sind bedeu-
tungslos für den Patienten.

Literatur

1. Copley AL (1983) The physiological significance of the endoendothelial fibrinlining as the critical interface in the "vessel-blood-organ" and the importance of the in vivo "fibrinogen in formation" in health and disease. Thromb Res [Suppl] 5:105
2. Echtermeyer V, Wuppermann T (1979) Vergleich histologischer Befunde und nuklearmedizinischer Messungen bei der Entstehung des Verödungsthrombus. VASA 8:217
3. Partsch H, Lofferer O, Mostbeck A (1974) Diagnosis of established deep vein thrombosis in the leg using ^{131}J. Fibrin Angiol 25:709
4. Santler R (1969) Zur Verödungstherapie – eine kritische Studie. Verlag der Wiener Akademie, Wien
5. Schneider W, Fischer H (1986) Die chronisch-venöse Insuffizienz. Enke, Stuttgart
6. Wuppermann T (1986) Varizenverödung als Modell der oberflächlichen Thrombophlebitis. Hämostaseologie 6:209
7. Wuppermann T, Haas KH (1975) The effect of the sclerosing agent „hydroxy – polyaetoxy-dodecan" on the coagulation-potentials: in vitro investigations. Vasa 4:45

Zum morphologischen Substrat der Venensklerosierung im Modellversuch und bei menschlicher Varikose; Elektronenmikroskopische Untersuchungen zur Theorie der Verödungsbehandlung

J. Staubesand und V. Seydewitz

Einleitung

In seiner grundlegenden Veröffentlichung zur Verödungstherapie stellt Santler [9] fest, daß alle Behandlungsversuche, Krampfadern auf unblutige Weise zu beseitigen, „ein einziges Ziel vor Augen haben, nämlich die varikös entarteten Venen durch einen thrombotischen Prozeß zu verschließen und dadurch für den Blutstrom undurchgängig zu machen". Fast allgemein ist akzeptiert, daß Sklerotherapie die varikös veränderten Venen durch Setzung eines Intimadefektes und anschließende Thrombosierung zunächst provisorisch und nach Organisation der örtlich entstandenen und haftenden Gerinnsel – den günstigsten Fall vorausgesetzt – dauerhaft zu verschließen imstande ist. Nach Schneider [10] hatte Delore „mit seherischer Schärfe" schon 1884 erkannt, daß eine erfolgreiche Varizenverödung nicht auf der Koagulation des Blutes, sondern einer „Gefäßwandirritation mit konsekutivem Abscheidungsthrombus" beruhe. Van der Molen (1978, zit. nach [16]) spricht in diesem Zusammenhang vom „Gleichgewicht zwischen Fibrinfällung und Fibrinolyse an der Innenseite der Venenwand".

Abweichend von diesem Konzept sehen Wuppermann sowie Wuppermann et al. [2, 23–26] in der „Fibrinablagerung *in der Venenwand statt im Thrombus*"[1] den Schlüssel für das eigentliche Verständnis der Verödungsreaktion" [27], da das Ausmaß der *intramuralen* Fibrinablagerung erst die „quantitative Antwort" durch eine „zelluläre Entzündungsreaktion" des umgebenden Bindegewebes mit der Einwanderung von Granulozyten auslöse. Das Bild vom „örtlich begrenzten Kahlschlag der Hämostase" durch das Sklerosierungsmittel [23, 25, 27] und die Vorstellung, daß „für den Sklerosierungsprozeß ebenso wie für das postthrombotische Syndrom Vorgänge *innerhalb der betroffenen Gefäßwand selbst*[1] bestimmender als der nur vorübergehend bedeutungsvolle" Thrombus seien (eindrucksvoll als „hinterher hinkender Mitläufer" bezeichnet) [27] (vgl. hierzu auch S. 26), haben die Diskussion über die theoretischen Grundlagen der Sklerotherapie neu angeregt.

Ebenfalls unterschiedlich wird nach wie vor die überaus bedeutungsvolle Frage beurteilt, ob ein modernes Sklerosierungsmittel nur „an vorgeschädigten Endothelzellen, an denen zunächst die Thrombozyten haften und aggregieren können" wirksam wird, d. h. nur „*die erkrankte Gefäßstrecke ausschaltet, die gesunde hingegen verschont*" [10] oder ob die Mittel Defekte unabhängig vom Zustand der Gefäßwand (gesund/krank) herbeiführen.

---

[1] Im Original nicht kursiv hervorgehoben.

Lindemayr et al. [8] betonen, daß nach wie vor *Unklarheiten bestehen 1) in der Frage der Frühphase der Thrombusbildung und des frühestmöglichen Nachweises von Fibrin bzw. seines Verteilungsmusters, 2) der Vergleichbarkeit von Verödungsreaktionen in Varixknoten und in klinisch gesunden Venenstämmen* (Schneider 1978, zit. nach [16]); „Venektasien . . . reagieren auf ein Verödungsmittel nicht ohne weiteres, sondern nur die echten, geschlängelten Varizen" – „also ist nur das erkrankte Gefäß . . . der [Sklero-]Therapie zugänglich"; vgl. hierzu ähnlich auch Ellerbroek 1978; zit. nach [16]). *Auch die der Übertragbarkeit experimenteller Untersuchungen* – z. B. an Venen des Kaninchens (Schneider 1978; zit. nach [16] „Wir wissen alle, daß sich tierische Venen nicht veröden lassen . . .") – *auf den Menschen ist umstritten.*

Die von uns nachfolgend vorgelegten morphologischen Befunde speziell der ultrastrukturellen Dimension ermöglichen eine Stellungnahme zu den erwähnten Fragen aus anatomischer Sicht. Sie ergänzen zugleich eine bereits früher publizierte Pilotstudie zu diesem Thema [11].

Befunde

Versuche an den Randvenen des Kaninchenohres

Unmittelbar nach der Injektion wurde die Vene an der Injektionsstelle entweder durch Fingerdruck oder durch eine schaumstoffunterfütterte Hartplastikscheibe, die mittels trans-chondraler Nähte fixiert wurde (Abb. 1), komprimiert. 10–15, 30 und 60 min sowie 1, 3, 4, 5½, 7 und 9½ Tage nach dem Eingriff wurden Stücke der jeweiligen Vene im Injektions-/Kompressionsbereich schonend entnommen und für die Elektronenmikroskopie aufgearbeitet (Technik s. Legende zu Abb. 2a).

Bereits *10 min nach der Applikation* von AS forte[2] fand sich in der zuvor intakten Vene – Abb. 2a zeigt den Zustand des entsprechenden Gefäßes der kontralateralen Seite – über weitgehend zerstörter Intima und der sich anschließenden Mediaschicht ein Trümmerfeld mit einzelnen Plättchen (Abb. 2b). *Nach*

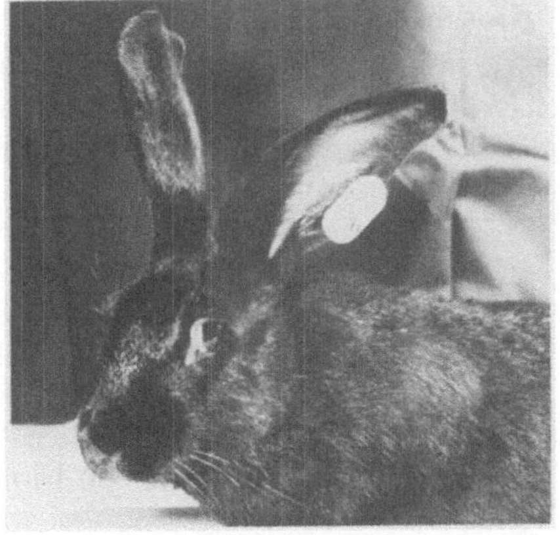

Abb. 1. 3 Monate alter Kaninchenbastard. Nach Injektion von 0,2 ml AS 2% in eine Randvene der Ohrmuschel wurde eine schaumstoffunterfütterte Kunststoffplatte zur Kompression der Vene durch trans-chondrale Nähte fixiert. Die Abbildung zeigt das Tier 3 Tage nach dem Eingriff.

---

[2] Aethoxysklerol forte Kreussler®

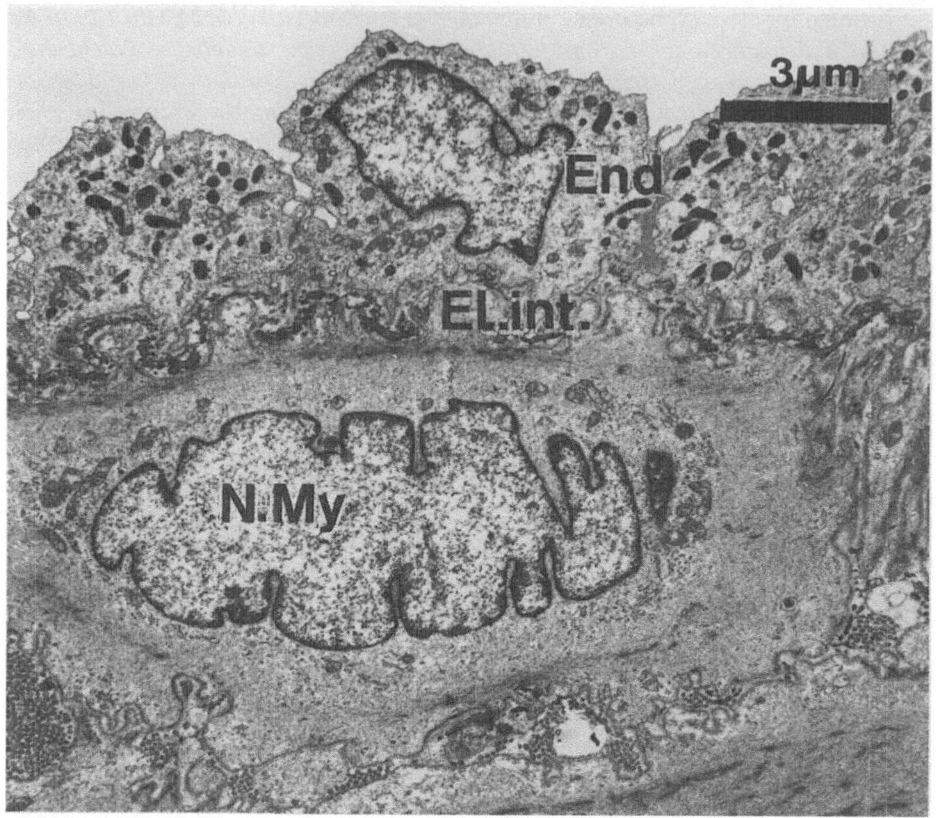

Abb. 2a. Randvene des Kaninchenohrs; elektronenmikroskopische Aufnahme. Unter dem an Weibel-Palade-Körperchen reichen Endothel eine deutlich ausgebildete Elastica interna. Immersionsfixierung mit Glutaraldehyd (2,5 %) in Kakodylatpuffer (0,1 mol/l) bei pH 7,4; Nachfixierung in OsO_4 (1 %) in Kakodylatpuffer (0,1 mol/l); Blockkontrastierung mit Ultradünnschnitt mit LKB-Ultrotom 4800; TEM-Aufnahme Nr. 25.391/81 mit dem EM 10-B (Zeiss) bei 2650facher Primärvergrößerung, Endvergrößerung s. Maßstab (*End* Endothelschicht; *EL. int.* Membrana elastica interna; *N. My* Kern eines Mediamyozyten)

30 min war der Bereich, in dem das Sklerosierungsmittel unmittelbar eingewirkt hatte, weitgehend durch einen Plättchenthrombus verschlossen (Abb. 3a, b) und *nach 60 min* fand sich zwischen den bereits überwiegend viskös metarmorphosierten Plättchen ein dichtes Netz von Fibrinfäden mit Zelltrümmern und Erythrozyten (Abb. 4a, b).

In Versuchen mit 0,2 ml AS 2 % bzw. 0,1 ml AS 1 %, in denen die Venenstücke erst *2 bzw. 7 Tage* nach Beginn der Sklerosierung entnommen wurden, war im Kompressionsbereich die Lichtung der Vene zu einem nur noch Bruchteile eines µm messenden Spaltes reduziert (Abb. 5a) und an Stellen, an denen der durch die Platte ausgeübte Druck sich offenbar nicht ausreichend ausgewirkt hatte, fand sich die Venenlichtung durch einen Abscheidungsthrombus aus Plättchen, Detritus und einem dichten Filz von Fibrin (Abb. 5b) mehr oder weniger vollständig verlegt.

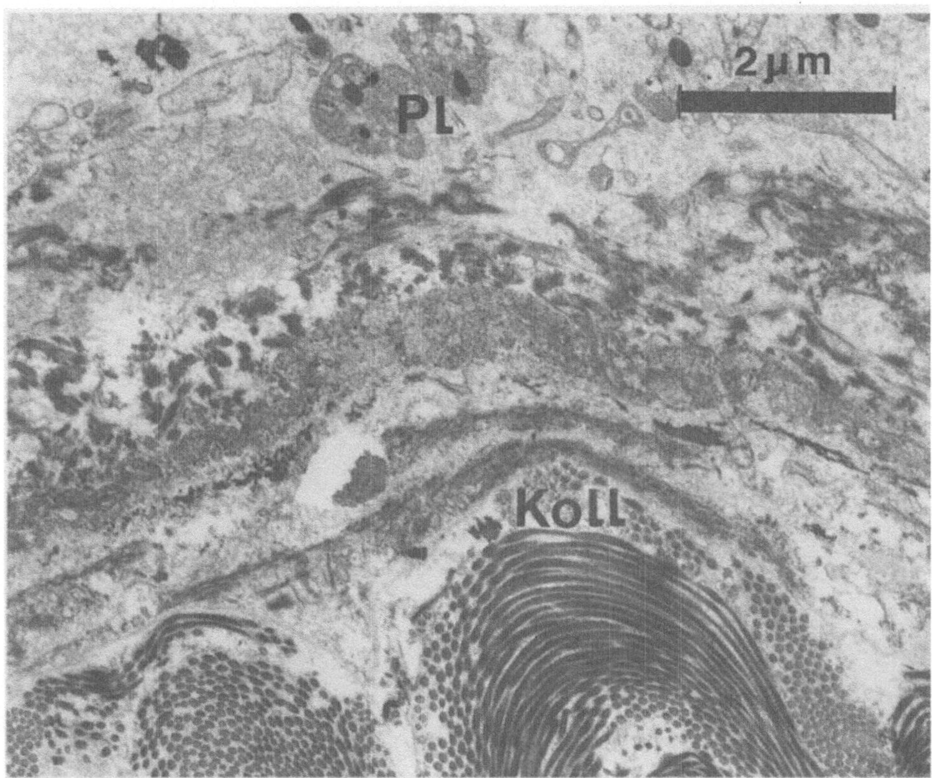

Abb. 2b. Randvene des Kaninchenohrs 10 min nach Injektion von 0,2 ml AS forte und anschließender Kompression der Vene durch Fingerdruck. Intima und Media der Vene weitgehend zerstört, kollagene Fibrillenbündel in der Adventitia hingegen gut erhalten. Im Bereich des intimalen Trümmerfeldes einzelne Plättchen. Technik wie bei Abb. 2a. TEM-Aufnahme Nr. 25.259/81 bei 5000facher Primärvergrößerung, Endvergrößerung s. Maßstab (*Pl* Plättchen; *Koll* Kollagene Fibrillen)

Zur Ultrastruktur sklerosierter Besenreiser(varizen)

Schon *15 min* nach Injektion des Sklerosierungsmittels Variglobin® 1,5% ist die Intima des betroffenen Gefäßes weitgehend zerstört (Abb. 6b) und ein mehr oder weniger ausgedehnter Abscheidungsthrombus aus Plättchen und Fibrinausfällungen (Abb. 6a) deckt die defekte Intima ab bzw. füllt die Gefäßlichtung aus.

Vier bzw. fünfeinhalb Tage nach Sklerotherapie ist das intravasale Netz aus Fibrinfäden, in dessen Maschen sich meist schon verformte und miteinander verklebte Erythrozytenreste finden (Abb. 7a, b) dichter geworden. Stellenweise sind über der geschädigten Intima (wahrscheinlich aus Endothel- und Plättchenresten bestehende) Detritusherde zu finden (Abb. 7b). Der Vergleich mit den Abbildungen 2b, 3a und b aus der tierexperimentellen Reihe bietet sich an.

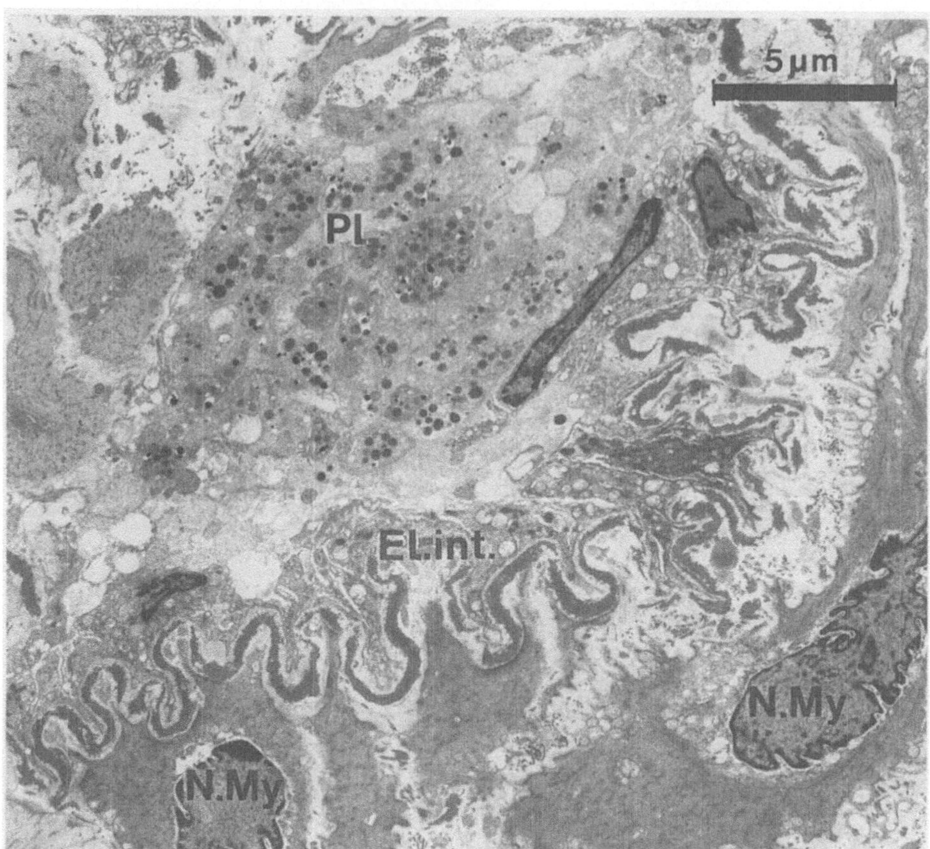

Abb. 3a. Randvene des Kaninchenohrs 30 min nach Injektion von 0,2 ml AS forte und anschließender Kompression der Vene durch Fingerdruck. Unter weitgehend zerstörter Intima ist die
halskrausenartig gefaltete Elastica interna deutlich erkennbar. In der Lichtung der Vene ein
Abscheidungsthrombus aus Plättchen (z. T. im Zustand der viskösen Metamorphose). Technik
wie bei Abb. 2a. TEM-Aufnahme Nr. 21.786/89 bei 1900facher Primärvergrößerung, Endvergrößerung s. Maßstab (*Pl* Aggregat z. T. noch granulierter, z.T. bereits degranulierter Plättchen;
El. int. Membrana elastica interna; *N. My* Kerne glatter Mediamyozyten)

Besenreiser(varizen), die *9½ Tage* nach Sklerotherapie und anschließender „gezielter Kompression" in Lokalanästhesie entnommen wurden, zeigen eine durch
gequollene Endothelzellen (Abb. 8a) oder durch Intimareste (bzw. „Verkle-
bung") verschlossene Lichtung (Abb. 8b) ohne einen Thrombus.

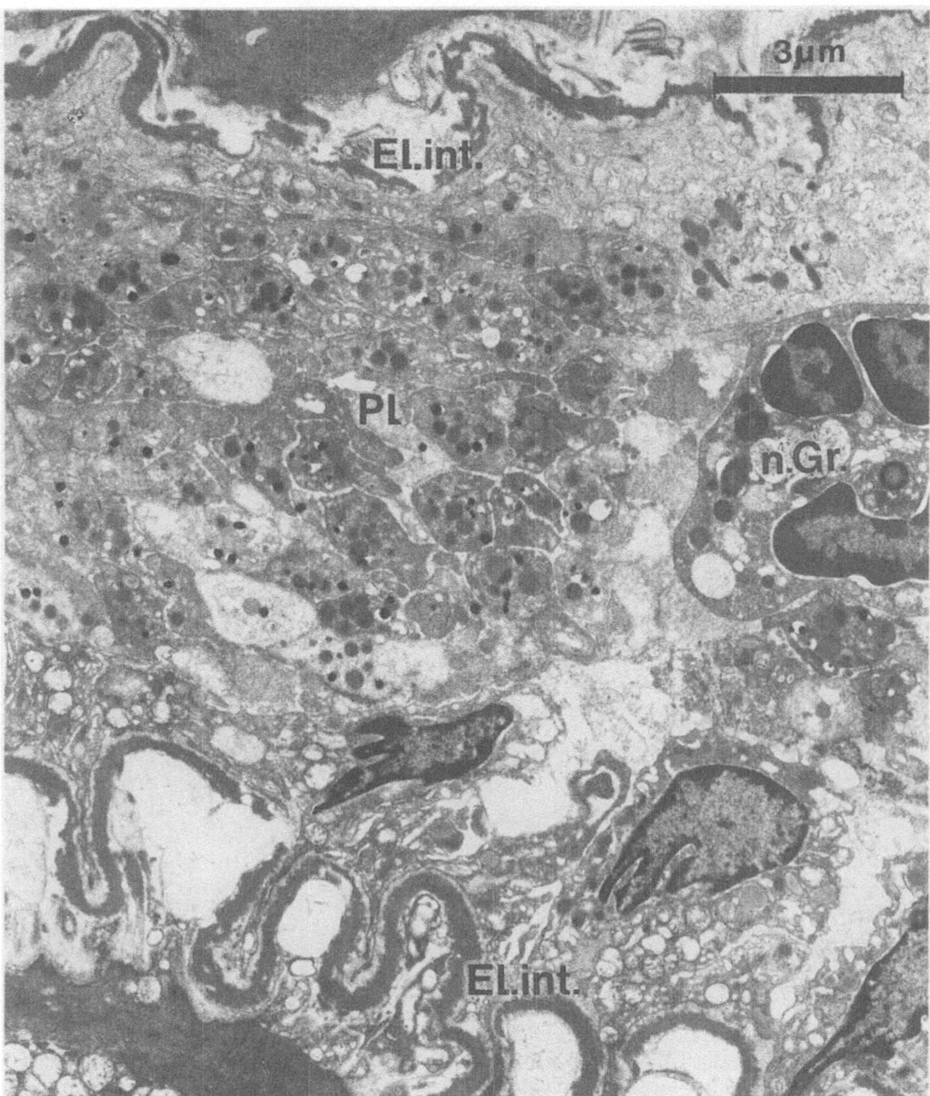

Abb. 3 b. Randvene des Kaninchenohrs 30 min nach Injektion von 0,2 ml AS forte und anschließender Kompression der Vene durch Fingerdruck. Bei stärkerer Vergrößerung verschiedene
Stadien der viskösen Metamorphose der Plättchen innerhalb des Abscheidungsthrombus deutlich erkennbar. In der unteren Bildhälfte über der geschlängelten elastischen Innenhaut Reste
einzelner Endothelzellen mit ihren Kernen. Technik wie bei Abb. 2a. TEM-Aufnahme Nr. 21.788/
89 bei 2900facher Primärvergrößerung, Endvergrößerung s. Maßstab (*El. int.* Membrana elastica interna; *Pl* die Venenlichtung ausfüllendes Plättchenaggregat; *n. Gr* neutrophiler Granulo-
zyt)

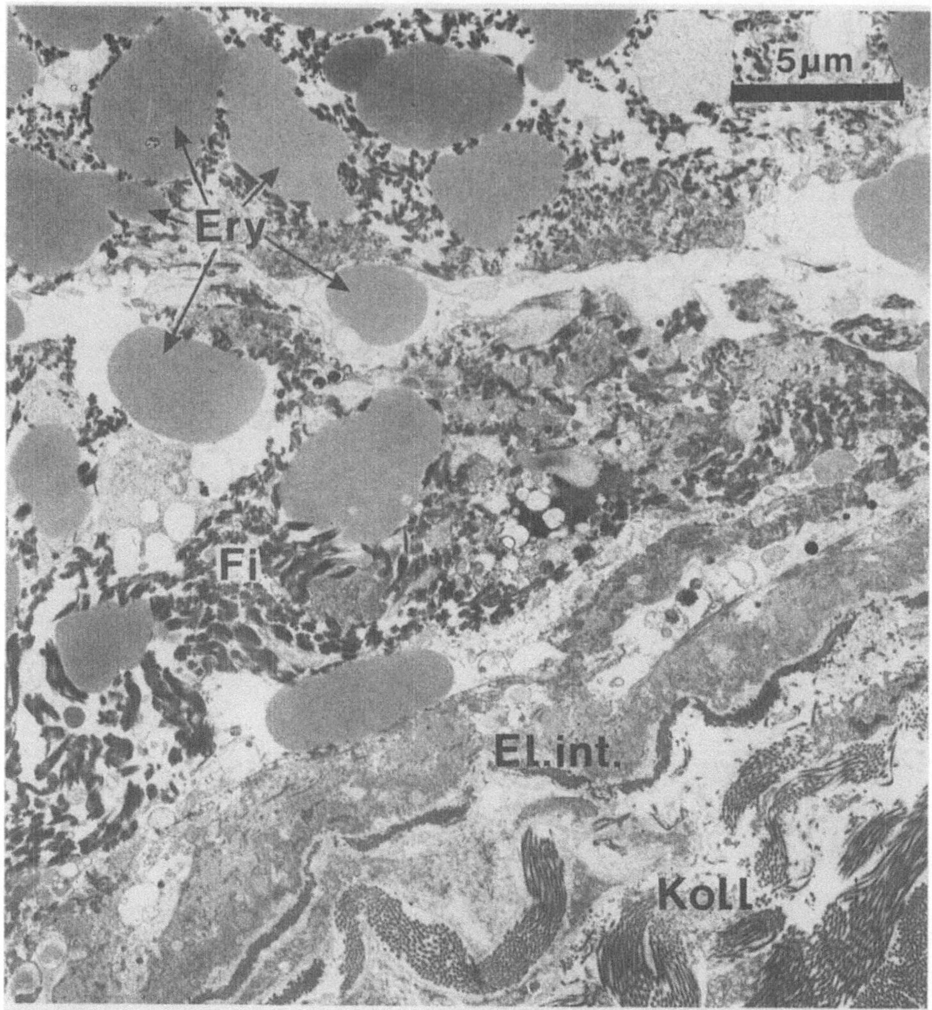

Abb. 4a. Randvene des Kaninchenohrs 60 min nach Injektion von 0,2 ml AS forte und anschließender Kompression der Vene durch Fingerdruck. In der Venenlichtung ein Abscheidungsthrombus aus Plättchenresten, einem dichten Netz von Fibrinfäden und Erythrocyten. Intima
über der deutlichen Elastica interna weitgehend zerstört. Technik wie bei Abb. 2a. TEM-Aufnahme Nr. 21.794/89 bei 1900facher Primärvergrößerung, Endvergrößerung s. Maßstab (*Ery*
Erythrozyten; *Fi* Fibrin; *El. int.* Membrana elastica interna; *Koll* Bündel kollagener Fibrillen)

Diskussion

Zu den eingangs (S. 18–19) erwähnten Fragen kann auf der Grundlage unserer
Befunde wie folgt Stellung genommen werden:

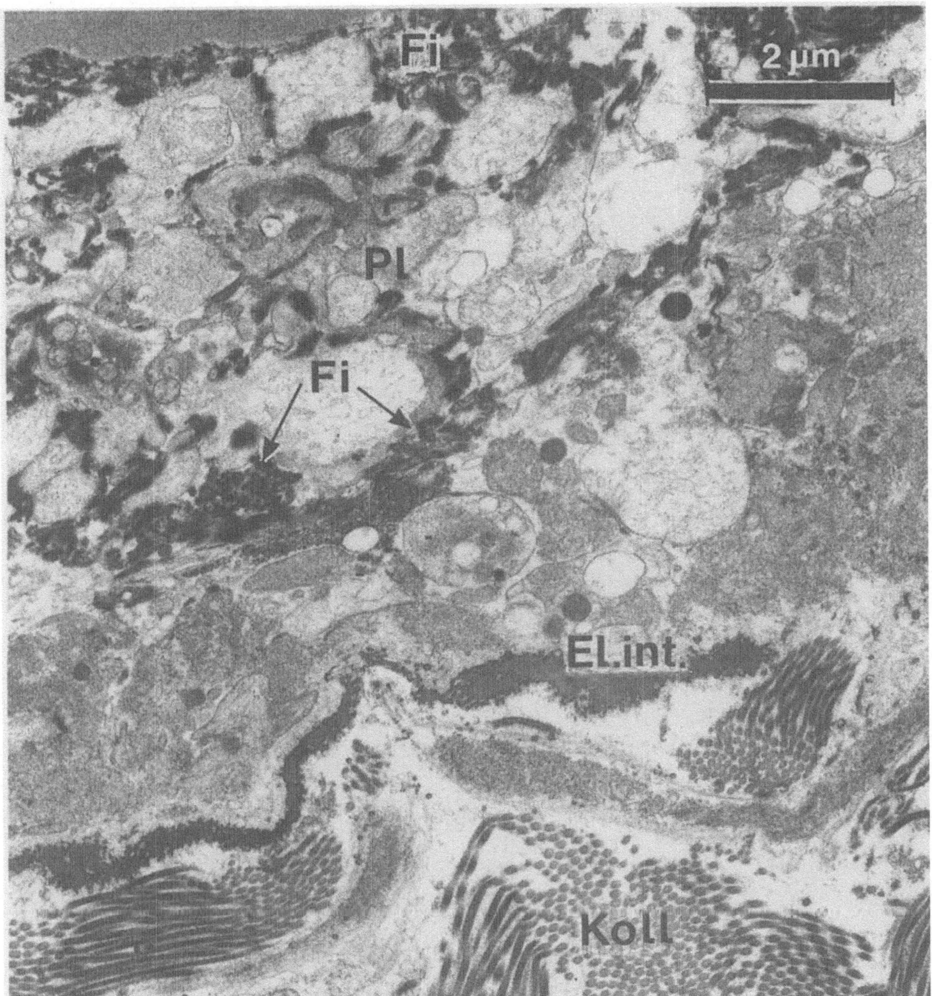

Abb. 4b. Randvene des Kaninchenohrs 60 min nach Injektion von 0,2 ml AS forte und anschließender Kompression der Vene durch Fingerdruck. Die stärkere Vergrößerung zeigt die Zusammensetzung des Thrombus aus Zelltrümmern (Endothel- und Thrombozytenreste) und Fibrinfäden deutlicher als die Übersichtsaufnahme der Abb. 4a. Über die Elastica interna Strukturen, die sich auf die Intima beziehen ließen, nicht mehr erkannbar. Technik wie bei Abb. 2a. TEM-Aufnahme Nr. 21.802/89 bei 5100facher Primärvergrößerung, Endvergrößerung s. Maßstab (*Fi* Fibrinfäden; *Pl* Plättchenreste; *El. int.* Membrana elastica interna; *Koll* Bündel kollagener Fibrillen)

Intravasale/intramurale Fibrinablagerung

Wir müssen davon ausgehen, daß nach Sklerotherapie im Tierexperiment wie bei menschlichem Untersuchungsgut die Entstehung von Fibrin *innerhalb* der betroffenen Gefäße im Vordergrund steht (Abb. 4a, b, 5a, b, 6a, 7a, b). Nur ausnahms-

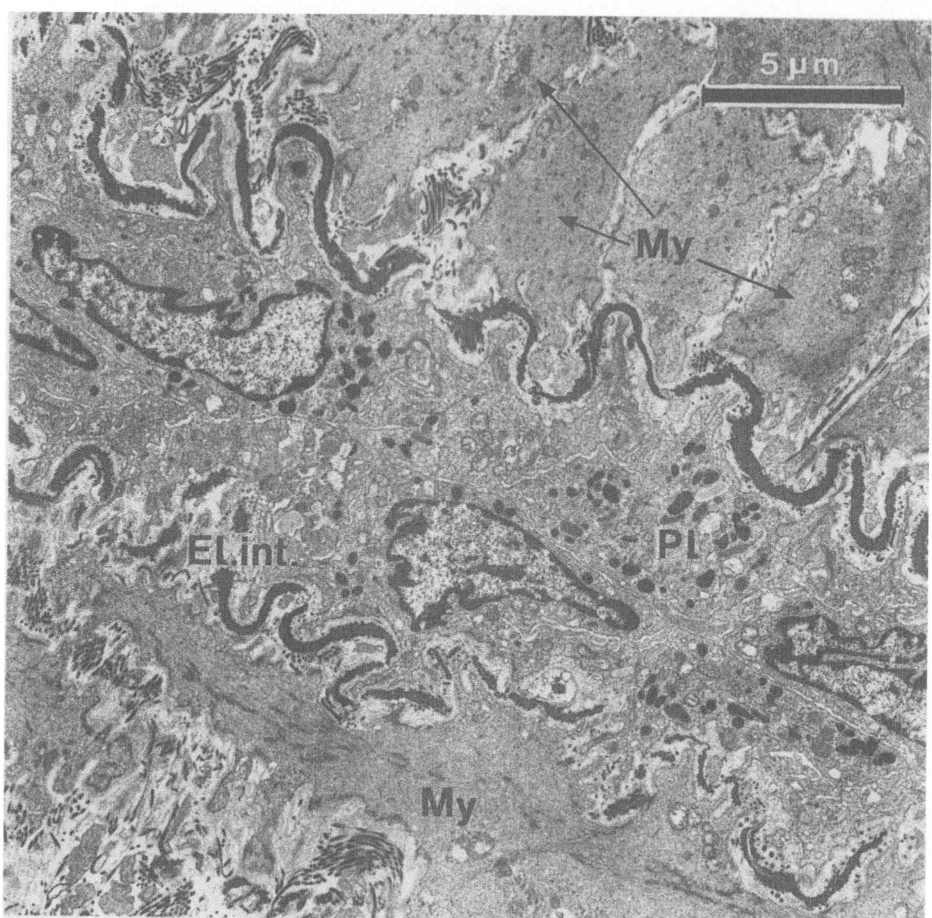

Abb. 5a. Randvene des Kaninchenohrs 2 Tage nach Injektion von 0,2 ml AS 2 % und anschließender Plattenkompression der Vene (vgl. Abb. 1). Die Übersichtsaufnahme zeigt nur noch eine spaltförmige, d. h. Bruchteile eines µm messende Lichtung mit vereinzelten Plättchen. Technik wie bei Abb. 2a. TEM-Aufnahme Nr. 29.576/82 bei 2200facher Primärvergrößerung, Endvergrößerung s. Maßstab (*MY* Mediamyozyten; *Pl* [vereinzelte] Plättchen innerhalb der spaltförmigen Gefäßlichtung; *El. int.* Membrana elastica interna)

weise haben wir Fibrin intramural, d. h. *innerhalb einer Venenwand* 7 Tage nach paravasaler Applikation in je einem Streifen an der Grenze zwischen Intima und Media sowie zwischen Media und Adventitia beobachtet (Abb. 4b bei Seydewitz u. Staubesand, s. S. 49). Damit stehen wir im Gegensatz zu den Befunden von Wuppermann und seiner Arbeitsgruppe [2, 23–27].

In unserem Material kann der Thrombus weder als „hinterherhinkender Mitläufer" bezeichnet werden, noch können wir das Bild vom „örtlich begrenzten Kahlschlag der Hämostase" durch das Sklerosierungsmittel [23, 25, 27] bestätigen. Die immer wieder festgestellte Folge von Intimaschäden durch das Sklerosie-

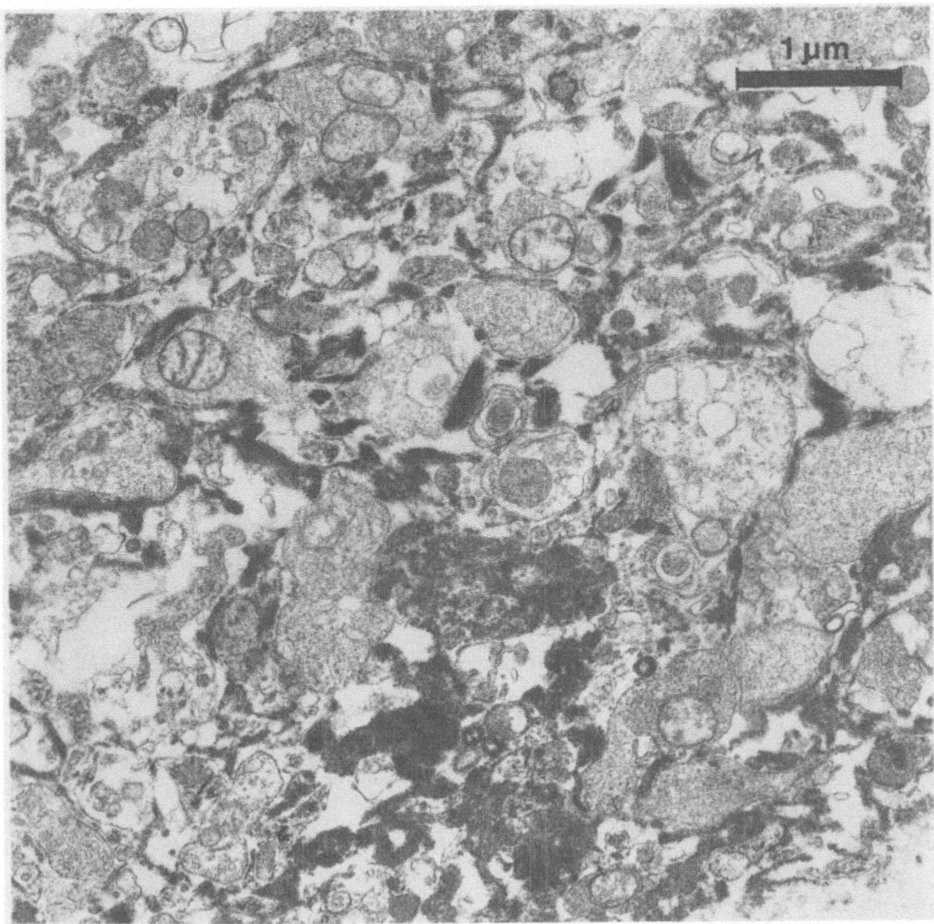

Abb. 5b. Thrombus in der Randvene des Kaninchenohrs 6 Tage nach Injektion von 0,1 ml AS
1 % und anschließender Plattenkompression der Vene (vgl. Abb. 1). Seine Zusammensetzung
unterscheidet sich praktisch nicht von der des nach 60 min abgebildeten Thrombus der Abb. 4b.
Technik wie bei Abb. 2a. TEM-Aufnahme Nr. 27.926/82 bei 8900facher Primärvergrößerung,
Endvergrößerung s. Maßstab

rungsmittel (Abb. 2b, 3a, b, 4a, b, 6b, 7b, 8b), anschließender Plättchenbesied-
lung der Defektstelle (Abb. 2b, 3a, b, 6a, b) nach nachfolgender Entstehung eines
intravasalen Fibrinnetzes (Abb. 4a, b, 5b, 7a, b) kann schwerlich in Übereinstim-
mung mit der Vorstellung eines „örtlichen Kahlschlages der Hämostase" gebracht werden (vgl. hierzu auch [1]).

Unsere Befunde decken sich also mit der Aussage Santlers [8] „daß praktisch
alle nach der Verödung auftretenden Blutpfröpfe gerinnungsaktiven Substanzen,
die von der geschädigten Venenwand freigestellt werden, ihre Bildung verdanken".

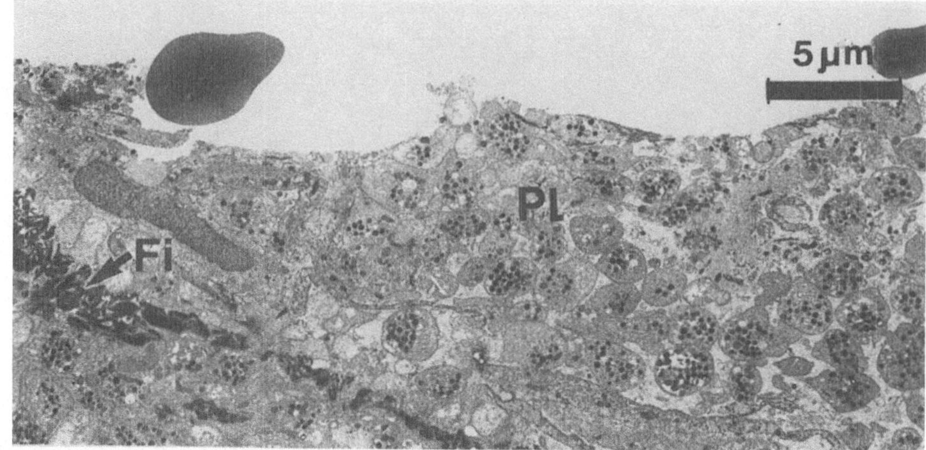

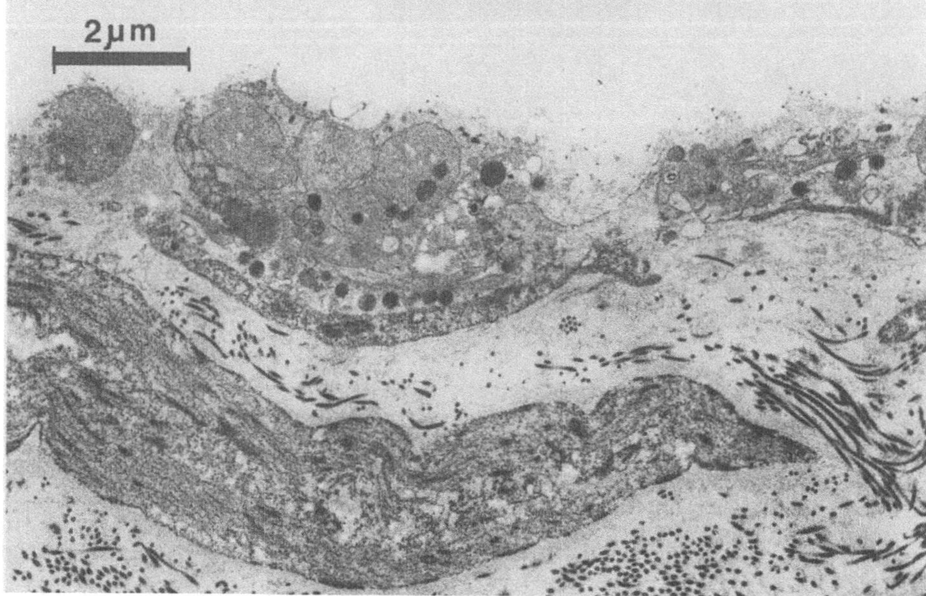

Abb. 6. a Besenreiser(varize) aus dem Bereich der linken Kniekehle 15 min nach Injektion von
0,2 ml wäßriger Variglobin-Lösung (1,5 %) und anschließender Kompression durch leichten
Fingerdruck für 3 min (Patient m., 60 Jahre alt). Plättchenaggregat mit einzelnen Fibrinausfällungen über der weitgehend zerstörten Intima. Technik wie bei Abb. 2 a. TEM-Aufnahme
Nr. 58.396/87 bei 1800facher Primärvergrößerung, Endvergrößerung s. Maßstab (*Pl* Plättchenaggregat; *Fi* Fibrin). **b** Dasselbe Gefäß wie in Abb. 6 a bei stärkerer Vergrößerung und an einer
anderen Stelle aufgenommen. Die Intima ist durch ein Pseudoendothel aus teils granulierten,
teils degranulierten Plättchen ersetzt. Granula auch extrazellulär deutlich erkennbar. Die intim-
anahme Schicht der Mediamyozyten mehr oder weniger geschädigt. TEM-Aufnahme Nr. 58.384/
87 bei 2800facher Primärvergrößerung, Endvergrößerung s. Maßstab

Wirken Sklerosierungsmittel auch auf intakte Endothelzellen?

Diese Frage ist auch deshalb von so großer Bedeutung, weil mit ihr das Problem der Thrombosierung gesunder Venen nach Sklerotherapie variköser Strecken in einem engen Zusammenhang steht. Wir vermögen aufgrund unserer Versuche nicht zu entscheiden, ob die vorgeschädigte Intima varikös erkrankter Gefäße *stärker* auf ein Sklerosierungsmittel als auf das Endothel gesunder Venen reagiert. Ganz sicher ist jedoch, daß sowohl Sklerosierungsmittel, die zur Gruppe der Detergenzien, als auch solche, die über rein anorganische Verbindungen (wie Polyjodionen, Soda, Eisenchlorid oder Sublimat, vgl. [7]) wirksam werden, auch gesunde Endothel- (und andere) Zellen schädigen. Uneingeschränkt stimmen wir Santler [9] zu, wenn er ausführt, „daß ein modernes Verödungsmittel nicht – wie immer gesagt und geschrieben wird – nur das Endothel einer *„kranken"* Vene, sondern auch das einer *„gesunden"* angreift und nicht – wie immer behauptet – nur selektiv das Endothel schädigt". Unsere tierexperimentellen Studien wurden an den *gesunden* Marginalvenen des Kaninchenohrs durchgeführt und zeigen die tiefgreifenden Schäden, die an Intima- und Mediazellen nach intravenöser Injektion der Mittel auftreten (Abb. 2a, 3a, b, 4a). In flankierenden Versuchen, in denen wir die Wirkung von AS auf das Korneaepithel und auf Mesothelzellen (Herzbeutel) der Ratte getestet haben, fand sich ausnahmslos, daß bereits schwache Konzentrationen zu schweren bis schwersten Schäden an den Zellen führten, die mit dem Mittel in Berührung gekommen waren. Die von uns mehrfach publizierten Schädigungen an gesunden glatten Mediamuskelzellen (Venen und Arterien) und an peripheren Nervenfasern nach paravasaler Applikation von AS und Variglobin deuten in die gleiche Richtung [12–14]. Man muß also zweifelsfrei davon ausgehen, daß auch die modernen Sklerosierungsmittel Zellgifte sind, die – wenn auch möglicherweise quantitativ unterschiedlich – gesunde wie kranke Zellen schädigen (gegensätzlich Schneider 1978; Ellerbroek 1978, zit. nach [16]). Man sollte deshalb grundsätzlich mit möglichst geringen Mengen und Konzentrationen die Wirkung der Sklerotherapie herbeizuführen versuchen, um eine systemische Wirkung der Mittel zu vermeiden (vgl. hierzu Antoni, zit. nach [13]). Ob sich der angestrebte Idealfall, unter vollständiger Schonung gesunder Strecken erkrankte Gefäße auszuschalten (Schneider 1982, zit. nach [16]), jemals erreichen läßt, bleibt jedoch fraglich.

Sind tierexperimentelle Befunde nach Anwendung von Sklerosierungsmitteln auf den Menschen übertragbar?

Vergleicht man die von uns vorgelegten elektronenmikroskopischen Bilder sklerosierter menschlicher Varizen („Besenreiser", Abb. 6–8) mit den Bildern der tierexperimentellen Reihe am Modell der Randvene des Kaninchenohrs (Abb. 2–5), lassen sich geradezu frappierende Übereinstimmungen feststellen:

– Die verwendeten Sklerosierungsmittel schädigen bei Mensch und Tier Endothel/Intima und – je nach Konzentration – auch Mediamuskelzellen in gleicher Weise (Abb. 2b/6b).

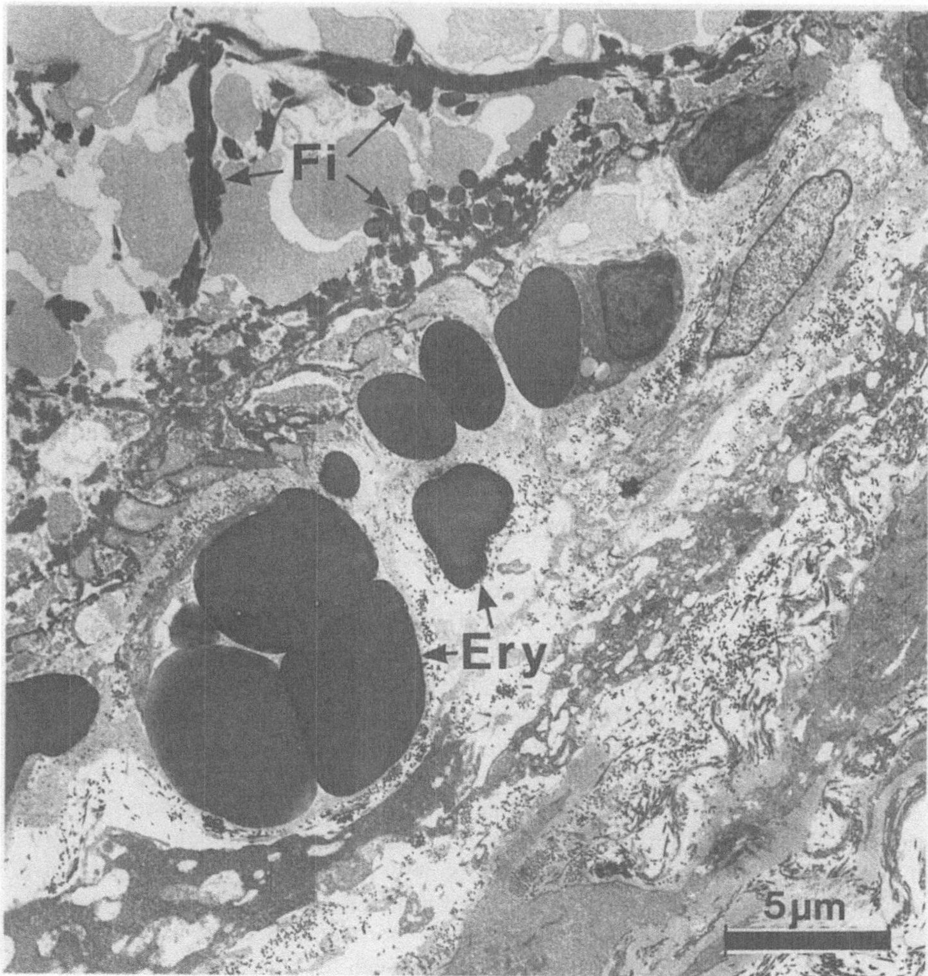

Abb. 7a. Besenreiser(varize) 4 Tage nach Sklerosierung mit 0,25 ml Scleremo 0,5 % (Laboratoires Bouteille, Limoges/Frankreich) und anschließender konventioneller Kompression (Patient m., 52 Jahre alt). Über der defekten Intima in den Maschen eines Netzes von Fibrinfäden zahlreiche, intramural und extravasal einzelne Erythrozyten. Technik wie bei Abb. 2a. TEM-Aufnahme Nr. 29.472/82 bei 1800facher Primärvergrößerung, Endvergrößerung s. Maßstab (*Fi* Fibrinfäden; *Ery* Erythrozyten)

- Folge der Noxe ist bei Mensch und Tier der in Sekundenschnelle erfolgende Ersatz des Endothels durch ein Pseudoendothel aus Plättchen bzw. die Entstehung eines Abscheidungsthrombus (Abb. 3a, b/6a, b).
- Bereits 15 min nach Injektion des Sklerosierungsmittels finden sich im menschlichen Untersuchungsgut zwischen den Plättchen Fibrinfäden (Abb. 6a), die auch beim Kaninchen nach 60 min einen wesentlichen Bestandteil des Gefäßinhalts bilden (Abb. 4a, b). Dieser Befund konnte in gleicher Weise in der sklerosierten Ohrvene des Kaninchens nach 6 Tagen (Abb. 5b)

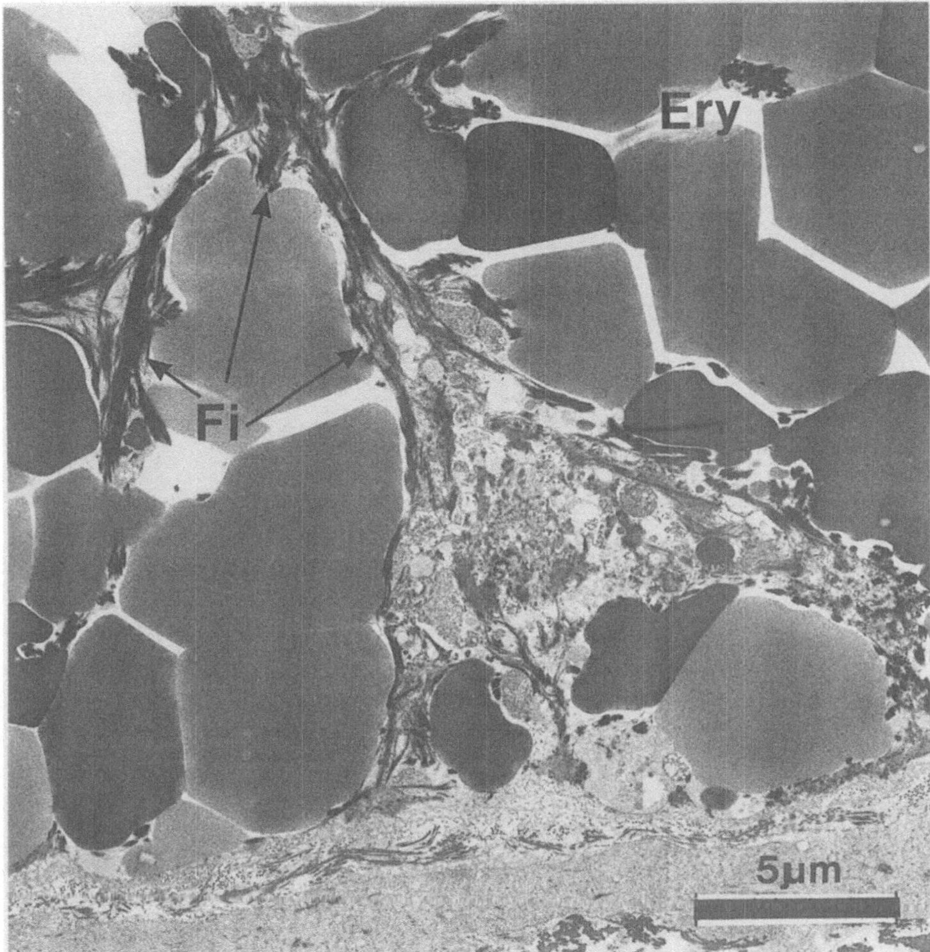

Abb. 7b. Besenreiser(varize) aus dem Wadenbereich des linken Unterschenkels 5½ Tage nach Injektion von 0,2 ml wäßriger Variglobin-Lösung (*Fi* Fibrinfäden; *Ery* Erythrozyten)

und in menschlichen Besenreisern 4 und 5½ Tage nach der Injektion des Sklerosierungsmittels erhoben werden.

Verödung ohne Thrombus durch „gezielte Lokalkompression" nach Wenner

In der Tat können wir Bilder von Besenreiservarizen vorlegen, die noch 9½ Tage nach der Verödungstherapie ohne Spuren eines Thrombus vollständig verschlossen sind (Abb. 8a, b). Dies stimmt mit dem Zustand einer Randvene des Kaninchenohrs 2 Tage nach Injektion von 0,2 ml AS 2% überein (Abb. 5a), die unter

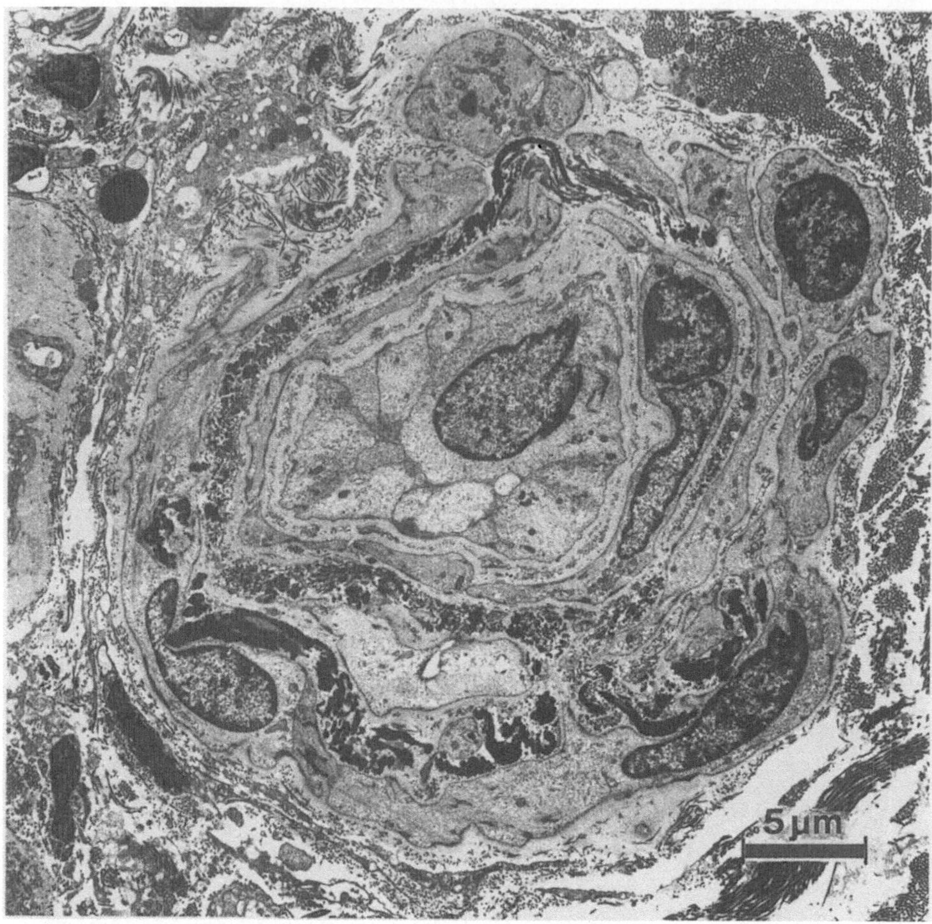

Abb. 8a. Besenreiser(varize) aus dem prätibialen Bereich des rechten Unterschenkels 9½ Tage
nach Sklerosierung wie bie Abb. 6a und anschließender Kompression. Entnahme in Lokalanästhesie wie bei Abb. 7b beschrieben (Patient m., 60 Jahre alt). Die praktisch nicht mehr
vorhandene Lichtung des Gefäßes durch aufgequollen wirkende Endothelzellen begrenzt. TEM-
Aufnahme Nr. 60.562/87 bei 1400facher Primärvergrößerung, Endvergrößerung s. Maßstab

dem konstanten Druck einer transchondral fixierten Kunststoffplatte stand
(Abb. 1).

Wenner [18–22] hat immer wieder empfohlen, der Einspritzung eines Verödungsmittels einer wirksame Lokalkompression unmittelbar folgen zu lassen,
„die solange – d. h. für mindestens eine Woche – ununterbrochen anhalten soll, bis
die endovariköse ‚Wundheilung' eine genügende Solidität erreicht" habe [21]. Auf
diese Weise sei eine „Verödung ohne Thrombusbildung" möglich. Nach der Methode von Wenner behandelte Besenreiser und retikuläre Varizen, die wir ebenso
wie nach Injektion eines Sklerosierungsmittels relativ fest komprimierte Randve-
nen des Kaninchenohrs (Abb. 5a) elektronenmikroskopisch auswerten konnten,

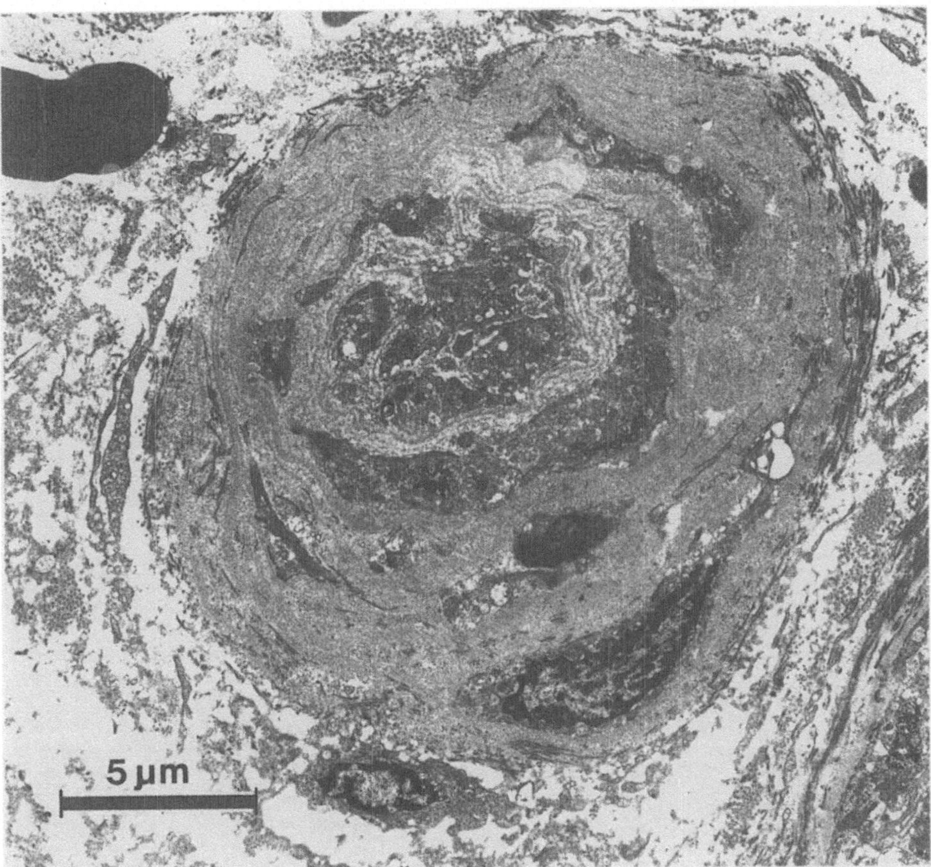

Abb. 8b. Dasselbe Gefäß wie in Abb. 8a bei stärkerer Vergrößerung und an einer anderen, der Applikation des Sklerosierungsmittels offenbar näher gelegenen Stelle: Hier ist die Lichtung durch Endothelreste (Zellgrenzen, Zellkerne, Zellorganellen nicht mehr erkennbar, vgl. Abb. 8a!) verlegt und die Schädigung der Media sehr viel deutlicher ausgeprägt als im Bereich der Schnitthöhe von Abb. 8a. TEM-Aufnahme Nr. 57.356/87 bei 2200facher Primärvergrößerung, Endvergrößerung s. Maßstab

zeigen, daß die Lichtungen der betroffenen Gefäße unter Behandlung praktisch verschwinden können. Das schließt nicht aus, daß wir auch Bilder von Besenreisern gesehen haben, in deren Lichtung sich trotz „gezielter Lokalkompression" nach Wenner ein Netz von Fibrinfäden fand, in dessen Maschen Erythrozyten und Reste von Endothelzellen und Thrombocyten lagen (Abb. 7b).

Entzündliche Reaktionen nach Sklerotherapie?

In ihrer vielzitierten Standardpublikation über die „Fixierung und bindegewebige Organisation artefizieller Thromben bei der Varizenverödung" [10] stellen die

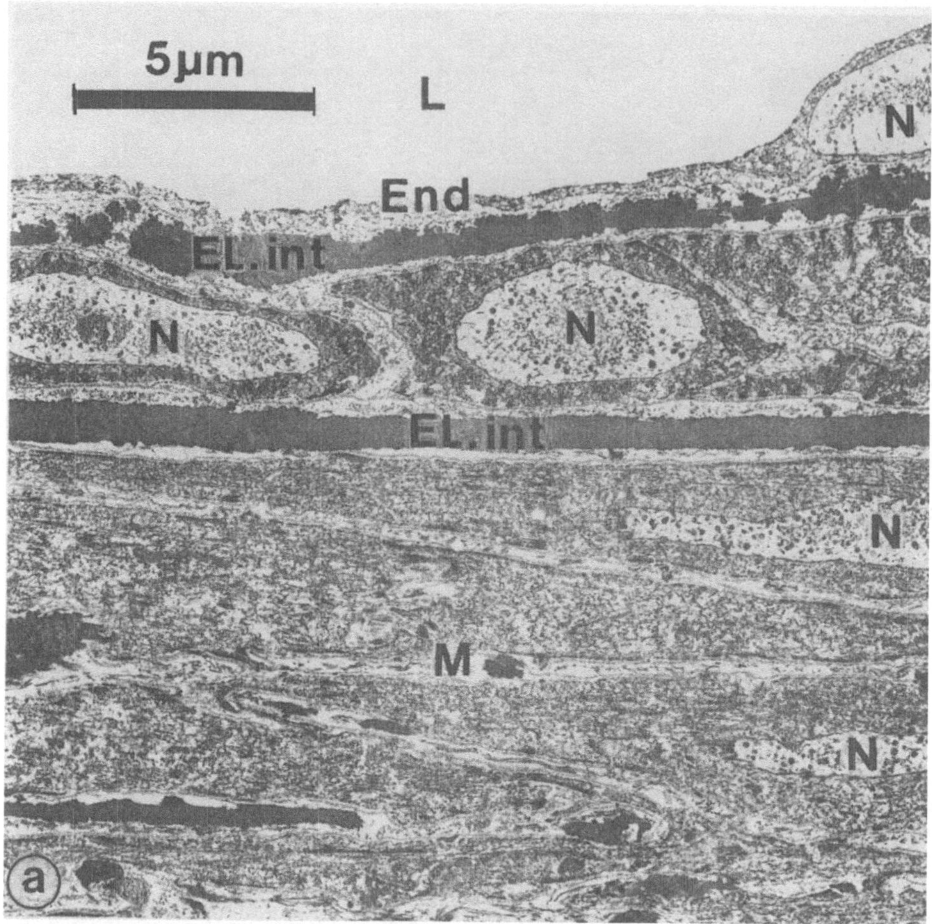

Abb. 9a. Arteria femoralis einer Ratte (SIV 50, m., 315 g) 5 min nach Injektion von 2,5 ml Variglobin (8 %) über einen in die Aorta eingebrachten und bis zur Arteria iliaca communis vorgeschobenen Katheter (Fogarty Arterial Embolectomy Catheter Modell Nr. 12-060-2F) nach Kappen des Ballonteils. Es wurde bewußt eine relativ große Menge des Sklerosierungsmittels in hoher, wenn auch nicht unüblicher Konzentration (vgl. [5]) zur Erzielung eines „Schwarzweißeffektes" injiziert. In der schwergeschädigten Gefäßwand fallen vor allem die „entmischten" Zellkerne in Endothel- und Muskelzellen auf. Technik wie bei Abb. 2a TEM-Aufnahme Nr. 25.029/81 bei 2800facher Primärvergrößerung, Endvergrößerung s. Maßstab (*L* Gefäßlichtung; *End* Endothelschicht; *El. int.* [hier gespaltene] Membrana elastica interna; *N* [„entmischte"] Zellkerne; *M* Tunica media)

Autoren fest, daß alle bisher zur Varizensklerosierung verwendeten Substanzen grundsätzlich zur „Panphlebitis" führen, wobei zwischen den verschiedenen Präparaten lediglich quantitative Unterschiede bestünden. An anderer Stelle derselben Arbeit betonen sie jedoch, daß die neuen Verödungsmittel gegenüber den früher verwendeten Substanzen bei erhöhter Sklerosierungswirkung „eine (pan- bzw. periphlebitische) Reizwirkung fast kaum noch entfalten". Dieser Befund

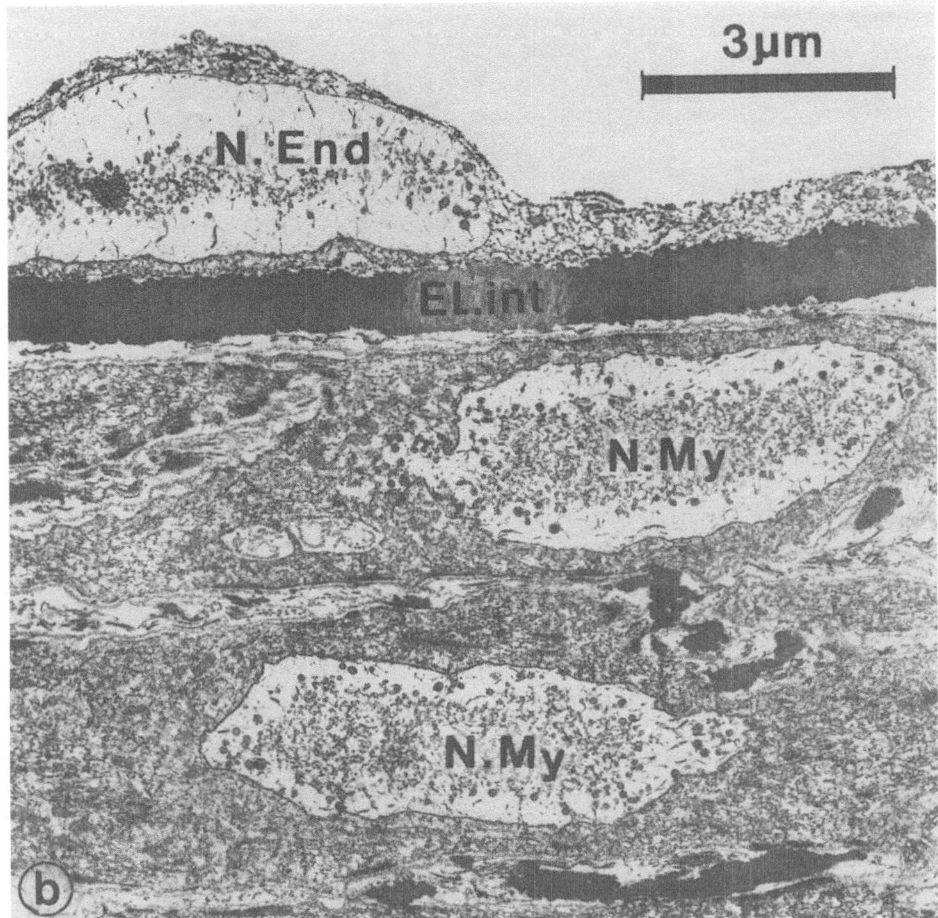

Abb. 9b. Dasselbe Gefäß wie in Abb. 8a bei stärkerer Vergrößerung und an anderer Stelle aufgenommen. Bei höherer Auflösung werden die granulär-fädige „Entmischung" der Zellkerne und ihre strukturarme Randzone deutlicher. Im Zytoplasma der Endothel- und Muskelzellen keine Organellen (Mitochondrien, ER, Vesikel) erkennbar. Auffallend gute Erhaltung des elastischen Materials (Membrana elastica interna und elastische Fasern in der Tunica media). Technik wie bei Abb. 2a. TEM-Aufnahme Nr. 25.027/81 bei 5300facher Primärvergrößerung, Endvergrößerung s. Maßstab (*N. End* und *N. My* [„entmischte"] Endothel- und Muskelzellkerne; *El. int.* [gut erhaltene] Membrana elastica interna)

gründet sich auf eigene Untersuchungen der Autoren, die seinerzeit mit 0,5–1,0 cm³ der oberflächenaktiven Verbindung Na-Tetradecyl-sulfat (Sotradecol, Trombovar) an Varizen durchgeführt wurden, denen Biopsien 3, 15 und 24 h sowie 10, 18 und 28 Tage post injectionem entnommen und histologisch aufgearbeitet wurden.

Die von uns getesteten Sklerosierungsmittel AS und Variglobin führten im Tierexperiment (Ratte, Kaninchen) und bei menschlichen Varizen weder nach intravasaler noch nach paravasaler Injektion innerhalb unserer Untersuchungs-

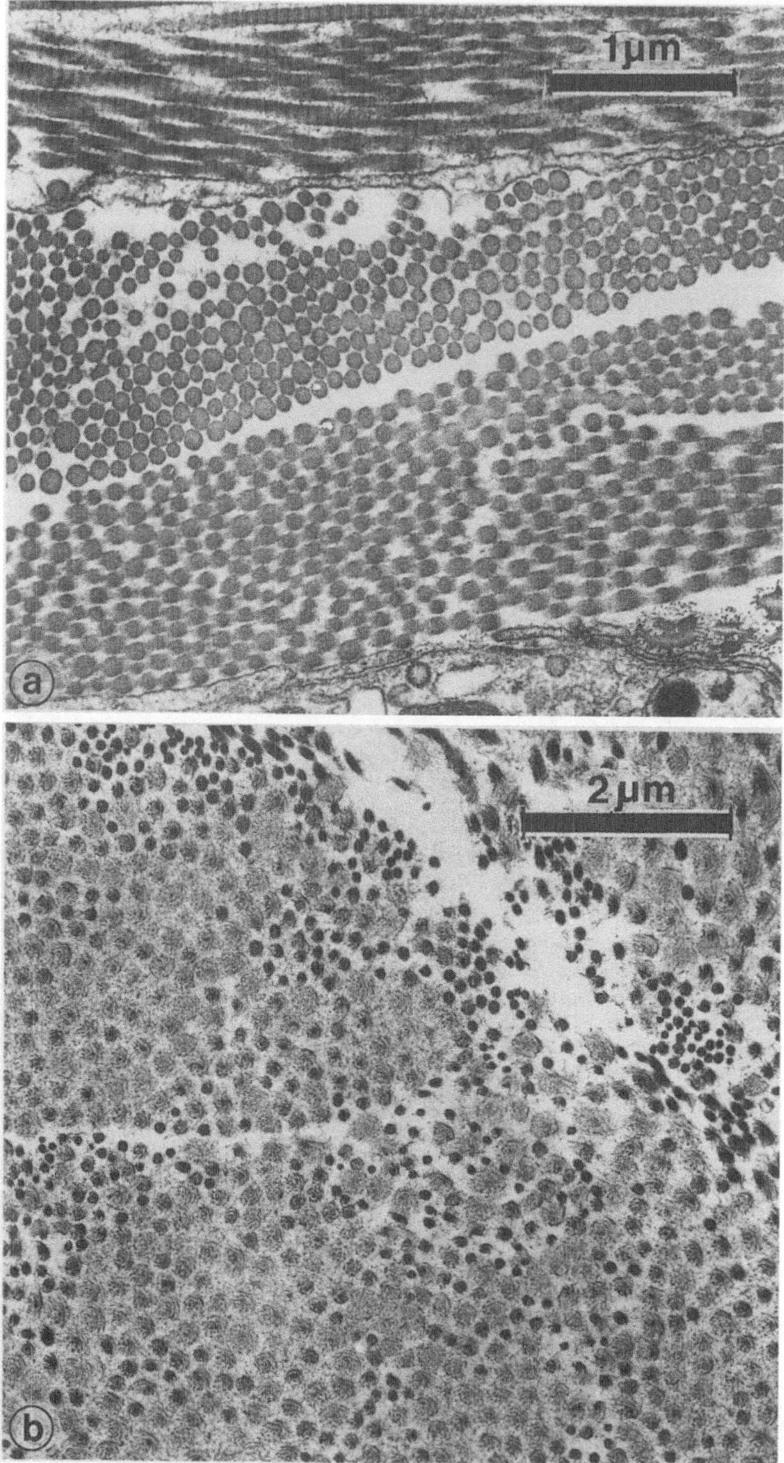
1µm
2µm
a
b

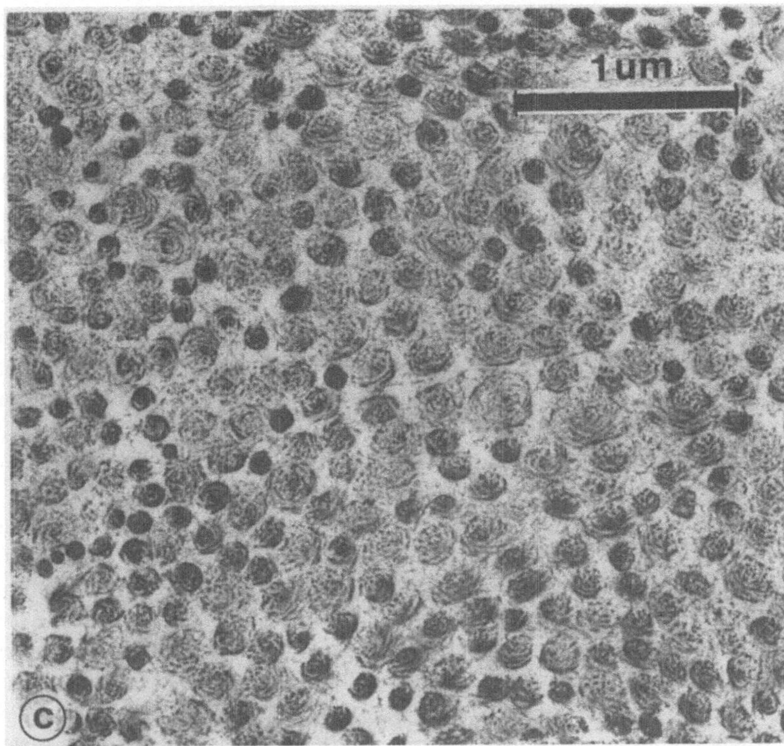

Abb. 10. **a** Textur quer-, schräg- und längsgetroffener kollagener Fibrillen aus der Adventitia der Arteria femoralis (Kontrollgefäß). Technik wie bei Abb. 2a. TEM-Aufnahme Nr. 61.170/88 bei 5300facher Primärvergrößerung, Endvergrößerung s. Maßstab. **b** Überwiegend quer getroffene kollagene Fibrillen aus der Adventitia der Arteria tibialis anterior (Ratte, SIV 50, m., 400 g) 23 min nach intraarterieller Injektion von Variglobin (8 %), Technik wie bei Abb. 9a. TEM-Aufnahme Nr. 25.193/81 bei 5300facher Primärvergrößerung, Endvergrößerung s. Maßstab. **c** Überwiegend quer getroffene kollagene Fibrillen aus der Adventitia der Arteria femoralis (Ratte, SIV 50, m., 410 g) 36 min nach intraarterieller Injektion von Variglobin (8 %), Technik wie bei Abb. 9b. Bei höherer Auflösung wird die Desintegration der Kollagenfibrillen zu Untereinheiten in helikoidaler Anordnung deutlich erkennbar. TEM-Aufnahme Nr. 25.045/81 bei 11 000facher Primärvergrößerung, Endvergrößerung s. Maßstab

zeiten zu entzündlichen Reaktionen mit dem Auftreten von Entzündungzellen innerhalb oder außerhalb der betroffenen Gefäßwände (Abb. 2b, 3–8).

Dies überraschte uns um so mehr, als wir in einer anderen Versuchsreihe, in der kleine, durch Laserschüsse geschädigte Mesenterialgefäße der Ratte elektronenmikroskopisch ausgewertet wurden, um die Wirkungen verschiedener Pharmaka auf die Thrombusbildung über dem defekt „geschlossenen" Endothel zu prüfen [17], schon wenige Minuten nach den Eingriffen massive granulozytäre Infiltrate sahen, die wir vergleichbar auch nach der Intimaschädigung durch Sklerosierungsmittel erwartet hatten. Sklerotherapeutika wie AS und Variglobin müssen also keineswegs nach der Endothelschädigung zu einer nachfolgenden Phlebitis und schon gar nicht zu Reaktionen führen, die über die Gefäßwand hinausgreifen. Ob es im Zuge der späteren Organisation des Thrombus zu derartigen entzündlichen Veränderungen kommt, können wir aufgrund unserer Versuchsanordnung nicht beurteilen.

Spezielle Wirkungen der stabilisierten Lugol-Lösung (Variglobin)

Im Gegensatz zu den Beobachtungen von Huth et al. [6], nach denen „alle Verödungsmittel ... morphogenetisch ... zu gleichen Reaktionen der Gefäßwand führen", sehen wir deren Wirkungen doch differenzierter [12]. Im Prinzip zerstören zwar AS wie Variglobin ohne nennenswerte Unterschiede die Gefäßintima, doch unterscheiden sie sich – zumal bei Verwendung höherer Konzentrationen – durch Wirkungen, deren ultrastrukturelles Substrat bei Verwendung der stabilisierten Lugol-Lösung (Variglobin) durchaus anders geartet ist als beim Detergens AS. Bei ersterer stehen eine „Entmischung" der Zellkerne in Endothel- und Muskelzellen (Abb. 9a, b) mit Verlust aller Zellorganellen [12], aber auch Veränderungen an den Kollagenfibrillen der Interzellularsubstanz von Media und Adventitia im Vordergrund [3]. Ihre Umrisse sind rund, aber oft unscharf begrenzt und in ihrem Inneren werden als Zeichen der „Desintegration" filamentöse Strukturen (eines Durchmessers von 10–12 nm) deutlich erkennbar (Abb. 10c).

Neben derartig „aufgelockerten" sind stellenweise auch „typische" Fibrillen mit einem Kaliber von 80–90 nm vorhanden, die denen in der Wand der Kontrollgefäße entsprechen. Variglobin bewirkt nach intravasaler Injektion neben schweren Zellschäden, also auch Veränderungen innerhalb der Interzellularsubstanz, wobei – im Gegensatz zu AS – die Veränderung der Kollagenfibrillen im Vordergrund steht. Die unterschiedlich starke Ausprägung dieser Veränderungen innerhalb der kollagenen Fibrillenbündel könnte mit deren jeweiligem Reifungszustand zusammenhängen.

Literatur

1. Brenn H, Imhoff E, Duckert F (1976) Wirkung verschiedener Sklerosierungsmittel auf einige Gerinnungsparameter in vitro und bei Patienten während Varizenverödung. Vasa 5:19–202
2. Echtermeyer V, Wuppermann T (1979) Vergleich histologischer Befunde und nuklearmedizinischer Messungen bei der Entstehung der Verödungsthrombose. Vasa 8:217–220
3. Fischer N, Staubesand J (1982/83) Wirkung des Sklerosierungsmittels Variglobin® auf kollagene Fibrillen in der Gefäßwand. Folia Angiol 30/31:397–399
4. Hobbs JT (1974) Surgery and sclerotherapy in the treatment of varicose veins, a random trial. Arch Surg 109:793–796
5. Hördegen K, Sigg K (1985) Krosseverödung der Vena saphena magna. Phlebol Proktol 14:231–239
6. Huth F, Lenz W, Rascge N, Bernhardt D (1977) Licht- und elektronenmikroskopische Untersuchungen zur akuten Venenthrombose nach Einwirkung von Verödungsmitteln im Tierexperiment. Phlebol Proktol 1:1–18
7. Imhoff E (1982) Chemische Gliederung und Eigenschaften von Sklerosierungsmitteln. Swiss Med 4a:31–34

8. Lindemayer H, Santler E, Mainitz M, Gebhart W, Jurecka W (1983) Frühphase der Verödungsreaktion – eine licht- und elektronmikroskopische Studie an Varizen. Phlebol Proktol 12:21–27

9. Santler R (1969) Zur Verödungstherapie. (Eine kritische Studie.) Verlag der Wiener Medizinischen Akademie, Wien

10. Schneider W (1982) Zur Geschichte der Varizenverödung. Swiss Med 4a:9–11

11. Schneider W, Fischer H (1964) Fixierung und bindegewebige Organisation artefizieller Thromben bei der Varizenverödung. Dtsch Med Wochenschr 89:2410–2412

12. Staubesand J, Seydewitz V (1982) Elektronenmikroskopische und enzymbiochemische Untersuchungen an Blutgefäßen nach Injektion von Sklerosierungsmitteln im Tierexperiment; eine Pilotstudie zur Frage der Frühveränderungen. Swiss Med 4a:19–27

13. Staubesand J, Seydewitz V (1989) Zur Ultrastruktur sklerosierter Varizen. In Netzer CO, Kleine M-W (Hrsg): Phlebologische Therapie. Schattauer, Stuttgart New York

14. Staubesand J, Seydewitz V Das morphologische Substrat geschädigter Arterien, Venen und Nerven nach paravasaler Applikation von Sklerosierungsmitteln; eine experimentelle Studie. (5. Phlebologenwoche in Torgau vom 25.–28. 05. 1988)

15. Staubesand J, Wenner L, Seydewitz V: Zur Ultrastruktur sklerosierter menschlicher Varizen mit anschließender lokaler Kompression (in der Modifikation nach Wenner). 27. Jahrestag d. Dtsch. Ges. Phlebol., Essen 7.–11. 10. 1987 (Ergeb Angiol 35)

16. Stemmer R, Feuerstein W (1978) Grenzen und Gefahren der Verödung. In: Santler R, Lindemayr H, Boliger A (Hrsg) Grenzen und Gefahren in Phlebologie und Proktologie. Schattauer, Stuttgart New York (Ergeb Angiol 19)

17. Weichert W, Breddin HK, Staubesand J (1988) Application of a laser-induced endothelial injury model in the screening of antithrombotic drugs. Semin Thromb Haemost [Suppl] 14:106–114

18. Wenner L (1981) Gedanken über Unterschiede bewährter Sklerosierungsmethoden. Vasa 10:74–78

19. Wenner L (1981) Sind endovariköse hämatische Ansammlungen eine Normalerscheinung bei Sklerotherapie? Vasa 10:174–176

20. Wenner L (1981) Pharmakologische, biologische, anatomische und methodische Betrachtungen zum Verständnis von Mißerfolgen bei Sklerotherapie. Vasa 10:264–267

21. Wenner L (1983) Sklerotherapie 1983. Was ist obsolet, was ist neu? Angiologisches Seminar, Obersteigen

22. Wenner L (1984) Zur Behandlung der erweiterten und schadbringenden Venen am Fuß unter besonderer Berücksichtigung der Sklerotherapie. Vasa 13:118–125

23. Wuppermann T (1971) Untersuchungen zur Blutgerinnung vor und nach Varizenverödung. Zentralbl Phlebol 10:162–169

24. Wuppermann T (1982) Objektivierung der Sklerotherapie. Swiss Med 4a:68–71

25. Wuppermann T, Haas KH (1975) The effect of the sclerosing agent "hydroxy-polyaetoxydodecan" on the coagulation potentials: in vitro investigations. Vasa 4:45–53

26. Wuppermann T, Rath NF, Echtermeyer V (1981) Veränderungen der Hämostase am venösen Thrombosenmodell beim Menschen. In: Breddin K (Hrsg) Thrombose und Atherogenese. Witzstrock, Baden-Baden, S. 85 ff.

27. Wuppermann T, Goor W, Stemmer R, Strosche H (1986) Theorie der Varizenverödung. In: Wuppermann T (Hrsg) Varizen, Ulcus cruris und Thrombose. Springer, Berlin Heidelberg New York Tokyo, S 12–17

Das ultrastrukturelle Substrat der Wirkung paravasal und intraarteriell applizierter Sklerosierungsmittel: Ein experimenteller Beitrag zum Problem iatrogener Schäden nach Sklerotherapie

V. Seydewitz und J. Staubesand

Einleitung

Der Beitrag Hohlbaums (s. S. 70 ff) würdigt die vorliegende Literatur über iatrogene Schäden nach Varizensklerosierung; eine Thematik, die Phlebologen immer wieder beschäftigt und zu Diskussionen angeregt hat (vgl. hierzu exemplarisch [1, 10, 13]).

In einem Rundtischgespräch anläßlich der Jahrestagung 1982 der Schweizerischen Gesellschaft für Phlebologie in Zusammenarbeit mit der Société Française de Phlébologie wurden Zwischenfälle bei der Sklerotherapie in folgender Reihung diskutiert: Fehlinjektion in eine Arterie, paravenöse Injektion, anaphylaktischer Schock bei der Sklerosierungsbehandlung, variköses Hämatom mit nachfolgenden Pigmentstörungen, Lungenembolie nach Sklerotherapie, Hautnekrosen nach Sklerosierung [4].

Unserer Auffassung nach haben versehentliche *paravasale* Applikationen des Sklerosierungsmittels zwar meist nicht die dramatischen Folgen einer *intraarteriellen* Injektion, doch spielen sie quantitativ zweifellos eine viel größere Rolle als letztere (vgl. hierzu u.a. [13]; Bolliger 1978, zit. nach [10]), wobei auch noch die Dunkelziffer z.B. in bezug auf Parästhesien und kleinere (doch meist schlecht heilende) Nekrosen durch die Schädigung begleitender Arterien recht hoch sein dürfte. Auf die relativ seltenen *systemischen* Wirkungen der Sklerotherapie – wie allergische Reaktionen bis hin zu Schock, Lungenembolie und Herzrhythmusstörungen (vgl. hierzu [3], Antoni, zit. nach [6]) – soll an dieser Stelle nicht weiter eingegangen werden.

Überraschend ist die Tatsache, daß außerhalb unserer Arbeitsgruppe offenbar bisher keine experimentellen Untersuchungen zum Problem der versehentlich gesetzten Paravasate durchgeführt wurden. Wir berichten nachfolgend in Ergänzung bereits früher publizierter Studien [2, 5–9] über Befunde, die sich auf systematische Tierexperimente zu den morphologisch(-ultrastrukturell) nachweisbaren Folgen paravasaler und intraarterieller Applikationen von Sklerosierungsmitteln beziehen. Dabei standen Frühschäden an der A. und V. femoralis sowie an dem gleichnamigen Nerv der Ratte im Vordergrund unserer Auswertungen.

Methodik der paravasalen und der intraarteriellen Injektion

Ein Depot von Polidocanol (Aethoxysklerol = AS) wurde – in verschiedenen Konzentrationen (0,1 %, 0,2 %, 0,5 % und 1,0 % in 5 % Ethanol) kombiniert mit

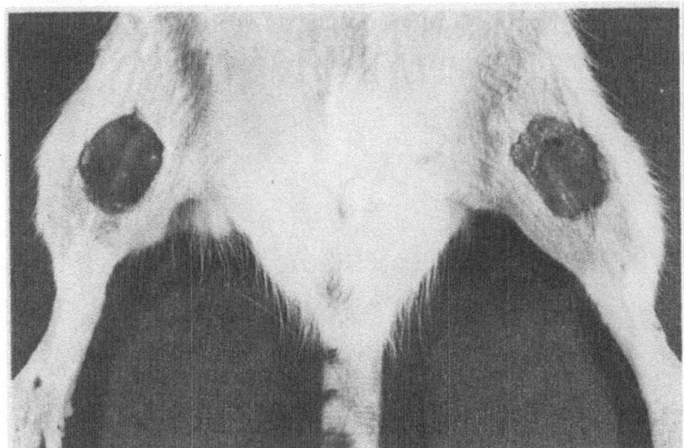
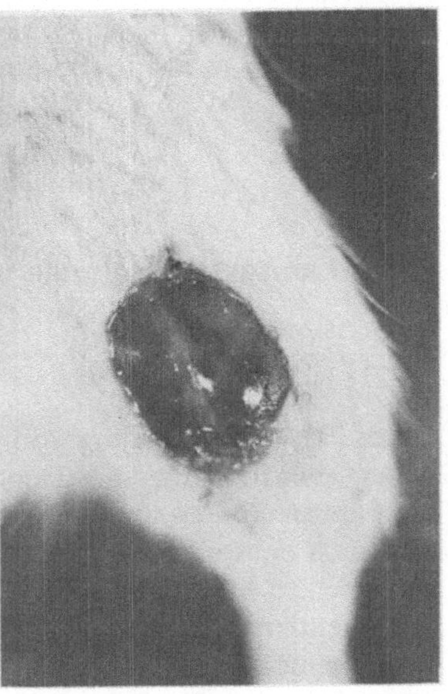

Abb. 1a. Operationssitus mit beiderseitiger Freilegung der Fascia lata auf den Innenseiten der Oberschenkel einer Ratte in Nembutalnarkose. **b.** Bei stärkerer Annäherung an das Präparat zeigt sich die blasenförmige Abhebung der Fascia lata durch das subfaszial gesetzte Depot des Sklerosierungsmittels. Infolge der Transparenz der Faszie ist der Gefäßnervenstrang aus A., V. und N. femoralis sichtbar

Dosen von 0,05 und 0,1 ml – nach Durchtrennung der Haut auf der Innenseite des Oberschenkels unter die Fascia lata distal des Lig. inguinale und seitlich des Gefäßnervenstrangs aus A., V. und N. femoralis injiziert (Narkose: Nembutal i.p.). Dies hatte eine kleine, blasenförmige Auftreibung der Faszie zur Folge (Abb. 1a, b). Die Entnahme des Materials erfolgte 10–15 min sowie 1, 3, 5 und 7 Tage nach der Injektion. Außer Stücken der genannten Leitungsbahnen wurden Biopsien aus der Adduktorenmuskulatur entnommen, um den Zustand peripherer und terminaler Muskelgefäße miterfassen zu können. Für die Kurzzeitversuche von 10–15 min Dauer blieb die Hautwunde bis zum Beginn der Perfusionsfixierung unverschlossen. Bei den Langzeitversuchen wurde die eröffnete Haut nach vorheriger Behandlung der Wunde mit Penizillinpuder durch einige Nähte verschlossen.

Zur Gewinnung von Kontrollmaterial wurde die Faszie der kontralateralen Seite an entsprechender Stelle freigelegt (Abb. 1b) und Ethanol 5% ($n = 5$) oder physiologische Kochsalzlösung ($n = 3$) in entsprechender Menge unter Faszie injiziert und der Gefäßnervenstrang nach den gewählten Versuchszeiten perfusionsfixiert, entnommen und für die Elektronenmikroskopie aufgearbeitet. Dem Vergleich dienten völlig unbehandelte Gefäßnervenstränge.

Für die ebenfalls in tiefer Nembutalnarkose durchgeführten intraarteriellen Injektionen wurden AS forte bzw. Variglobin (VG) 8% über einen durch die freigelegte A. carotis communis in die Aorta eingebrachten und bis zur A. iliaca communis vorgeschobenen Katheter (Fogarty Arterial Embolectomy Catheter Modell Nr. 12-060-2 F) nach Kappen des Ballonteils injiziert. Entnommen wurden die A. femoralis und Adduktorenmuskulatur zur Untersuchung peripherer

Arterien und terminaler Muskelgefäße. Bewußt haben wir bei diesen Versuchen mit hohen Konzentrationen von AS und VG zur Erzielung deutlicher Effekte gearbeitet.

Ultrastrukturelle Befunde nach paravasaler Injektion von AS

Vena femoralis

Unter akuter Einwirkung von AS (Beginn der Perfusionsfixierung 10 min nach paravasaler Setzung eines Depots von 0,1 ml) sind bereits deutliche Schäden an Mediamuskelzellen und am Endothel eingetreten. Sie lassen sich an den Myozyten durch Schwellung und Kristolyse der Mitochondrien sowie Osmiophilie des kontraktilen Materials, das stellenweise keinerlei Strukturen mehr erkennen läßt, dokumentieren (Abb. 2b; vgl. Muskelzellen in Abb. 2a). Das Endothel hat in der Regel keine glatte Oberfläche und ist durch ein (Abb. 2b, 3a – vgl. Abb. 2a), organellenarmes Zytoplasma, ödematöse Aufhellungen (Abb. 2b) oder Vakuolisierungen (Abb. 3b) gekennzeichnet. Die geformten Anteile der Interzellularsubstanz sind hingegen sowohl im Hinblick auf die elastischen Fasern an der Grenze zwischen Intima und Media als auch in bezug auf Textur und Aussehen der Kollagenfibrillen in der Adventitia unverändert gut erhalten (vgl. Abb. 2a und 2b, 3a und 3b).

Besonders auffallend ist die Tatsache, daß schon nach dieser kurzen Einwirkungszeit – trotz Perfusionsfixierung – vermehrt Thrombozyten über dem Endothel vorhanden sind (Abb. 3a und 3b). An Stellen, an denen das Endothel stärker geschädigt ist, haben sich die Plättchen bereits zu einem Pseudoendothel zusammengelagert (Abb. 3c).

Nach 3 Tagen fanden sich in einem Fall ausgedehnte intramurale Insudationen, innerhalb derer sich Erythrozyten zwischen Endothel und der elastischen Innenhaut der Vene im verbreiterten Intimaraum (Abb. 4a) angesammelt hatten. In einem anderen Präparat waren in der Wand der V. femoralis 7 Tage nach paravasaler Injektion von 0,05 ml AS 0,2% zwei Fibrinstreifen vorhanden, die in den Grenzbereichen der Tunica media zur Intima und zur Adventitia lokalisiert waren (Abb. 4b). Bei höheren Auflösungen war eine – wenn auch vergröberte – Periodizität innerhalb der Streifen deutlich zu erkennen.

Arteria femoralis

Auch in der Wand der A. femoralis kommt es bereits 10 min nach paravasaler Injektion von AS im Prinzip zu ähnlichen Veränderungen wie in der gleichnamigen, daneben verlaufenden Vene. In den glatten Muskelzellen sind v.a. die Mitochondrien betroffen (Abb. 5b, 6a, b). Bei Applikation von 0,1 ml AS 1% finden sich sogar in der intimanächsten Myozytenschicht Zellen, in denen fast alle Mitochondrien verändert sind (Abb. 5b).

Vergleicht man das Endothel der A. femoralis der Kontrolltiere (Abb. 5a) mit dem der Arterie, die von außen her der Wirkung von AS ausgesetzt war, fallen auch bei diesen Gefäßen den an den Venen vergleichbare Defekte auf – wenn auch in abgeschwächter Form; stellenweise enthält das Zytoplasma Vakuolen (Abb. 5b), die sich allerdings auch unter der alleinigen Wirkung von Ethanol 5% fanden. Kerne und perinukleäre Bereiche des Endothels wölben sich mehr oder weniger deutlich gegen die Lichtung zu vor. Dies hängt wohl v.a. mit dem jeweiligen Kontraktionszustand der Arterie zusammen, der auch aus der Faltung der Membrana elastica interna hervorgeht (vgl. Abb. 5a und 5b, 7a und b).

Nach Anwendung schwächerer Konzentrationen (AS 0,5%) sind die Myozyten in der andventitianahen Hälfte der Media stärker als die in ihrem intimanahen Abschnitt verändert (Abb. 6a, b).

Neben den beschriebenen Schäden finden sich Bereiche, die v.a. durch auffallend große Vakuolen enthaltende Muskelzellen gekennzeichnet sind (Abb. 7a), während hier die Mitochondrien unauffällig blieben. Da ganz ähnliche Befunde auch nach alleiniger Injektion von Ethanol 5% erhoben werden konnten (Abb. 7b), halten wir es für möglich, daß diese Vakuolen mehr mit der Einwirkung des Alkohols als mit einem Effekt des eigentlichen Wirkstoffs zu tun haben.

Schon 3 Tage nach paravasaler Applikation von 0,1 ml AS 1% finden sich Hinweise auf regenerative Vorgänge, wie sich aus dem Vorkommen von Mitosen einzelner Muskelzellen in Bereichen deutlich geschädigter Gefäßwände schließen läßt (Abb. 8). Bemerkenswert erscheint uns die Tatsache, daß sich in keinem der dokumentierten Fälle nach der paravasalen Applikation von AS Merkmale entzündlicher Reaktionen (Granulozyten, Makrophagen) fanden.

Nervus femoralis

Da (mitunter anhaltende) Par- und Anästhesien als typische Komplikation der Sklerotherapie gelten, waren auch im Tierexperiment nach paravasaler bzw. paraneuraler Injektion von AS und VG Schäden an den dem Sklerosierungsmittel ausgesetzten Nerven zu erwarten. Überraschend war jedoch das Ausmaß der Veränderungen, die sich in der elektronenmikroskopischen Dimension nachweisen ließen.

Schon in Kurzzeitversuchen zeigten sich Schäden an den Markscheiden, die oft deutlich aufgesplittert oder verklumpt waren, gegenüber Kontrollnerven, die Ethanol 5% oder physiologischer Kochsalzlösung ausgesetzt waren, ebenso wie an den zugehörigen Axonen (vgl. Abb. 9b und Abb. 9a). Auch nach 3 und 5 Tagen waren viele Nervenfasern noch mehr oder weniger deutlich verändert (Abb. 10a, b). In den meisten Präparaten waren die markhaltigen Nervenfasern stärker als die marklosen betroffen (Abb. 9b, 10b). Ebenso wie in den Gefäßwänden fanden sich auch im N. femoralis weder nach den Kurzzeit- noch nach den Versuchen, in denen das Material erst 3 bzw. 5 Tage nach der Einwirkung des AS entnommen wurde, Hinweise auf entzündliche Reaktionen. In keinem unserer Präparate sahen wir Granulozyten oder Makrophagen innerhalb der geschädigten Nerven oder ihrer unmittelbaren Umgebung.

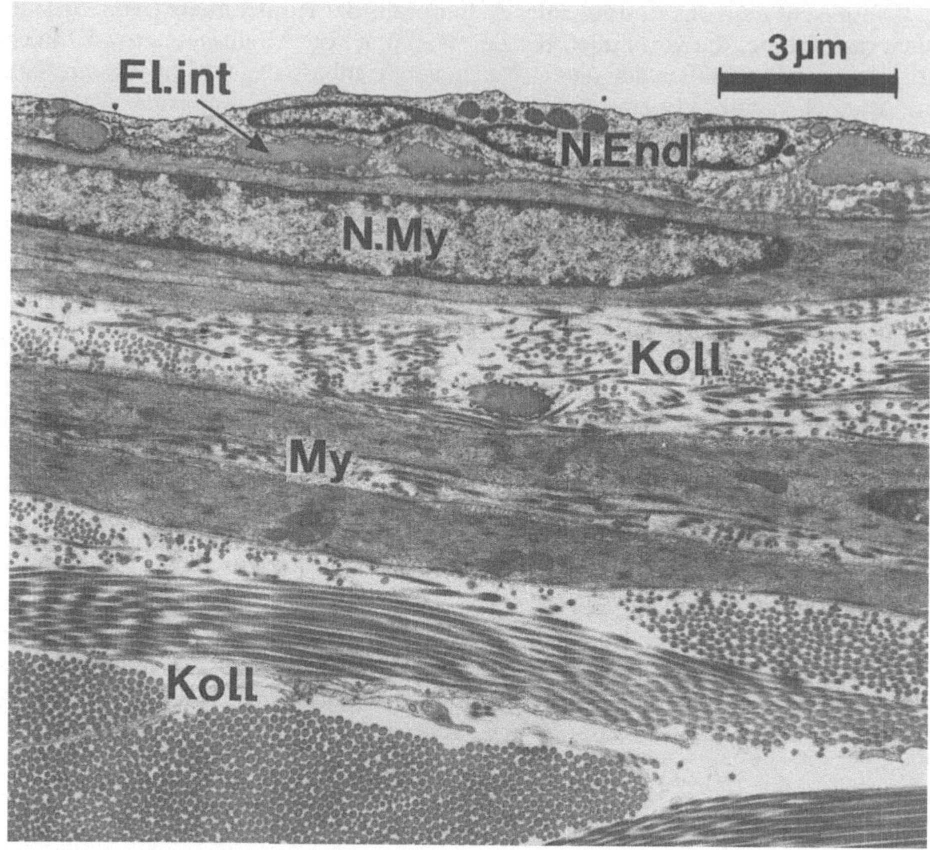

Abb. 2a. Vena femoralis einer unbehandelten Ratte (SIV 50, m., 12 Wochen alt). Unterhalb der intakten Endothelschicht sind Anteile der elastischen Innenhaut erkennbar. Die Tunica media besteht aus 2–3 Lagen durch relativ breite Interzellularräume getrennter glatter Muskelzellen. Zwischen ihnen und in der Adventitia: Texturen regelmäßig angeordneter, kollagener Fibrillen. Orthograde Perfusionsfixierung von der Aorta abdominalis aus unter physiologischem Druck von 120 mm Hg für 20 min mit Glutaraldehyd (2,5 %) in 0,1 Na-Kakodylatpuffer bei pH 7,4; Nachfixierung in OsO_4 (1 %) in 0,1 Na-Kakodylatpuffer; Blockkontrastierung mit Uranylacetat und Phosphorwolframsäure; Einbettung in Epon 812; TEM-Aufnahme Nr. 61.165/88 mit dem EM 10-A (Zeiss) bei 3400facher Primärvergrößerung, Endvergrößerung s. Maßstab (*N. End* Kern einer Endothelzelle; *El. int* elastische Fasern der Membrana elastica interna; *My* Mediamyocyt; *N. My* Kern eines Mediamyozyten; *Koll* kollagene Fibrillen innerhalb der Tunica media und kollagene Fibrillenbündel in der Adventitia)

Unterschiedliche Wirkung von AS und VG auf perivasale Nerven

Wie schon an anderer Stelle erwähnt (s. S. 38), unterscheiden sich die Auswirkungen von AS und Variglobin® (=VG) auf die ultrastrukturellen Veränderungen der betroffenen Gefäße deutlich. Während AS mit seinem Detergenswirkstoff Polidocanol v.a. zu Zytoplasmaschäden an Endothel- und glatten Muskelzellen

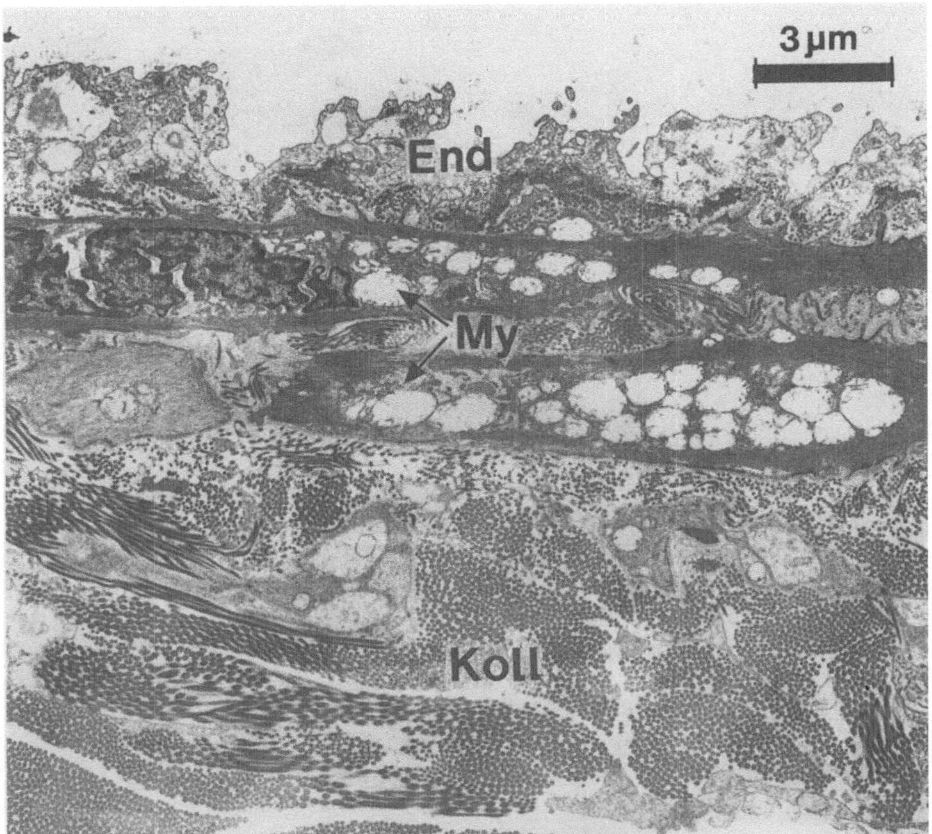

Abb. 2b. Vena femoralis einer Ratte (Wistar, m., 9 Wochen alt) 10 min nach paravasaler Injektion von 0,1 ml AS 0,5%. Durch Diffusion von außen ist das Sklerosierungsmittel bis zur Endothelschicht gelangt und hat Mediamyozyten und Endothelzellen erheblich geschädigt. In den Muskelzellen sind hier die Schwellung bzw. Vakuolisierung der Mitochondrien und die offenbar durch starke Osmiophilie bedingte Strukturlosigkeit des Zytoplasmas, in der Endothelschicht die unregelmäßige Oberfläche, Organellenverarmung und Zytoplasmadefekte besonders auffallend. Geformte Bestandteile (elastische Fasern und kollagene Fibrillen) der Interzellularsubstanz von Media und Adventitia weitgehend intakt. Technik wie bei Abb. 2a. TEM-Aufnahme Nr. 61.752/88 bei 2800facher Primärvergrößerung, Endvergrößerung s. Maßstab (*End* Endothelschicht; *My* Mediamyocyten; *Koll* kollagene Fibrillenbündel der Adventitia)

führt, sahen wir nach VG, einer rein anorganischen Verbindung von Polyjodionen, charakteristisch strukturierte Karyolysen und typische Kollagenveränderungen (vgl. Abb. 9a, b und 10c auf S. 34–37).

Nach intraarterieller Injektion von 0,2 ml VG 8% über die A. carotis communis und die Aorta in die A. iliaca (vgl. hierzu S. 53), fanden sich in kleinen perivasalen Nerven der A. tibialis anterior schwere Destruktionen markhaltiger

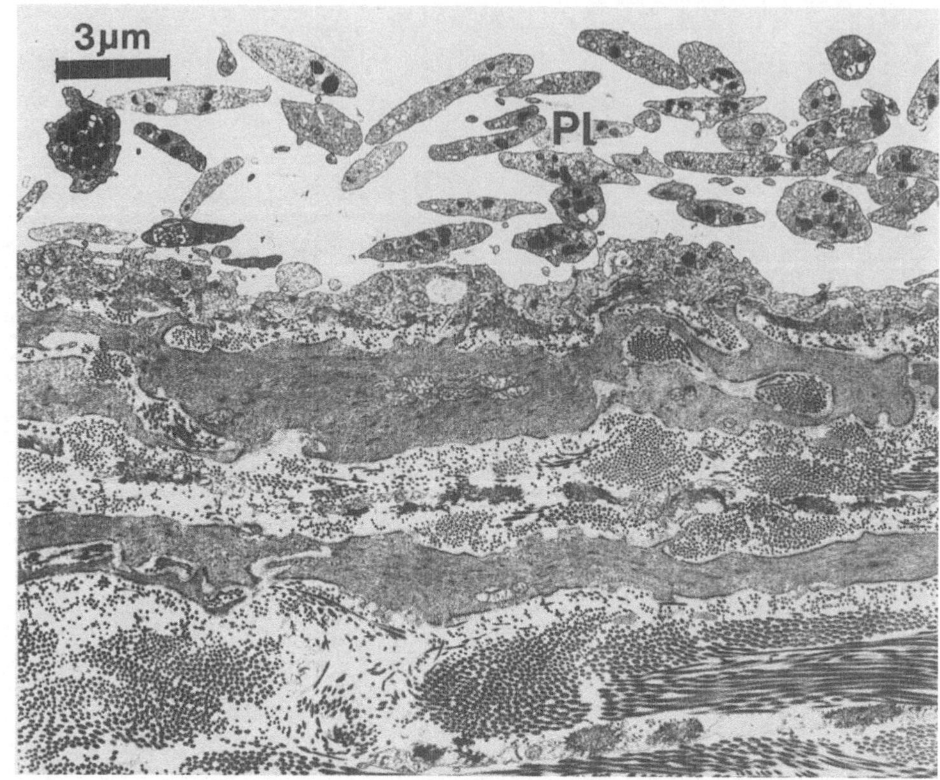

a

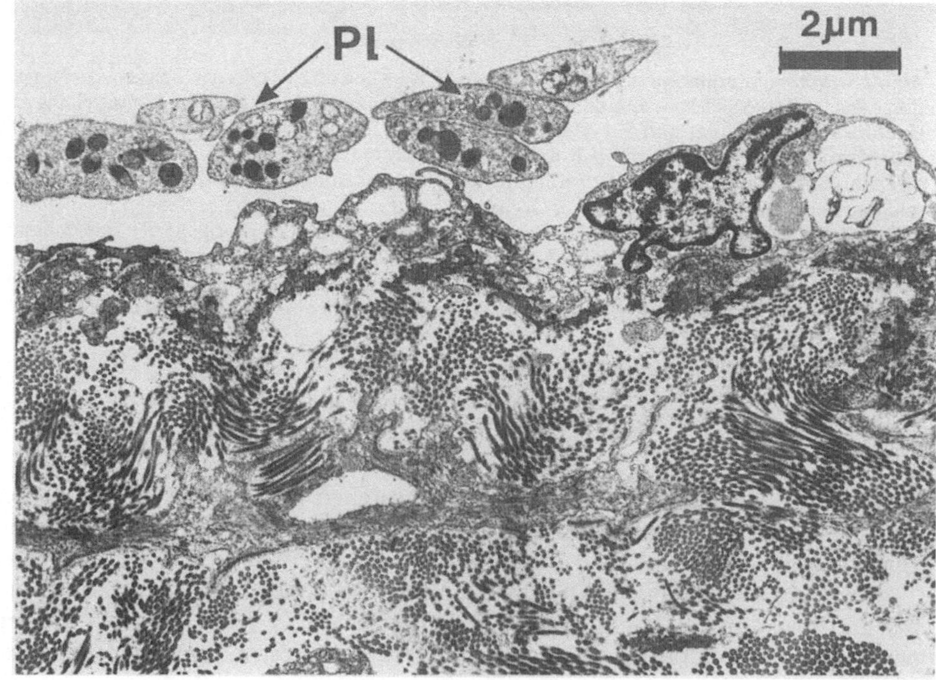

b

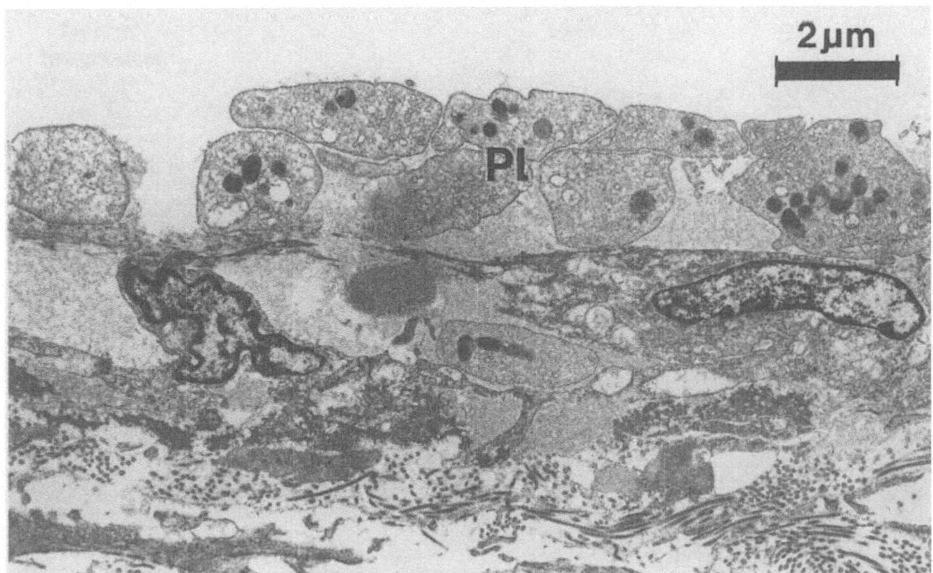

Abb. 3. a Vena femoralis einer Ratte (Wistar, m., 9 Wochen alt) 10 min nach paravasaler Injektion von 0,1 ml AS 0,5 %. Über defektem Endothel Ansammlungen größtenteils noch granulierter, scheibenförmiger Plättchen. Technik wie bei Abb. 1 a und 2 a. TEM-Aufnahme Nr. 61.717/88 bei 2800facher Primärvergrößerung, Endvergrößerung s. Maßstab (*Pl* Blutplättchen). **b** Vena femoralis einer Ratte (Wistar, m., 9 Wochen alt) 10 min nach paravasaler Injektion von 0,1 ml AS 0,5 %. Bei höherer Auflösung werden die Endotheldefekte deutlicher erkennbar. Plättchen enthalten überwiegend noch Granula. Kollagene Fibrillen unverändert. Technik wie bei Abb. 1 a und 2 a. TEM-Aufnahme Nr. 61.717/88 bei 2200facher Primärvergrößerung, Endvergrößerung s. Maßstab (*Pl* Blutplättchen) **c** Vena femoralis einer Ratte (Wistar, m., 9 Wochen alt) 10 min nach paravasaler Injektion von 0,1 ml AS 0,5 %. An Stellen, an denen das Endothel unter der Wirkung des Sklerosierungsmittels weitgehend zerstört ist, bilden Plättchen bereits ein Pseudoendothel. Technik wie bei Abb. 1 a und 2 a. TEM-Aufnahme Nr. 61.832/88 bei 3500-facher Primärvergrößerung, Endvergrößerung s. Maßstab (*Pl* Blutplättchen)

und markloser Nervenfasern (vgl. Abb. 11 b und Abb. 11 a), die ein anderes Aussehen aufweisen als die Veränderungen nach Einwirkung von AS (vgl. Abb. 11 b und Abb. 9 b, 10 a und b).

Folgen intraarterieller Injektion von AS

Die versehentliche intraarterielle Injektion eines Sklerosierungsmittels gilt zu Recht als die schwerwiegendste Komplikation der Sklerosierungstherapie, wenn man einmal von den seltenen allergischen Reaktionen und Lungenembolien absieht.

Bei der tierexperimentellen Suche nach dem morphologischen Substrat der Folgen einer intraarteriellen Injektion von Sklerosierungsmitteln standen peri-

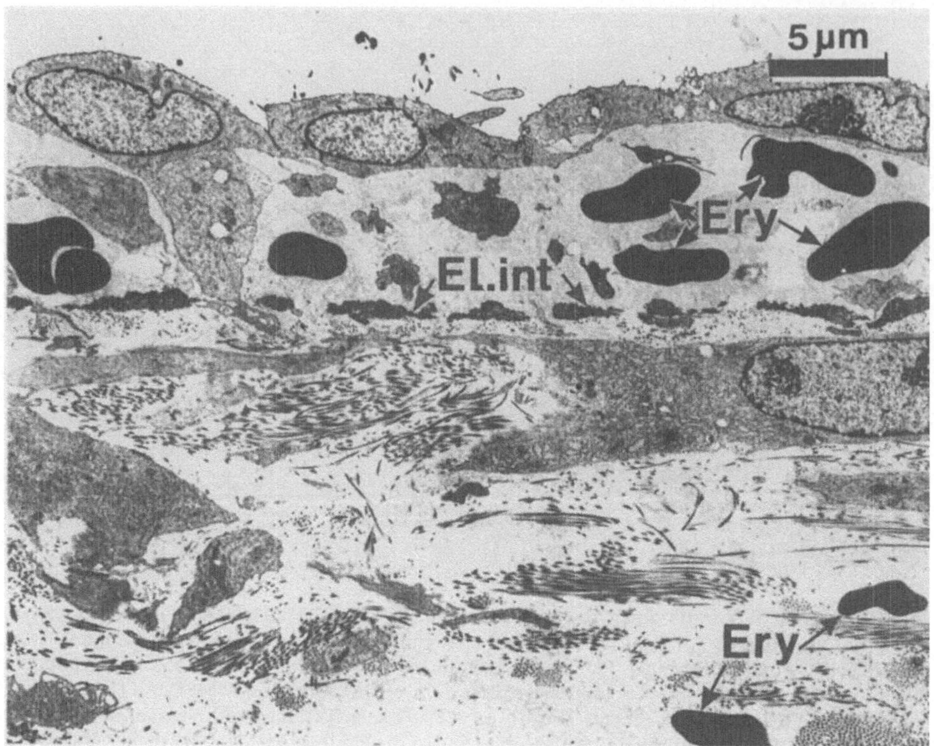

Abb. 4a. Vena femoralis einer Ratte (Wistar, m., 9,5 Wochen alt) 3 Tage nach paravasaler Injektion von 0,1 ml AS 0,2%. Zwischen Endothelschicht und den Anteilen der elastischen Innenhaut ein relativ breiter Spaltraum (vgl. Abb. 2a), in dem – ebenso wie in der aufgelockerten Tunica media – einzelne Erythrozyten liegen. Technik wie bei Abb. 1a und 2a. TEM-Aufnahme Nr. 62.858/88 bei 1400facher Primärvergrößerung, Endvergrößerung s. Maßstab (*El. int* Membrana elastica interna; *Ery* Erythrozytenanschnitte)

phere bzw. terminale Gefäße im Vordergrund des Interesses. Zwar war davon auszugehen, daß lokal an und in der Wand der betroffenen Arterie ähnliche Schäden (wahrscheinlich in Verbindung mit einer starken Kontraktion der Mediamuskulatur) eintreten würden, wie an einer Vene, in die das Mittel injiziert wurde. Jedoch würde die arterielle Blutströmung lokal entstandenes Trümmermaterial rasch in die Peripherie schwemmen, wo es zur Embolisation – verbunden mit zusätzlichen Schäden der Gefäßwände durch das mehr oder weniger verdünnte Mittel – kommen würde. Dieses könnte die Hauptursache für die Versorgungsstörung mit zumeist nachfolgender Nekrose im Bereich des distal der Injektionsstelle gelegenen Gebietes sein.

Je weiter peripher die irrtümliche Einbringung eines Sklerosans in eine Arterie erfolgt (z. B. in die A. tibialis posterior am inneren Knöchel oder in die A. dorsalis pedis), um so geringer würden der Verdünnungseffekt und um so tiefgreifender der angerichtete Schaden sein.

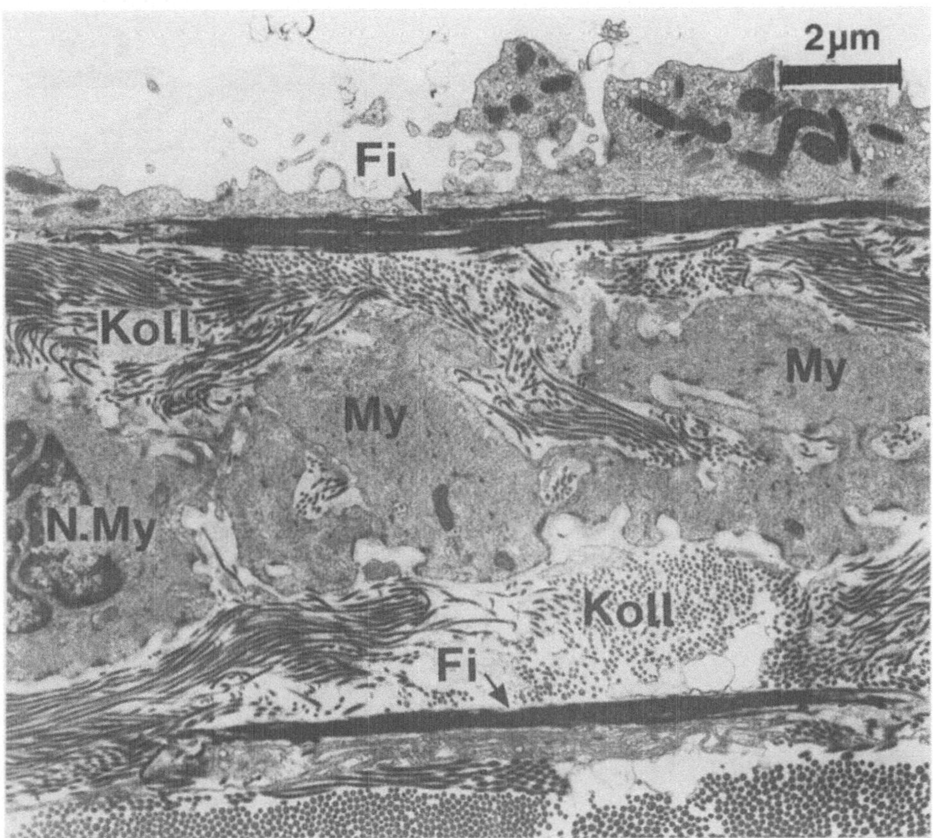

Abb. 4b. Vena femoralis einer Ratte (Wistar, m., 10 Wochen alt) 7 Tage nach paravasaler Injektion von 0,05 ml AS 0,2 %. In den Grenzgebieten der Media zu Intima und Adventitia 2 Fibrinstreifen. Technik wie bei Abb. 1a und 2a. TEM-Aufnahme Nr. 61 979/88 bei 3400facher Primärvergrößerung, Endvergrößerung s. Maßstab (*Fi* Fibrin; *Koll* Kollagene Fibrillen; *My* Mediamyozyten; *N. My* Kern eines Myozyten)

Bei unseren Versuchen an der Ratte haben wir zunächst die A. carotis communis in tiefer Nembutalnarkose der Tiere freigelegt und mit 2 Seidenfäden umschlungen. In die durch Scherenschlag eröffnete Arterie wurde ein Fogarty Arterial Embolectomy Catheter Modell Nr. 12-060-2 F nach Kappen seines Ballonteils eingeführt und über die Aorta bis zur A. iliaca communis vorgeschoben. Mit dem einen Faden wurde sodann die A. carotis communis nach kranial hin unterbunden, mit dem anderen der Katheter fixiert. Die cm/mm-Markierung auf der Außenseite des Katheterschlauchs erlaubte uns eine recht genaue Positionsbestimmung des Katheterendes, allerdings blieb zunächst unklar, ob das schräg angeschnittene Ende des Schlauchs in der rechten oder in der linken A. iliaca lag. Dies wurde erst nach Injektion des Sklerosierungsmittels deutlich, da es regelmäßig unmittelbar nach seiner Einbringung zu Zuckungen der Muskeln (bis zu

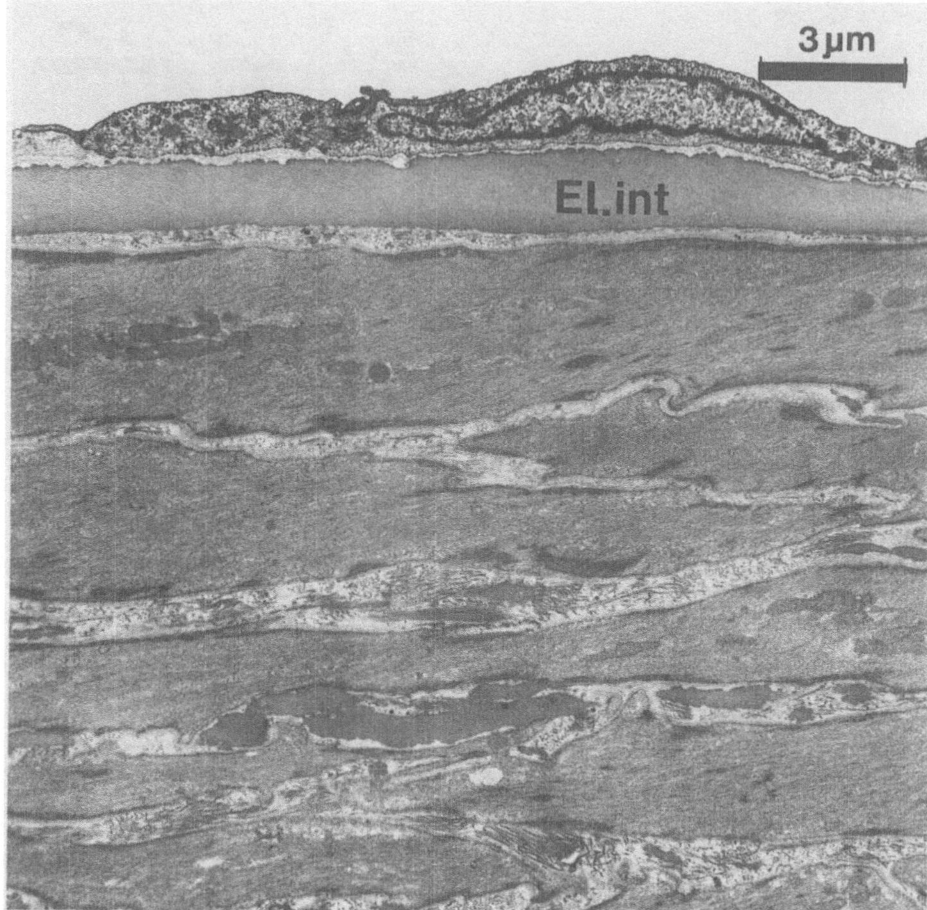

Abb. 5a. Arteria femoralis einer unbehandelten Ratte (SIV 50, m., 12 Wochen alt). Unterhalb der Intima mit typischen Endothelzellen und einem schmalen subendothelialen Raum folgen die Membrana elastica interna und mehrere (meist 6–8) Lagen glatter Muskelzellen, überwiegend des kontraktilen Typs. Im engen Interzellularraum zwischen den Myozyten kollagene Fibrillen und einzelne elastische Fasern (vgl. Abb. 2a). Technik wie bei Abb. 1a und 2a. TEM-Aufnahme Nr. 61.163/88 bei 2800facher Primärvergrößerung, Endvergrößerung s. Maßstab (*El. int* Membrana elastica interna)

Dauerkontraktionen) ausschließlich in *der* Extremität kam, in die das Mittel eingeströmt war. Traten Muskelzuckungen in beiden Extremitäten auf, war das ein klarer Hinweis dafür, daß die Katheterspitzen nicht über die Aortenbifurkation hinaus vorgedrungen war.

Nach einer Einwirkungsdauer von 60 min wurden die hinteren Extremitäten der Tiere über die Aorta perfusionsfixiert (Technik: s. Legende zu Abb. 2a). Anschließend wurden kleine Stücke der Abduktorenmuskulatur entnommen und für die Elektronenmikroskopie aufgearbeitet, wobei Muskelgefäße der Extremi-

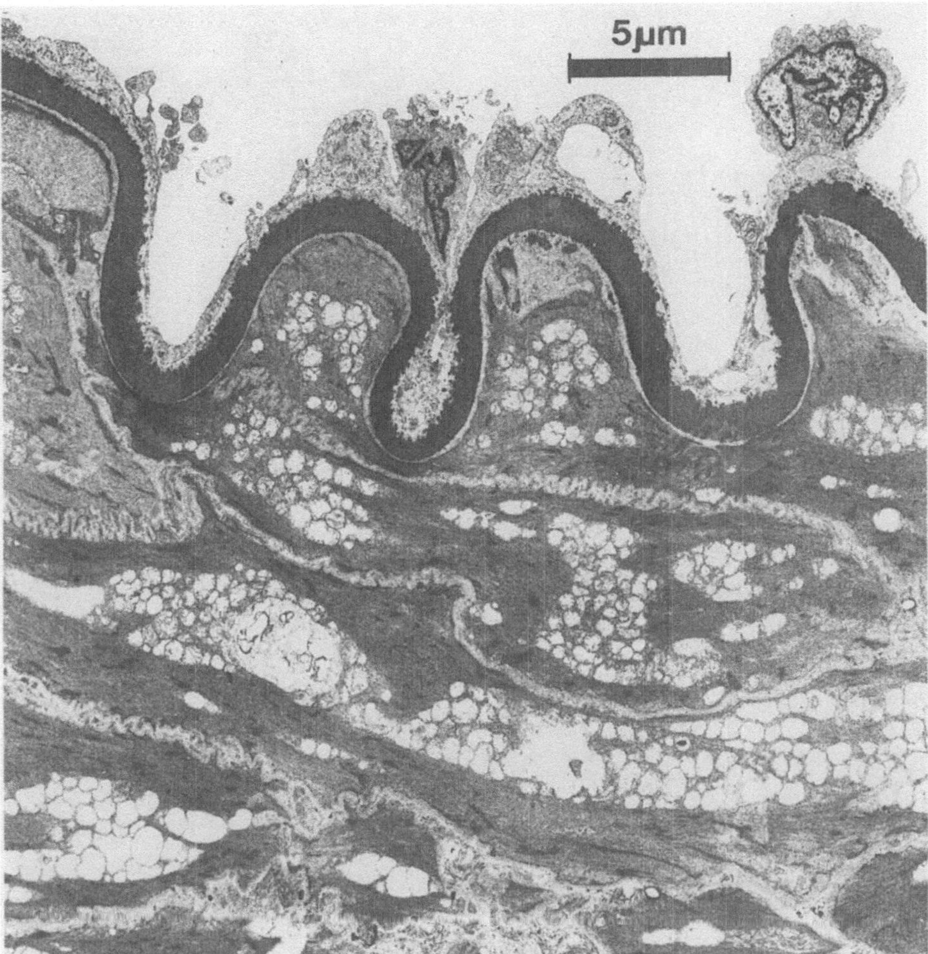

Abb. 5b. Arteria femoralis einer Ratte (Wistar, m., 9 Wochen alt) 10 min nach paravasaler Injektion von 0,1 ml AS 1 %. Schwere Veränderungen der Mediamyozyten (v. a. blasige Auftreibung der Mitochondrien mit Kristolyse) und des Endothels (vgl. Abb. 2b). Technik wie bei Abb. 1a und 2a. TEM-Aufnahme Nr. 13.002/88 bei 1900facher Primärvergrößerung, Endvergrößerung s. Maßstab

tät, in der es *nicht* zu Kontraktionen der Muskulatur gekommen war, als Kontrolle dienten.

In der Extremität, in die das intraarteriell eingebrachte AS gewirkt hatte, zeigten (vor allem) terminale Gefäße (als Arteriolen, Kapillaren und Venulae), die sich nicht mehr genauer definieren ließen, schwere Schäden. Der Inhalt dieser Strecken enthielt zumeist keine Thromben, sondern Detritus, der aus Zellresten mit Myelinfiguren (als Ausdruck bereits relativ weit fortgeschrittener Abbauvor-

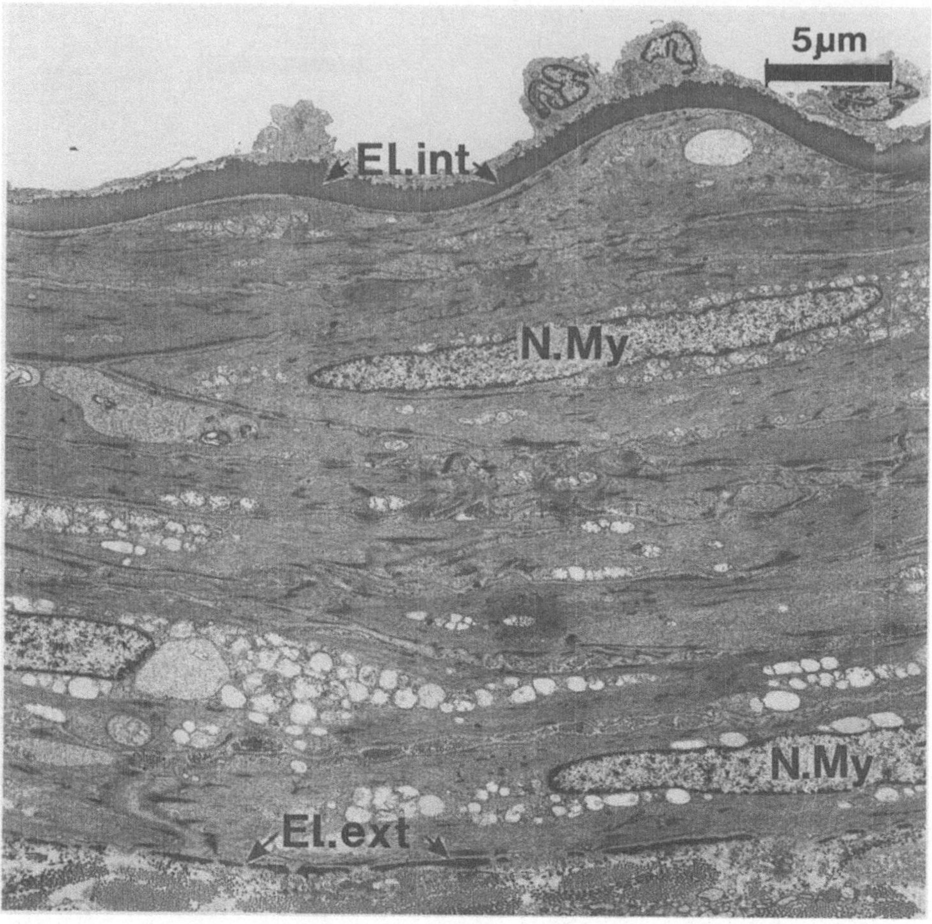

Abb. 6a. Arteria femoralis (Wistar, m., 9 Wochen alt) 10 min nach Injektion von 0,1 ml AS 0,5 %. Nach Applikation dieser geringen Menge des Sklerosierungsmittels Mitochondrienveränderungen entsprechend der Diffusionsstrecke verstärkt im äußeren Drittel der Tunica media. Technik wie bei Abb. 1a und 2a. TEM-Aufnahme Nr. 61.707/88 bei 1400facher Primärvergrößerung, Endvergrößerung s. Maßstab

gänge) und granulären Strukturen (Abb. 12a) oder einem homogen-feinkörnigen Material (Abb. 12b) bestand.

Wir können nicht ausschließen, daß sich „vor" oder „hinter" so verstopften Anteilen der Endstrombahn zu einem späteren Zeitpunkt zusätzlich Thromben entwickeln.

Auch die Wände vieler terminaler Gefäße waren nach intraarterieller Injektion von AS erheblich geschädigt, vor allem das Endothel und seine Zellkerne zeigten erhebliche Defekte bis hin zu Nekrotisierungen (Abb. 12a, b). Ob diese

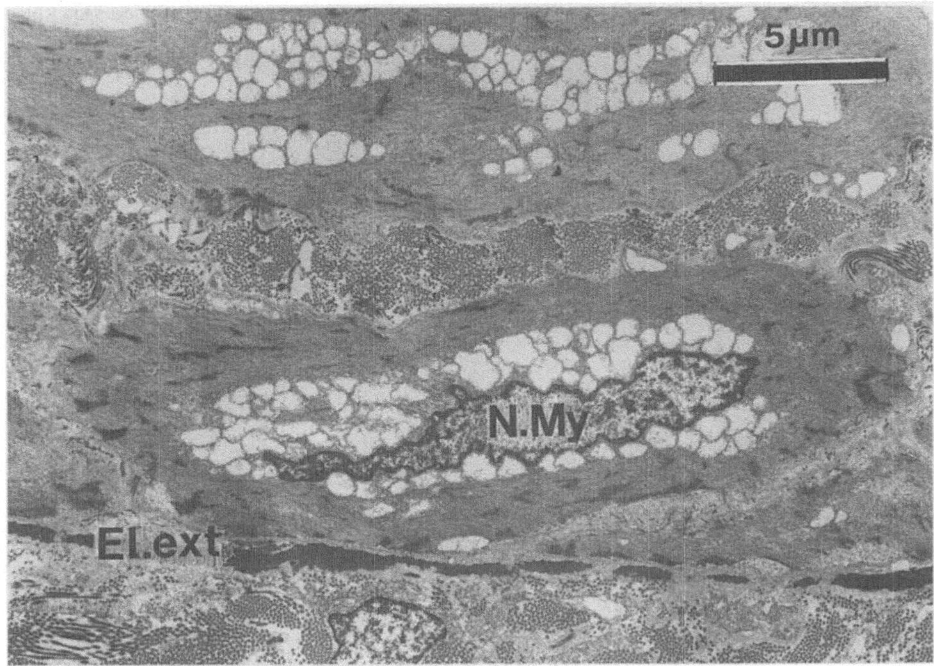

Abb. 6b. Arteria femoralis einer Ratte (Wistar, m., 9 Wochen alt) 10 min nach paravasaler Injektion von 0,1 ml AS 0,5 %. Höhere Auflösung der Außenzone der Media; am unteren Bildrand: Membrana elastica externa und Adventitia. Beachte in den Myozyten perinukleär zahlreiche vakuolisierte Mitochondrien, in denen nur noch hier und da Cristae zu erkennen sind. Kollage Fibrillenbündel und elastische Fasern unverändert. Technik wie bei Abb. 1a und 2a. TEM-Aufnahme Nr. 61.742/88 bei 2200facher Primärvergrößerung, Endvergrößerung s. Maßstab (*N. My* Kern eines Myozyten in der Außenzone der Media; *El. ext* Membrana elastica externa)

Schäden noch auf die direkte Einwirkung des Sklerosierungsmittels oder indirekt auf die Embolisation zurückzuführen sind, bleibt offen.

Wertung der Ergebnisse und Zusammenfassung

Zu den häufigsten Zwischenfällen bei der Verödungstherapie von Krampfadern (Ösophagusvarizen, Hämorrhoiden, Varikozelen und Organzysten) gehört die unbeabsichtigte Setzung eines Paravasats. Lokale Gewebeschäden bis hin zu Hautnekrosen mit oft schlechter Heilungstendenz und anschließende Pigmentverschiebungen sowie Sensibilitätsstörungen sind zweifellos viel häufiger als die gefürchtete intraarterielle Injektion. Auch systemische Reaktionen, wie anaphylaktischer Schock und Lungenembolien, gehören zu den – wenn auch schwerwiegenden – Raritäten.

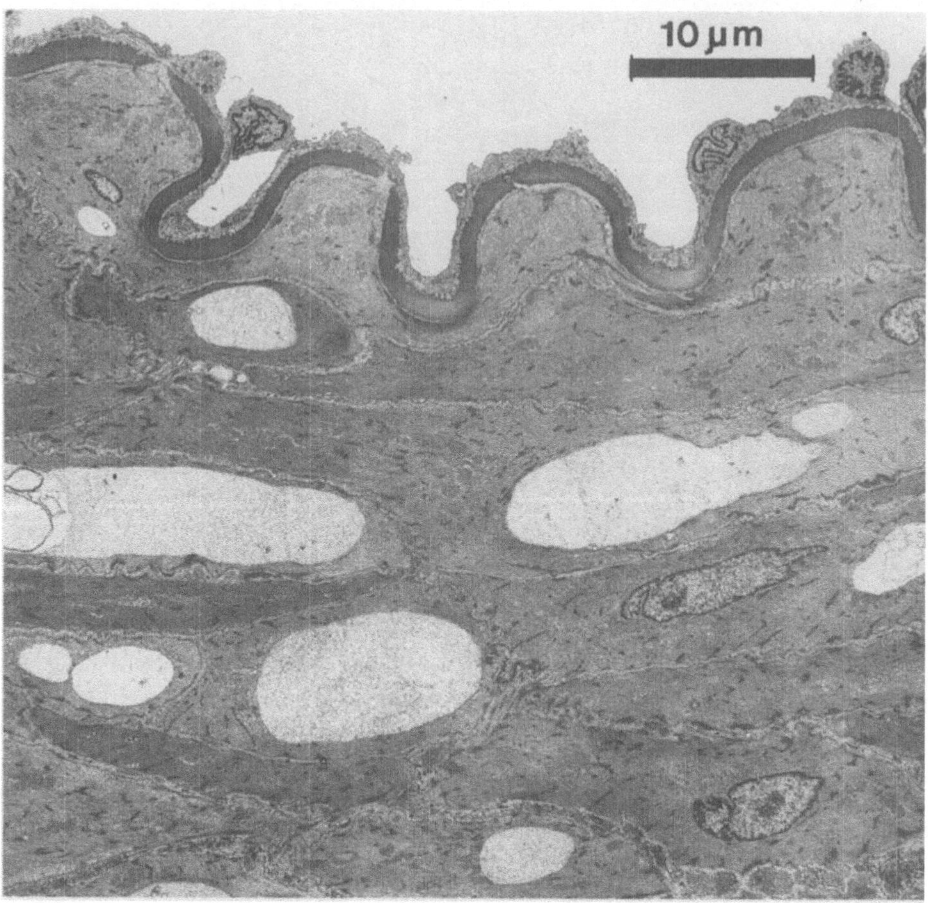

Abb. 7a. Arteria femoralis einer Ratte (Wistar, m., 9 Wochen alt) 10 min nach paravasaler
Injektion von 0,1 ml AS 0,5%. Ebenfalls als Ausdruck eines Frühschadens große Vakuolen im
Zytoplasma der Muskelzellen. Technik wie bei Abb. 1a und 2a. TEM-Aufnahme Nr. 61.687/88
bei 1100facher Primärvergrößerung; Endvergrößerung s. Maßstab

Erstmals wurden von unserer Arbeitsgruppe systematische tierexperimentelle
Untersuchungen zum morphologisch(-ultrastrukturellen) Substrat paravasaler
(bzw. paraneuraler) und intraarterieller Injektionen von Sklerosierungsmitteln
unterschiedlicher Wirkungsart durchgeführt. Als viel verwendetes Sklerosans haben wir Polidocanol, ein nichtionisches Detergens (Aethoxysklerol = AS) und
das aus Polijodionen bestehende Variglobin eingesetzt.

Im einzelnen konnten bei unserer Versuchsanordnung folgende Befunde erhoben und dokumentiert werden:

1) Ein Paravasat von AS führt bereits nach 10 min zu schweren Schäden an
der Wand der (bei der Ratte relativ dünnwandigen) *V. femoralis*. Die Veränderungen betreffen die Tunica media ebenso wie die Intima. Die Endothelschicht kann

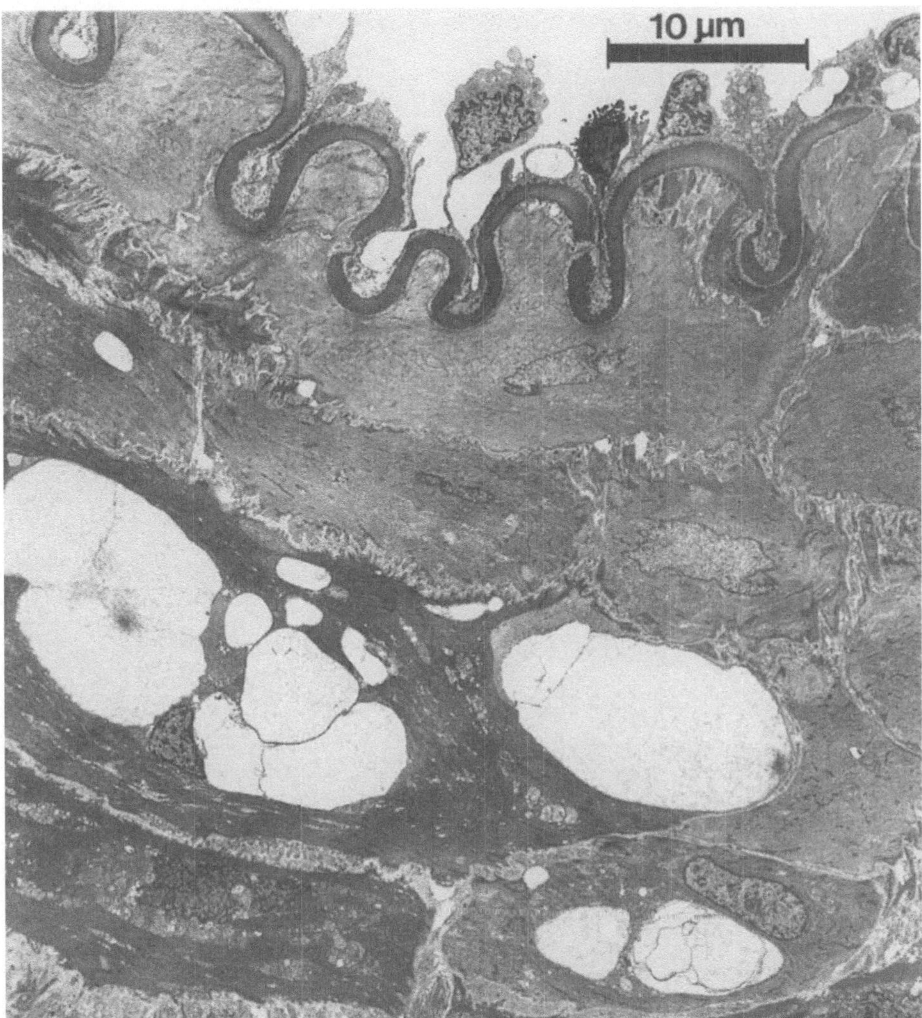

Abb. 7b. Arteria femoralis einer Ratte (Wistar, m., 9 Wochen alt) 10 min nach paravasaler Injektion von 0,1 ml Aethanol 5%. Intramyocytäre Vakuolen innerhalb der Mediamyocyten. Technik wie bei Abb. 1a und 2a. TEM-Aufnahme Nr. 62.077/88 bei 1100facher Primärvergrößerung, Endvergrößerung s. Maßstab

durch das von außen her eingedrungene Mittel derart defekt werden, daß es zu einem Abscheidungsthrombus bzw. zur Bildung eines Pseudoendothels aus Plättchen kommt. In dünnwandigen Venen werden demnach prinzipiell ähnliche Schäden bei der Einwirkung „von außen" wie „von innen" hervorgerufen. Noch 3 und 7 Tage nach Setzung eines paravasalen Depots von 0,05 ml AS 0,2% waren an den betroffenen Venen Veränderungen nachweisbar. Die praktische Konsequenz dieser Befunde wäre unter anderem, daß Besenreiser sowohl durch intravasale als

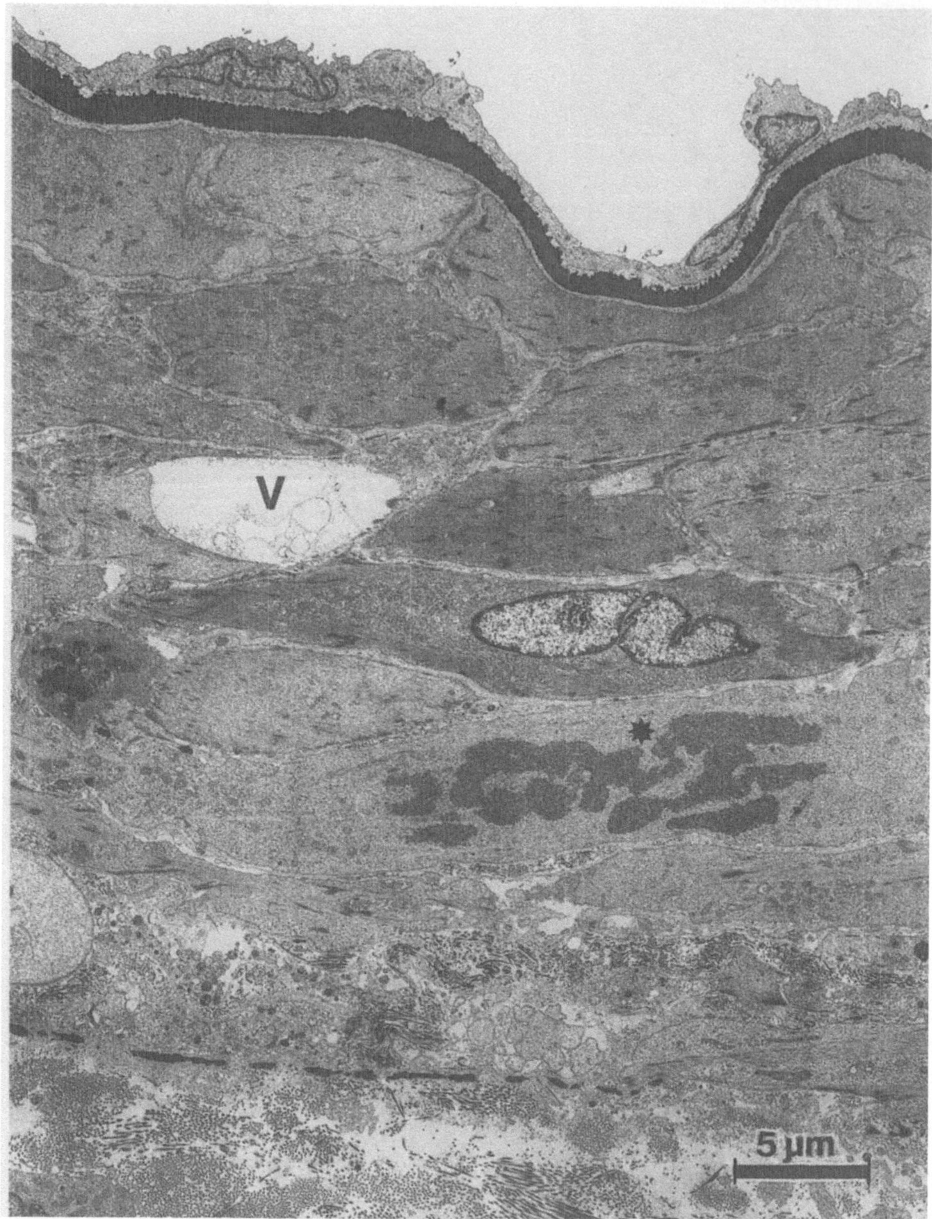

Abb. 8. Arteria femoralis einer Ratte (Wistar, m., 9 Wochen alt) 3 Tage nach paravasaler Injektion von 0,1 ml AS 1 %. Im unteren Drittel des Gefäßes eine in Mitose befindliche Zelle als Zeichen der Regeneration. Zur Adventitia hin noch zahlreiche Zelltrümmer. Technik wie bei Abb. 1a und 2a. TEM-Aufnahme Nr. 14.637/88 bei 1400facher Primärvergrößerung, Endvergrößerung s. Maßstab

auch durch paravasale Injektion eines Sklerosierungsmittels verödet werden können. Dabei ist freilich zu berücksichtigen, daß bei paravasaler Applikation mehr mit Gewebeschäden auch außerhalb der behandelten Varizen zu rechnen wäre als bei intravasaler Anwendung.

2) Verlaufen sklerosierte Venen in unmittelbarer Nähe von Arterien, wie in den Bereichen

- der V. saphena magna (Krosse) zur A. femoralis,
- der Mündungskrümmung der V. saphena parva zur A. poplitea,
- der Perforansvenen zu begleitenden Hautarterien,
- der Venennetze am inneren Knöchel zur A. tibialis posterior und
- der Venen am Fußrücken zur A. dorsalis pedis bzw. zu oberflächlichen Arterien des Mittelfußes,

können Paravasate von Sklerosierungsmitteln nicht nur die Venenwand, sondern auch die topographisch benachbarten *Arterien* erreichen. Diese Situation war bei unserer Versuchsanordnung gegeben. Das hatte zur Folge, daß beim selben Experiment Vene und Arterie gleichzeitig und gleichmäßig betroffen waren. Die bei den Venen beobachteten Schäden waren erwartungsgemäß auch bei den Arterien unübersehbar vorhanden. Trotz deren viel dickerer Tunica media – verglichen mit der der benachbarten Vene – reichten die Defekte ebenfalls bis zur Intima. In den Mediamuskelzellen waren Mitochondrienveränderungen in unseren elektronenmikroskopischen Bildern besonders auffallend. Die an den Endothelzellen entstandenen Schäden hatten stellenweise zur Anlagerung von Thrombozyten geführt.

1. Als Konsequenz ergibt sich, daß ein Paravasat, das bei der Sklerosierung einer in unmittelbarer Nähe einer Arterie verlaufenden Varize versehentlich entsteht, nicht nur für die Vene, sondern auch für die Arterienwand erhebliche Folgen haben kann. Außer den von uns nachgewiesenen organischen Veränderungen dürfte es in vielen Fällen auch funktionell zu einem erheblichen Spasmus kommen, der in Verbindung mit der zusätzlichen Einengung der Lichtung durch einen Abscheidungsthrombus periphere Durchblutungsstörungen nach sich zieht. Wenn also nach Varizensklerosierung an einer gefährdeten Stelle peripher in Verbindung mit starken Schmerzen Merkmale von Mangeldurchblutung bis zur Anämie auftreten, muß nicht nur an eine intraarterielle Injektion sondern auch an die Folgen eines Paravasates gedacht werden.

Uns ist der Fall einer nach Sklerosierung von Fußrückenvarizen aufgetretenen Zehennekrose bekannt, bei dem vieles dafür sprach, daß die Ursache der Nekrose nicht in der zunächst vermuteten irrtümlichen intraarteriellen Injektion des Sklerosierungsmittels in die A. dorsalis pedis, sondern in der versehentlichen Setzung eines Paravasats mit Folgeschäden an der in der Nähe gelegenen Arterie lag, ganz ähnlich denen, die wir im Tierexperiment erstmals nachweisen konnten.

2. Ebenfalls neu ist der Befund, daß bereits das Lösungsmittel Ethanol 5 % zu Veränderungen am Endothel und an Mediamyocyten führen kann, die zwar nicht die für die Zellfunktion unentbehrlichen Mitochondrien betreffen, aber zur Ausbildung ungewöhnlich großer Vakuolen innerhalb der Muskelzellen führen. Vermutlich handelt es sich hierbei um einen relativ flüchtigen Vorgang, der jedoch

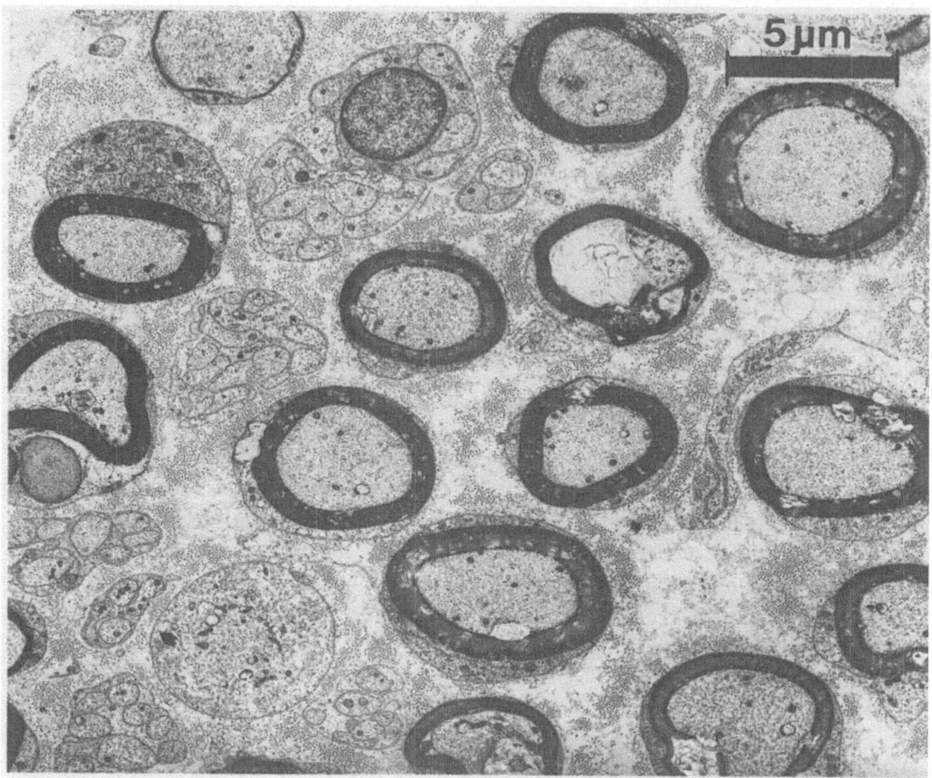

Abb. 9a. Nervus femoralis einer Ratte (Wistar, m., 9,5 Wochen alt) Kontrolle 3 Tage nach paraneuraler Injektion von 0,2 ml physiologischer Kochsalzlösung. Querschnitte markhaltiger und markloser Nervenfasern typischen Aussehens in der elektronenmikroskopischen Dimension. Technik wie bei Abb. 1a und 2a. TEM-Aufnahme Nr. 15.235/88 bei 1900facher Primärvergrößerung, Endvergrößerung s. Maßstab

schon deshalb Beachtung verdient, weil er nicht mit den durch die Wirksubstanz verursachten Zelldefekten verwechselt werden darf.

3) Klinisch vermutlich am häufigsten sind nach Paravasaten auftretende *Nervenschäden*, die sich für den Patienten als Par- und/oder Anästhesien bemerkbar machen. Nicht nur die Stämme von V. saphena magna und parva werden bekanntlich von relativ kräftigen Hautnerven begleitet, sondern auch viele kleinere epifaszialen Venen und fast alle Vv. perforantes verlaufen zusammen mit z. T. nur mikroskopisch kleinen vegetativen und sensiblen Nervenfaserbündeln. Daß auch sie bei einem Paravasat betroffen sein müssen, liegt auf der Hand. Bislang fehlte allerdings der Nachweis eines morphologischen Substrates. Dieser ließ sich im Tierexperiment liefern. Die von uns beschriebenen eindeutigen Schäden peripherer Nerven betrafen vorzugsweise markhaltige Neuriten, weniger die vegetativen marklosen Fasern. Solange es nicht zur Zerstörung von Schwann-Zellen kommt,

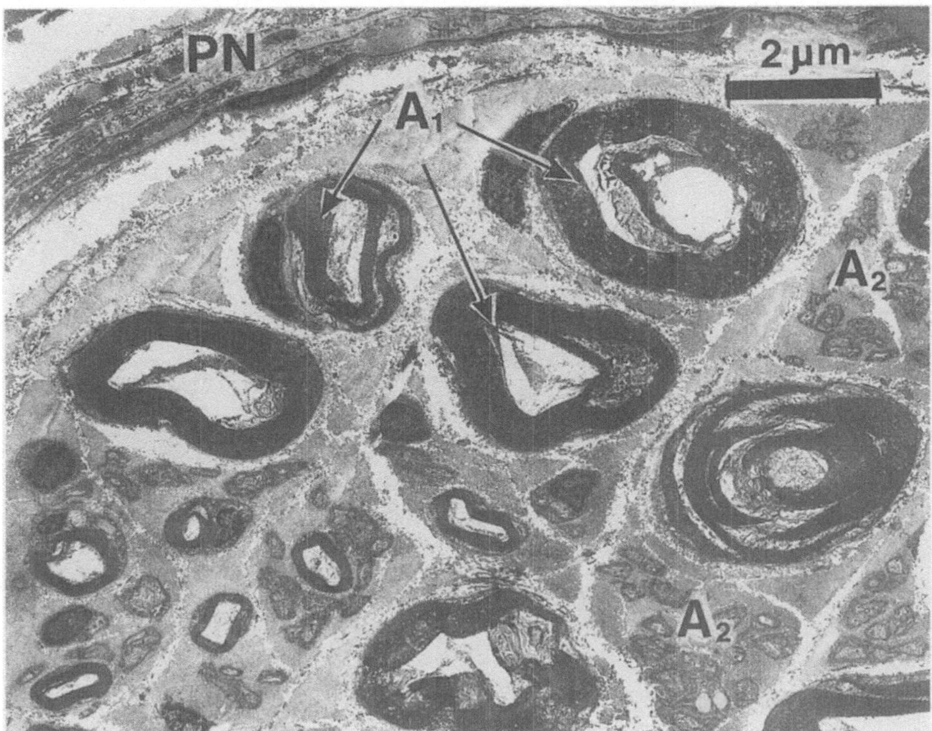

Abb. 9b. Nervus femoralis einer Ratte (Wistar, m., 8 Wochen alt) 14 min nach paraneuraler Injektion von 0,1 ml AS 0,1 %. Querschnitte markhaltiger Nervenfasern mit deutlichen Schäden der Markscheiden und defekten Axonen. Weniger dramatische Veränderungen im Bereich der marklosen Fasern und ihrer Schwann-Zellen. Technik wie bei Abb. 1a und 2a. TEM-Aufnahme Nr. 13.532/88 bei 5100facher Primärvergrößerung, Endvergrößerung s. Maßstab (*PN* Perineurium; A_1 [defekte] markhaltige Nervenfasern; A_2 marklose Fasern, z. T. geschrumpft; vgl. Abb. 9a)

ist eine Regeneration im Prinzip möglich. Nach Paravasaten auftretende, auf Nervenschädigung beruhende Beschwerden werden also in der Regel reversibel sein.

4) In unseren Versuchen hatten *intraarterielle Injektionen* von AS und VG lokale Wandschäden zur Folge, vor allem aber war es im Bereich der terminalen Strombahn des Versorgungsgebietes (z. B. Skelettmuskulatur) zu Embolisierungen durch Detritus gekommen. Zelltrümmer, die die Lichtungen peripherer und terminaler Gefäße verstopft hatten, stammen mit Sicherheit aus den primär gesetzten Schadstellen in der Arterienwand. Intimareste werden zusammen mit Plättchen infolge der raschen arteriellen Blutströmung in die Peripherie geschwemmt, wo sie schließlich kleine Gefäße embolisieren. Es ist anzunehmen, daß zusätzlich proximal und distal solcher Stellen Thromben entstehen werden. Auch dieser Befund hat eine therapeutische Konsequenz. Neben eine thrombolytische

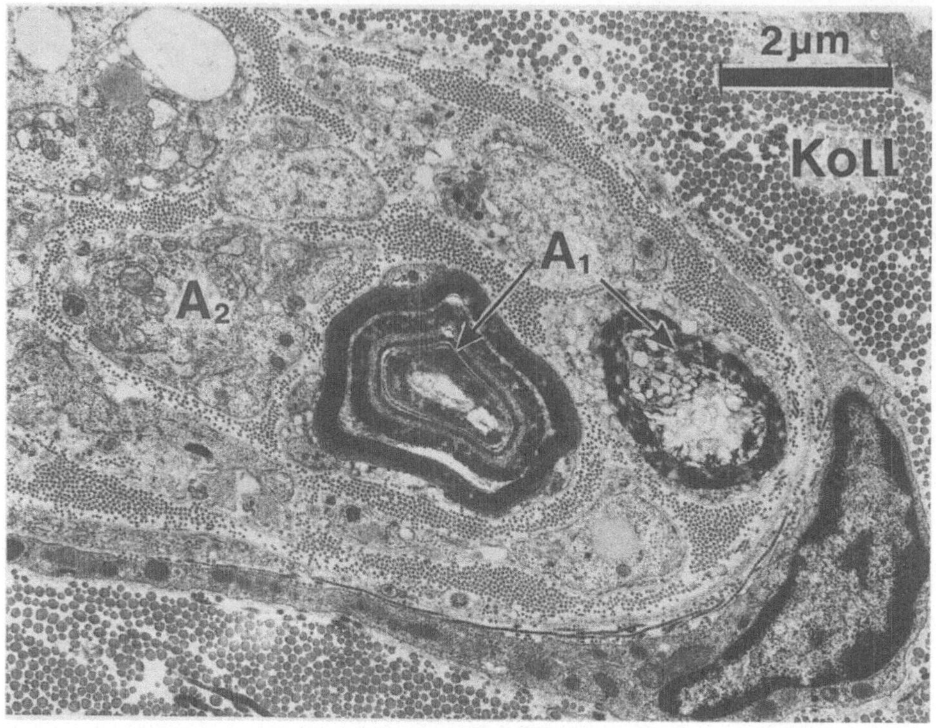

Abb. 10. a Nervus femoralis einer Ratte (Wistar, m., 9 Wochen alt) 3 Tage nach paraneuraler Injektion von 0,1 ml AS 0,5 %. Querschnitte erheblich geschädigter markhaltiger und markloser Nervenfasern. Quergetroffene Kollagenfibrillen eines überwiegend dickeren Kalibers außerhalb des Nervenfaserbündels, eines deutlich dünneren Kalibers innerhalb desselben. Technik wie bei Abb. 1a und 2a. TEM-Aufnahme Nr. 15.020/88 bei 5100facher Primärvergrößerung, Endvergrößerung s. Maßstab (A_1 [schwer geschädigte] markhaltige Nervenfasern; A_2 [ebenfalls erheblich veränderte) marklose Nervenfasern; *Koll* [quer getroffene] kollagene Fibrillen).

Behandlung sollte sofort eine anhaltende Spülung der betroffenen Arterie mit physiologischen Lösungen treten, wobei die Ausschwemmung der die terminale Strombahn verlegenden Detritusembolie angestrebt wird. Eine alleinige Thrombolyse würde Emboli, die v.a. aus Zelltrümmern der Intima bestehen, kaum zu beeinflussen vermögen.

5) Im Gegensatz zur mehrfach geäußerten These, alle Sklerosierungsmittel würden im Grundsatz zu ganz ähnlichen morphologischen Schäden führen, ließ sich zeigen, daß AS und VG durchaus differente ultrastrukturelle Defekte setzen. Hierbei ist bemerkenswert, daß VG im Gegensatz zu AS auch auf das kollagene Fibrillenmaterial der Gefäßwand wirkt.

6) Wider Erwarten kam es unter den Bedingungen unserer Versuchsanordnung der Setzung paravasaler Depots von AS während der Beobachtungszeit von 10 min bis zu 7 Tagen *nicht zu entzündlichen Reaktionen* im Bereich der geschädig-

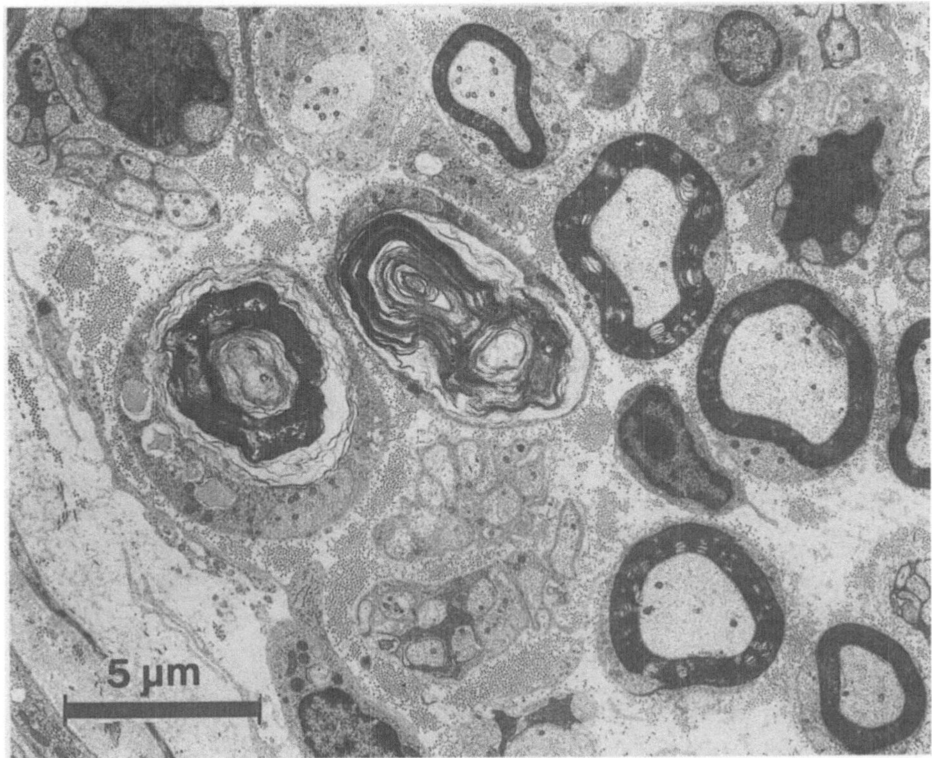

Abb. 10. b Nervus femoralis einer Ratte (Wistar, m., 9 Wochen alt) 5 Tage nach paraneuraler Injektion von 0,1 ml AS 0,1 %. Neben gut erhaltenen markhaltigen Fasern (in der rechten Bildhälfte, vgl. Abb. 9 a) in der Bildmitte und links 2 deutlich veränderte markhaltige Neuriten (Markscheiden aufgesplittert, Axone dieser Fasern ebenfalls erheblich geschädigt), marklose Fasern überwiegend gut erhalten. Technik wie bei Abb. 1 a und 2 a. TEM-Aufnahme Nr. 15.213/88 bei 1900facher Primärvergrößerung, Endvergrößerung s. Maßstab

ten Gefäße und Nerven und ihres umgebenden Bindegewebes. Dies überraschte um so mehr, als nach Laserdefekten mesenterialer Gefäße der Ratte schon innerhalb weniger Minuten die Wand der geschädigten Gefäße mit Granulozyten und Makrophagen durchsetzt war. Die Sklerosierungsmittel AS und VG müssen also primär trotz der Schäden, die sie am Ort ihrer Einwirkung setzen, Entzündungsvorgänge im Sinne der Einwanderung von Leukozyten und Makrophagen – zumindest innerhalb unserer Beobachtungszeit – unterdrücken. Diesem Befund, der der Vorstellung widerspricht, daß der Sklerosierungseingriff in der Regel zu entzündlichen Reaktionen bis hin zur Panphlebitis führt, soll in weiteren Untersuchungen mit anderer Methodik nachgegangen werden.

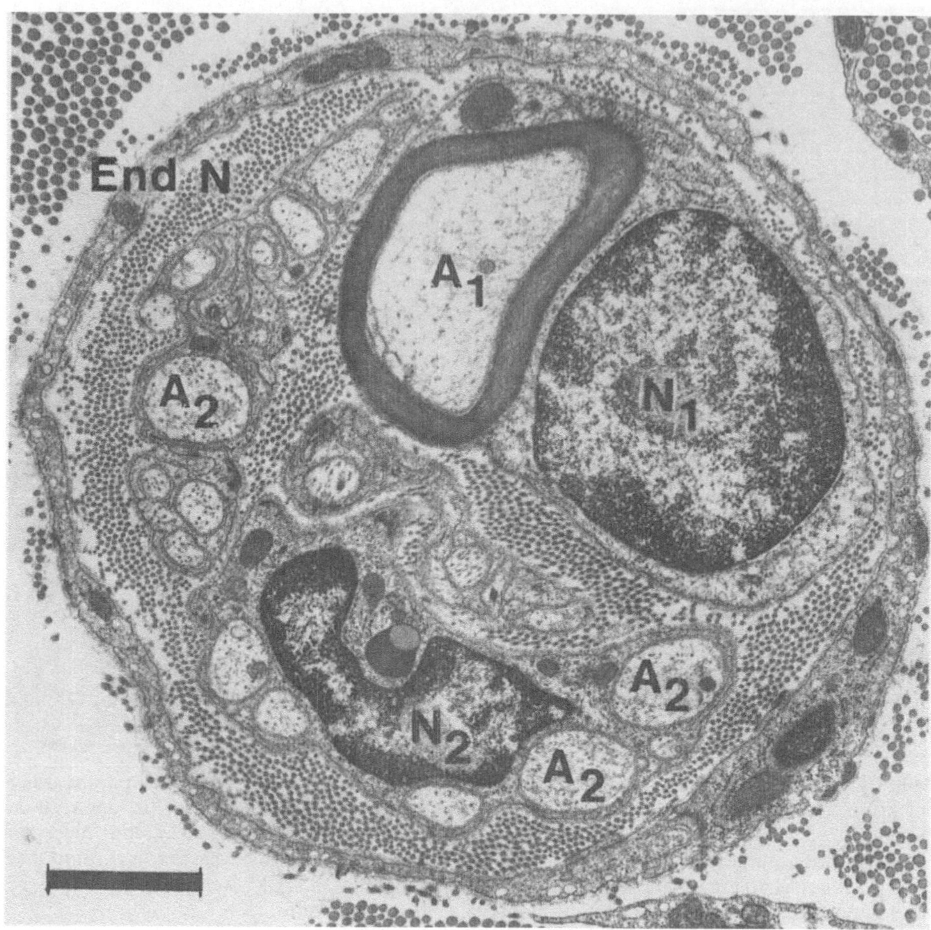

Abb. 11a. Kleiner perivasaler Nerv der A. tibialis anterior mit einer markhaltigen und mehreren marklosen Nervenfasern aus der Kontrollextremität einer Ratte (SIV 50, m., 8,5 Wochen alt) 36 min nach kontralateraler Injektion von 0,2 ml VG 8 % in die A. iliaca externa. Technik wie bei Abb. 11b. Die perivasalen Nerven zeigen in der Kontrollextremität ein typisches Aussehen. Technik wie bei Abb. 2a. TEM-Aufnahme Nr. 25.679/82 bei 7000facher Primärvergrößerung, Endvergrößerung s. Maßstab ($=1$ µm); (A_1 markhaltige Nervenfaser; N_1 Kern der zugehörigen Schwann-Zelle; A_2 marklose Nervenfasern; N_2 Kern einer mehrere Axone umschließenden Schwannzelle; *End N* Endoneuralscheide)

Literatur

1. Goor W, Feuerstein W, Santler R (1980) Fehlermöglichkeiten und Komplikationen bei der Varizenverödung. In: May R (Hrsg) Alltagsprobleme und Alltagskomplikationen bei Venenerkrankungen. Phlebologisches Seminar, Innsbruck 1980. Thieme, Stuttgart New York
2. Fischer N, Staubesand J (1982/83) Wirkung des Sklerosierungsmittels Varigloban® auf kollagene Fibrillen in der Gefäßwand. Folia Angiol 30/31:397–399

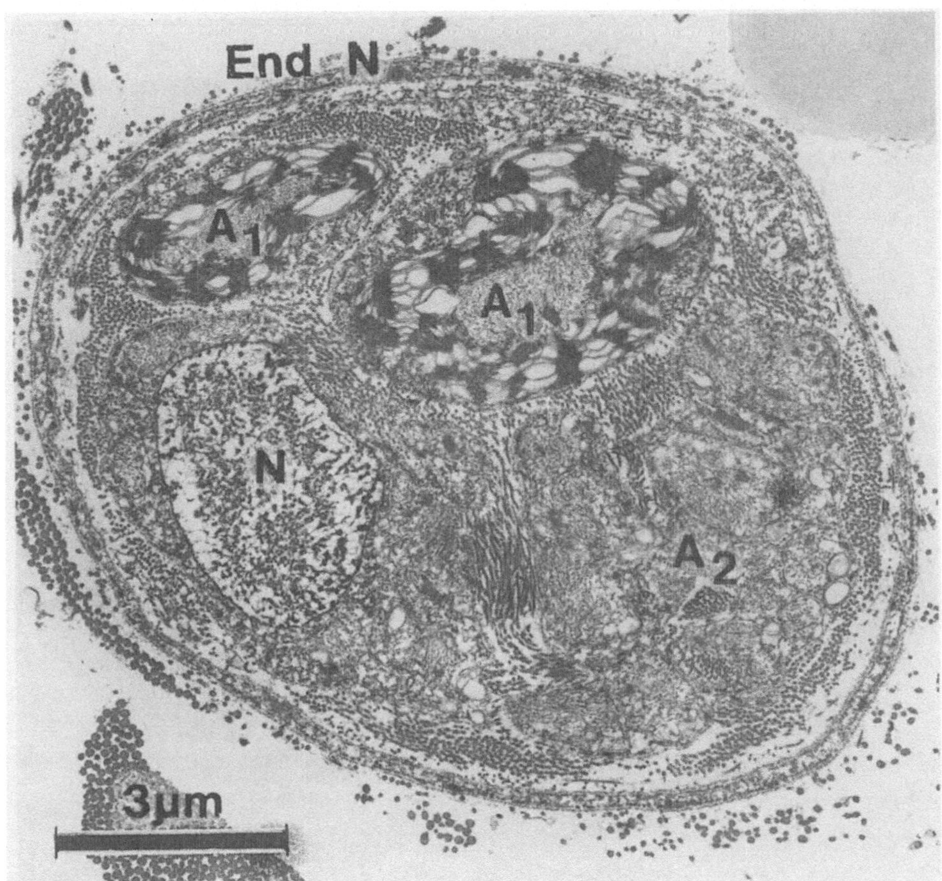

Abb. 11 b. Kleiner peripherer Nerv der A. femoralis mit 2 markhaltigen und mehreren, kaum noch identifizierbaren marklosen Nervenfasern einer Ratte (SIV 50, m., 8,5 Wochen alt) 36 min nach Injektion von 0,2 ml VG 8% über einen von der freigelegten A. carotis communis aus über die Aorta bis zur A. iliaca vorgeschobenen Fogarty Arterial Embolectomy Catheter Modell Nr. 12-060-2 F nach Kappen des Ballonteils. Der gesamte Nerv ist schwer geschädigt: Myelinscheiden der beiden markhaltigen Fasern z. T. aufgelockert, z. T. verdichtet (vgl. mit Abb. 11 a), marklose Fasern kaum noch erkennbar. Kern einer (wahrscheinlich) Schwann-Zelle ähnlich „entmischt" wie die Kerne von Endothel- und Muskelzellen nach Einwirkung von VG (vgl. Abb. 9 a, b auf S. 34, 35). Technik wie bei Abb. 2 a. TEM-Aufnahme Nr. 25.657/82 bei 4300facher Primärvergrößerung, Endvergrößerung s. Maßstab (A_1 [schwer geschädigte] markhaltige Nervenfasern; A_2 [kaum noch erkennbare] marklose Nervenfasern; N [„entmischter"] Kern einer Schwann-Zelle [wahrscheinlich]; *End N* Endoneuralscheide)

3. Oexle B, Weirich J, Haverkamp K, Antoni H (1988) Effects of polidocanol as a constituant of a venous sklerosing agent on cardiac electrical activity. Arzneimittelforschung 38:1578–1582
4. Schmitz R (1982) Zwischenfälle bei der Sklerotherapie; ein Rundtischgespräch. Teilnehmer: A. Balmer, H. Bernbach, W. Gillesberger, W. Goor, J. M. Junod. Swiss Med 4a:45–46

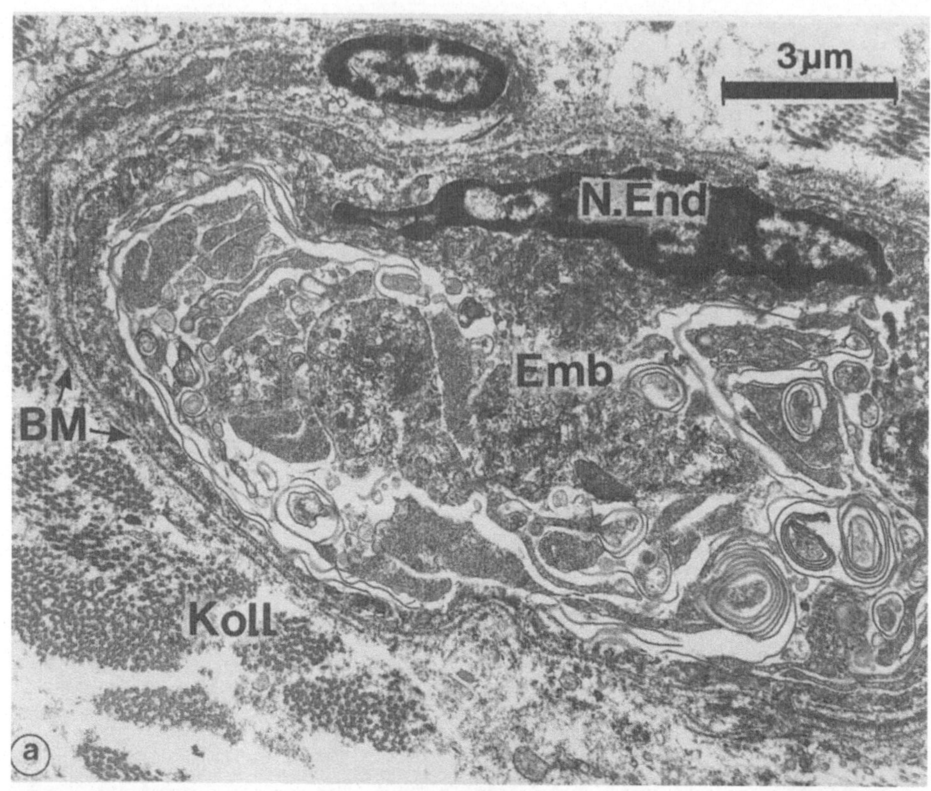
3µm
N.End
Emb
BM
Koll
a

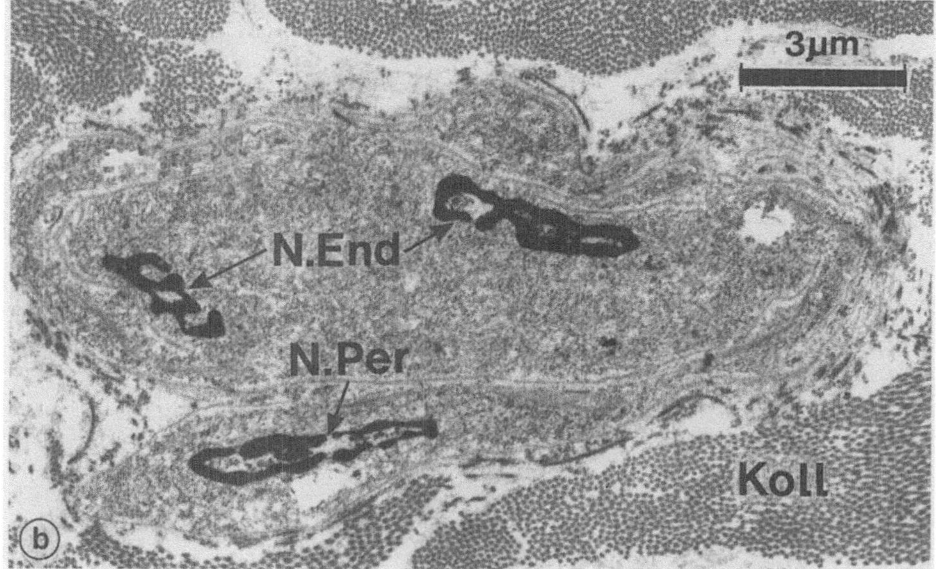
3µm
N.End
N.Per
Koll
b

◀ **Abh. 12. a** Terminales Gefäß aus der Adduktorenmuskulatur der hinteren Extremität einer Ratte (SIV 50, m., 20 Monate alt) 60 min nach intraarterieller Injektion von 0,2 ml AS forte (Technik wie bei Abb. 11 b). Die Lichtung des Gefäßes ist durch Trümmermaterial, das z. T. bereits weitgehend abgebaut ist („Myelinfiguren"!) embolisiert. Technik wie bei Abb. 2 a. TEM-Aufnahme Nr. 27.156/81 bei 3800facher Primärvergrößerung, Endvergrößerung s. Maßstab (*Emb* Embolus aus Zellresten; *N. End* Kern einer [geschädigten] Endothelzelle). **b** Terminales Gefäß (wahrscheinlich Kapillare) aus der Adduktorenmuskulatur der hinteren Extremität einer Ratte (SIV 50, m., 22 Monate alt) 60 min nach intraarterieller Injektion von 0,2 ml AS forte (Technik wie bei Abb. 11 b). Die Lichtung des Gefäßes ist durch ein feinkörniges Material völlig verlegt, Kerne des Endothels und eines Perizyten pyknotisch. TEM-Aufnahme Nr. 21.776/89 bei 2900facher Primärvergrößerung, Endvergrößerung s. Maßstab (*N. End* [pyknotische] Endothelzellkerne in der weitgehend zerstörten Intima; *N. Per* [pyknotischer] Perizytenzellkern; *Koll* [unveränderte] kollagene Fibrillen)

5. Staubesand J (1983) Zur Ultrastruktur sklerosierter Venen; ein Beitrag zur sogenannten Verödungstherapie der Varizen. Verh Anat Ges 77:501–503
6. Staubesand J, Seydewitz V (1982) Elektronenmikroskopische und enzymbiochemische Untersuchungen an Blutgefäßen nach Injektion von Sklerosierungsmitteln im Tierexperiment; eine Pilotstudie zur Frage der Frühveränderungen. Swiss Med 4a:19–27
7. Staubesand J, Seydewitz V (1983) Elektronenmikroskopische Untersuchungen über die transvasale Wirkung von Venensklerosierungsmitteln nach intraarterieller Applikation im Tierexperiment. Verh Anat Ges 77:497–499
8. Staubesand J, Seydewitz V (1989) Zur Ultrastruktur sklerosierter Varizen. In: Netzer CO, Kleine M-W (Hrsg) (1989) Phlebologische Therapie. Schattauer, Stuttgart New York
9. Staubesand J, Seydewitz V: Das morphologische Substrat geschädigter Arterien, Venen und Nerven nach paravasaler Applikation von Sklerosierungsmitteln; eine experimentelle Studie. (5. Phlebologenwoche in Torgau vom 25.–28. 05. 1988)
10. Stemmer R, Feuerstein W (1978) Grenzen und Gefahren der Verödung. In: Santler R, Lindemayr H, Bolliger A (Hrsg) Grenzen und Gefahren in Phlebologie und Proktologie. Schattauer, Stuttgart New York (Ergebnisse der Angiologie, Bd 19)
11. Wenner L (1979) Die Geometrie der Nadel in der Vene. Vasa 8:263–265
12. Widmer LK, Widmer MT, Schelling H (1978) Zur Sklerotherapie – aus der Sicht der Patienten. In: Santler D, Lindemayr H, Bolliger A (Hrsg) Grenzen und Gefahren in der Phlebologie und Proktologie. Schattauer, Stuttgart New York (Ergebnisse der Angiologie, Bd. 10)
13. Wuppermann T (1987) Ernsthafte Zwischenfälle in der phlebologischen Praxis: versehentliche intraarterielle Injektion. Phlebol Proktol 16:77

Möglichkeiten und Grenzen der Sklerosierungstherapie

U. Schultz-Ehrenburg

Die modernen nichtinvasiven Untersuchungstechniken haben für die Sklerosierungstherapie neue Chancen eröffnet. Dies gilt insbesondere für die Stamm- und Seitenastvarikose mit Crosseninsuffizienz und insuffizienten Vv. perforantes. Die Kombination des Tournay-Verödungsplans mit den diagnostischen Möglichkeiten der Ultraschalldopplersonde und der Photoplethysmographie ermöglichen es, alle relevanten hämodynamischen und funktionellen Aspekte zu berücksichtigen. Die Ergebnisse der Sklerotherapie werden dadurch auf eine objektive Grundlage gestellt, die nicht nur von den Befürwortern, sondern auch von den Kritikern der Behandlung akzeptiert bzw. überprüft werden kann. Patienten, die für die Sklerosierungsbehandlung geeignet sind, können durch eine tiefe venöse Doppler-Untersuchung selektiert werden. Nur diejenigen Patienten versprechen gute Langzeitresultate, die keinen tiefen Reflux in der korrespondierenden Leitvene aufweisen [7, 8]. In vielen Fällen ist jedoch ein solcher Reflux nachweisbar, der ein hohes Rekanalisationsrisiko darstellt. Die Doppler-Untersuchung der V. femoralis und der V. poplitea stellt deshalb die wichtigste Vorentscheidung bei der Indikationsstellung zur Sklerosierungsbehandlung dar (vgl. Abb. 3, 4).

Für die Aufstellung des Behandlungsplans und seine Durchführung sind eine Refluxdiagnostik des oberflächlichen Venensystems und eine Untersuchung der Venenfunktion zu fordern. Die Photoplethysmographie (sog. Lichtreflexionsrheographie) ist als nicht invasive Untersuchungstechnik geeignet, den Grad der Muskelpumpeninsuffizienz zu quantifizieren [1, 11]. Seit kurzem steht dafür ein verbessertes Meßsystem zur Verfügung (digitale Photoplethysmographie), das mikroprozessorunterstützt arbeitet und eine Reihe von Verbesserungen aufweist [2, 4]. Die photoplethysmographische Messung der Beinvenenfunktion ist immer mit einem Tourniquet-Test (Varizenkompressionstest) zu kombinieren. Der Ausfall des Tourniquet-Tests zeigt, in welchem Maße die Venenfunktion durch Beseitigung der Varikose gebessert werden kann (Abb. 1). Nach Abschluß der Behandlung dient die Photoplethysmographie zur Quantifizierung der Funktionsverbesserung (Abb. 2) und zur Erfassung eines möglichen Rezidivs in der weiteren Verlaufskontrolle.

Die therapeutischen Angriffspunkte hängen in hohem Maße vom Ergebnis der Doppler-Untersuchung des Saphenasystems ab, die Ursprung, Länge und Verlauf der varikösen Refluxe aufzeigt. Bezüglich der praktischen Durchführung der Untersuchungen sei auf 2 Monographien verwiesen [5, 6]. Die Sklerosierungsbehandlung beginnt am proximalen Insuffizienzpunkt, also in der Regel an der Crosse der V. saphena magna oder parva (Technik s. [8–10]). Dabei dient der Doppler zur primären Erfolgskontrolle. Erst wenn der Crossenreflux beseitigt ist,

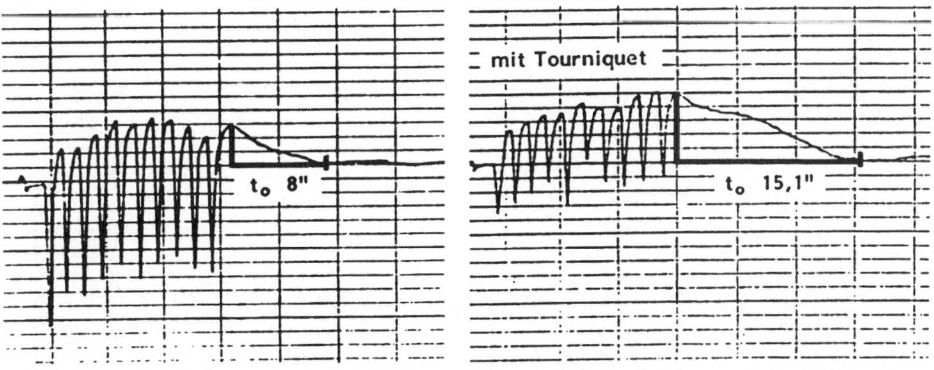

Abb. 1. Patientin mit Stamm- und Seitenastvarikose der V. saphena magna. Photoplethysmographie mit Tourniquet-Test vor Therapie. Muskelpumpeninsuffizenz vom Schweregrad III (*links*), die sich im Tourniquet-Test auf Grad II verbessern läßt (*rechts*)

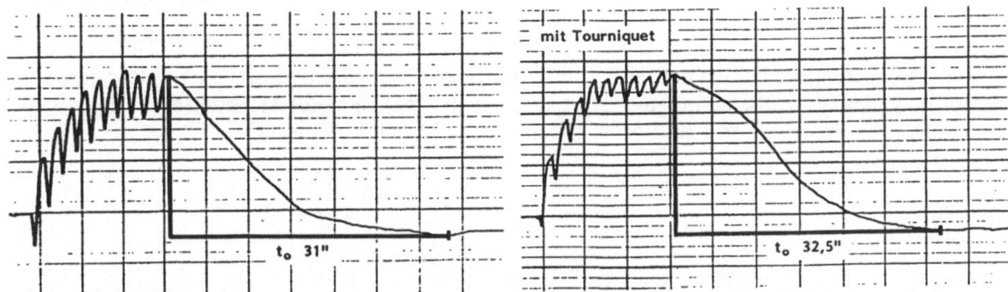

Abb. 2. Photoplethysmographie derselben Patientin nach Abschluß der Doppler-kontrollierten Sklerosierungsbehandlung nach Tournay. Die Venenfunktion hat sich vollständig normalisiert (*links*) und übertrifft noch das vorhergesagte Ergebnis (*Abb. 1, rechts*). Der posttherapeutische Tourniquet-Test ergibt keine weitere Verbesserung mehr (*rechts*)

wird die Sklerosierungsbehandlung entsprechend den Regeln von Tournay deszendierend fortgesetzt, wobei es v.a. um die Ausschaltung aller insuffizienten Vv. perforantes geht:

Sklerosierungsplan nach Tournay (mod. nach [8]):
— insuffiziente Crosse,
— proximale kollaterale Refluxquellen,
— insuffiziente Perforansvenen,
— Varizenstämme,
— Varizenäste,
— retikuläre Varizen,
— Besenreiservarizen.

Die funktionelle Bedeutung der einzelnen Schritte der Sklerotherapie läßt sich durch sukzessive photoplethysmographische Messungen analysieren [3]. Eine systematische Studie an 30 Beinen mit Stamm- und Crosseninsuffizienz der V. saphena magna (26 Beine) und der V. saphena parva (4 Beine) ergab, daß die Obliteration der Magna- wie der Parvacrosse in bezug auf die Verbesserung der

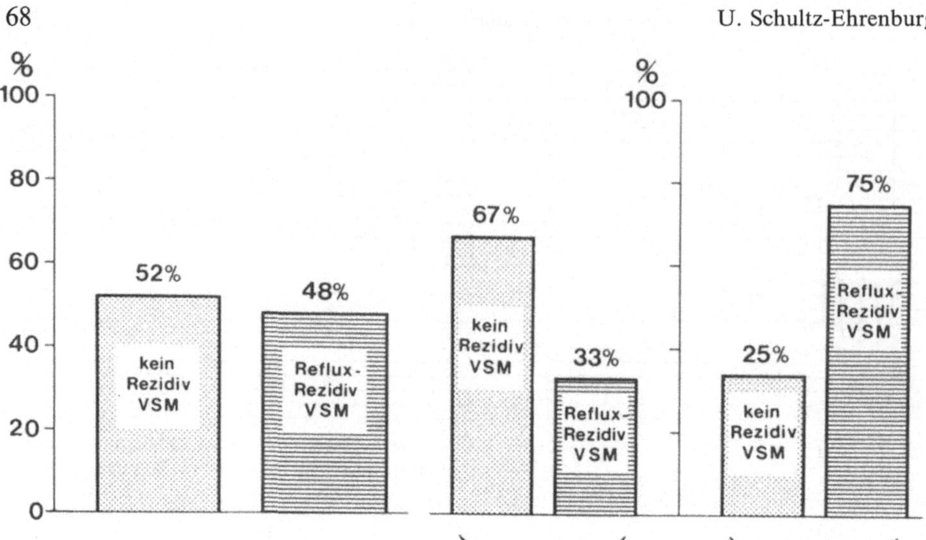

Abb. 3. Bedeutung der tiefen venösen Doppler-Befunde für die Spätresultate der Sklerosierungsbehandlung der V. saphena magna (Dreijahresergebnisse); **a** nicht selektiertes Patientengut, **b** Vergleich der Patienten mit und ohne tiefen Reflux in der V. femoralis

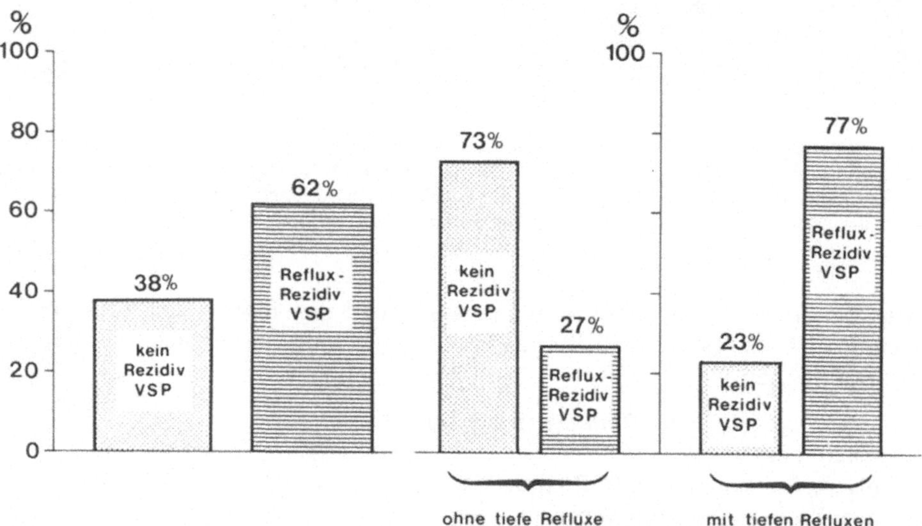

Abb. 4. Bedeutung der tiefen venösen Doppler-Befunde für die Spätresultate der Sklerosierungsbehandlung der V. saphena parva (Drei- und Fünfjahresergebnisse); **a** nicht selektiertes Patientengut, **b** Vergleich der Patienten mit und ohne tiefen Reflux in der V. poplitea und femoralis

Venenfunktion den höchsten Stellenwert besitzt. An zweiter Stelle folgt die Sklerosierung der insuffizienten Vv. perforantes des Unterschenkels, die die Venenfunktion teilweise verbessern kann. Die Verödung verbleibender variköser Erweiterungen optimiert nur das kosmetische Resultat, hat jedoch keine meßbare Auswirkung auf die venöse Pumpleistung.

Die Spätergebnisse (nach 3 und 5 Jahren) der Stamm- und Seitenastvarikosis wurden in 2 Langzeitstudien untersucht [7, 8]. Sie umfassen 81 Beine mit Stamm- und Crosseninsuffizienz der V. saphena magna und 37 Beine mit Stamm- und Crosseninsuffizienz der V. saphena parva (Abb. 3, 4). Neben einer Reihe anderer Aufschlüsse haben diese Therapieverlaufsstudien v.a. gezeigt, daß Patienten ohne einen idiopathischen tiefen Reflux in der V. femoralis oder poplitea überwiegend bleibende Crossenobliterationen aufwiesen (67 % in der Magnastudie, 73 % in der Parvastudie), während es beim Vorliegen eines solchen Refluxes in der korrespondierenden tiefen Vene überwiegend zum Rezidiv kam (75 % in der Magnastudie, 77 % in der Parvastudie).

Diese Befunde zeigen die Grenzen der Sklerotherapie auf, die dort liegen, wo das spezifische Risiko (die Rekanalisation), das es bei der Operation nicht gibt, zu groß ist. Bei einer korrekten Indikationsstellung ist das Patientengut, bei dem man sich auf die Sklerosierung beschränken kann, zu selektieren. Stamm- und Seitenastvarizen ohne tiefe Refluxe können mit guten Erfolgsaussichten – auch was die Spätergebnisse anbetrifft – sklerosiert werden. Bei Vorhandensein solcher Refluxe sollte jedoch auch der Patient, der eine Operation ablehnt, möglichst einer Varizenexhairese zugeführt werden.

Literatur

1. Blazek V, Wienert V (1981) Licht-Reflexions-Rheographie: eine nicht-invasive Technik zur Beurteilung chronisch-venöser Insuffizienz. Wissenschaftliche Berichte der 6. Jahrestagung der Österreichischen Gesellschaft für Biomedizinische Technik, S 267
2. Blazek V, Schmitt HJ, Schultz-Ehrenburg U, Kerner J (1989) Digitale Photoplethysmographie (D-PPG) für die Beinvenendiagnostik – medizinisch-technische Grundlagen. Phlebol Proktol 18:91
3. Kerner J, Schultz-Ehrenburg U (1989) Functional meaning of different injection levels in the course of sclerotherapy. Phlebology 4:123
4. Kerner J, Schultz-Ehrenburg U, Blazek V (1989) Digitale Photoplethysmographie (D-PPG) – Klinische Eignung der neuen Meßmethode zur venösen Funktionsdiagnostik. Phlebol Proktol 18:98
5. Kriessmann A, Bollinger A, Keller H (Hrsg) (1982) Praxis der Doppler-Sonographie. Periphere Arterien und Venen, hirnversorgende Arterien. Thieme, Stuttgart
6. Schultz-Ehrenburg U, Hübner H-J (1987) Refluxdiagnostik mit Doppler-Ultraschall – Bedeutung für Diagnose, Indikationsstellung und Therapiekontrolle in der Phlebologie. Schattauer, Stuttgart (Ergebnisse der Angiologie und Phlebologie, Bd 35)
7. Schultz-Ehrenburg U, Tourbier H (1984) Doppler-kontrollierte Verödungsbehandlung der Vena saphena magna. Phlebol Proktol 13:177
8. Schultz-Ehrenburg U, Weindorf N, Tourbier H (1988) Moderne, hämodynamisch orientierte Richtlinien für die Sklerosierung der Stamm- und Seitenastvaricosis der V. saphena magna und parva. Phlebol Proktol 17:83
9. Stemmer R (1974) Die Verödungsbehandlung der Varikosis der unteren Extremitäten. Folia Angiol [Suppl] 4:57
10. Tournay R (1968) La technique des injection sclérosantes intra-variqueuses. Concours Med 26:50
11. Weindorf N, Schultz-Ehrenburg U (1986) Der Wert der Photoplethysmographie (Lichtreflexionsrheographie) in der Phlebologie. Vasa 15:397

Über iatrogene Schäden bei der Varizensklerosierung

G. G. Hohlbaum

In der Literatur wird zwar häufig auf Komplikationsmöglichkeiten bei der Sklerosierungsbehandlung von Varizen hingewiesen [26, 36, 48, 55, 69, 82, 84, 95, 120, 129–131, 134], Fallbeschreibungen sind dagegen selten [24] und ursächlich nachgeprüfte fast nicht vorhanden. Diese Tatsache weist darauf hin, daß die Zahl ernsthafter Komplikationen – hierin sind sich alle Autoren einig – äußerst gering ist. Die Frage nach dem „Wie gering?", nach verwertbaren statistischen Zahlen, ist aus der Literatur nicht exakt zu beantworten. Abgesehen von der großen, wohl auch forensisch beeinflußten Grauzone und der Tatsache, daß Komplikationen oft mehr von der Methodik des Behandlers als von der Methode selbst abhängen, fehlt bei vielen iatrogenen Schädigungen die den Zusammenhang beweisende Voruntersuchung. Es werden außerdem wenig sinnvolle Zahlenvergleiche [49, 87] zwischen Komplikationen pro Injektion und pro Operation einer ganzen Extremität aufgeführt [117, 119]. Selbst die Einteilung der Komplikationen in Schweregrade stößt auf Schwierigkeiten, wenn z. B. in einer Dissertation [99, 150] bei einer Gesamtkomplikationsrate von 8,33 %, 3,47 % tiefe Beinvenenthrombosen und 2,08 % Ulcera als „leichte Nebenwirkungen" eingestuft werden.

Im folgenden wird nicht auf allergische Reaktionen, Schock oder Kollaps bei bzw. nach Verödungsbehandlungen und ebenfalls nicht auf bleibende Pigmentierungen [44] oder vorübergehende Sehstörungen [19] eingegangen. Auch extrem seltene Beobachtungen wie die eines Kniegelenkergusses [43] oder einer tödlichen Luftembolie nach Krampfaderverödungen [135] bleiben ausgespart. Die Einteilung in iatrogene Schäden durch intraarterielle, intravenöse und paravaskuläre Injektionen von Sklerosierungsmitteln soll lediglich der besseren Übersicht dienen. Es ist von erheblicher forensischer Bedeutung, daß intravaskuläre Injektionen zu paravaskulären Reaktionen und umgekehrt führen können.

Folgen paravenöser Injektionen

Im subkutanen Bereich sind die *Folgen paravenöser Injektionen* dank der modernen Sklerosierungsmittel seltener geworden. Nach Varizenverödungen mit Kochsalz- und Zuckerlösungen gehörten die Nekrosen wegen ihrer Schmerzhaftigkeit und Therapieresistenz zu den gefürchtetsten und häufigsten Komplikationen. Paul Linser empfahl nach versehentlicher paravenöser Verabreichung wegen der hohen Adsorptionsfähigkeit der Erythrozyten Eigenblutinjektionen [68]. Die lange Heilungsdauer der iatrogenen Nekrosen wurde häufig durch Exzisionen abgekürzt. Bei paravenöser Injektion von modernen Verödungsmitteln genügt meist die Infiltration des geschädigten Bereiches mit physiologischer NaCl-Lösung und Lokalanästhetika, ggf. mit Zusatz von einer Ampulle Hyaluronidase. Das Ausmaß der Gewebeschädigung hängt von Art, Menge und Konzentration des Verödungsmittels sowie von der Tiefenlage des Depots ab [9]. Da Nekrosen auch nach intravariкösen Injektionen auftreten können [33, 93, 100], sind sie nicht grundsätzlich als Behandlungsfehler zu betrachten. Der Abstrom von Verödungsmitteln in das arterielle System, retrograd über kleine Venen oder über arteriovenöse Verbindungen [121] kann zur Ursache derartiger Nekrosen werden. Darüber hinaus ist schon länger bekannt [108], daß Sklerosierungsmittel nicht nur alle Schichten der Venenwand schädigen, sondern daß auch das perivaskuläre Gewebe in den Entzündungsprozeß mit einbezogen werden kann („artifizielle Periphlebitis" [4]). Diese Schädigungen hängen von der Art des zur Verödung verwendeten Mittels ab. Während Äthoxysklerol seine Wirkung vorzugsweise auf die Intima beschränkt [4], verursacht, wie Staubesand et al. im Gegensatz zu führeren Untersuchungen [46] durch Tierversuche belegten, Varigloban schwere, über die Adventitia hinausreichende Schäden [123, 125].

Die unterschiedliche, additive Wirkung von Sklerosierungsmitteln verschiedener Gruppen wurde durch Präparatekombinationen auch praktisch angewandt [15, 47].

Besonders deutlich ist das Auftreten iatrogener Nekrosen trotz lege artis durchgeführter Injektionen bei der Behandlung von Besenreiservarizen zu beobachten. Die wegen ihres geringen Effektes [58, 93] kaum noch angewandte Quaddeltherapie [10, 41, 114, 115] hat nur selten Nekrosen verursacht [146]. Letztere wurden bei streng intravasaler Injektion wesentlich häufiger beobachtet als bei intrakutaner Verabreichung von Verödungsmitteln [147]. Diese Nekrosen wiesen stets eine gute Heilungstendenz auf [59]. Durch Rupturen von Varizenwänden, besonders bei zu schneller Injektion von Sklerosierungsmitteln, Rückflüssen aus den Einstichstellen sowie bei Injektionen in vorgeschädigten Gewebebereichen sind ebenfalls Nekrosebildungen möglich.

Folgen intraarterieller Injektionen

Schwerste *Komplikationen* entstehen *nach intraarteriellen Injektionen* von Verödungsmitteln. An der enormen Zahl komplikationsloser Varizenverödungen gemessen sind sie jedoch extrem selten [17, 127]. Mehrere Fallbeschreibungen [8, 17, 20, 29, 34, 71, 133] beweisen die schwerwiegenden, meist zu Amputationen führenden Folgen dieser Fehlinjektionen. Die Gesamtzahl der bekanntgewordenen, nach Krampfadersklerosierungen aufgetretenen arteriellen Schäden entspricht etwa der durch Operationen am oberflächlichen Venensystem verursachten [8, 17]. Nicht vergleichbar jedoch sind die Folgen dieser Behandlungsfehler. Nach Unterbindungen und Resektionen von Arterien sind die Schäden weitaus geringer als nach versehentlichen intraarteriellen Injektionen von Verödungsmitteln [17]. Bei sofortiger Erkennung und Behandlung können sie zudem meist behoben werden [29]. Die unterschiedlichen Folgen zwischen operativer Resektion und versehentlicher intraarterieller Injektion werden besonders bei der A. pudenda externa deutlich. Dieses die Saphena-magna-Mündung an der ventralen Seite überquerende Gefäß muß bei der Crossektomie häufig reseziert werden. Weder bei den eigenen mehr als 1000 Fällen noch aus der Literatur sind Folgen dieser Resektionen bekannt. Dagegen bewirken wenige Tropfen eines Verödungsmittels in diesem Gefäß ausgedehnte Nekrosen im medialen Oberschenkelbereich und an den äußeren Geschlechtsorganen [34, 96]. Die Ursache dieser unterschiedlichen Folgen konnte durch Tierversuche geklärt werden. Während früher angenommen wurde, daß intraarterielle Injektionen von Sklerosierungsmitteln zu lokalen Verschlüssen in der betroffenen Arterie führen [111], stellte die Arbeitsgruppe von Staubesand [28, 123, 125–127] fest, daß – ebenfalls abhängig vom Medikament – durch die Fehlinjektionen schwerste Gefäßwandschäden verursacht werden. Die Endstrombahn wird hierbei durch das Trümmermaterial aus den proximalen Gefäßwandabschnitten verstopft. Diese peripheren „Detritusembolien" erklären auch die geringe Wirksamkeit von Thrombolysen, die sich wahrscheinlich nur auf Thrombenbildungen oberhalb des embolischen Verschlusses beschränkt.

Die Gefahr versehentlicher intraarterieller Injektionen besteht stets an Stellen, wo Arterie und Vene in unmittelbarer Nachbarschaft verlaufen [24, 62, 85, 96, 106, 132, 153, 154]: Im Leistenbereich (A. femoralis, A. pudenda externa), in der Kniekehle (A. poplitea, Aa. surales), im medialen Knöchelbereich (A. tibialis posterior) und am Fußrücken (A. dorsalis pedis). Wegen der oberflächlichen Lage der Gefäße nimmt die Gefahr von Fehlinjektionen von proximal nach distal zu und ist am Fußrücken besonders groß [32, 62]. Auch bei der Sklerosierung insuffizienter Perforansvenen besteht, vom zweifelhaften Erfolg abgesehen [155], die Gefahr intraarterieller Injektionen. Diese Gefäße werden, außer am Fuß, regelmäßig von kleinen Arterien begleitet [97].

Zur Therapie der Fehlinjektionen, die sich durch rasch eintretende heftige Schmerzen bemerkbar machen, werden die Verabreichung von 15 000 E. Heparin und 200 mg Solu-Decortin i.v. (keine i.m.-Injektionen!), das Einpacken der geschädigten Extremität in Watte und die sofortige notfallmäßige stationäre Einweisung zur Lysebehandlung empfohlen [153, 154].

Auch ohne intraarterielle Injektionen kann es zu meist verzögert auftretenden [96] ischämischen Phänomenen kommen. Wahrscheinlich beruhen sie auf vasospastischen Reaktionen der Arterien [17, 63, 87]. Bei akuten Phlebothrombosen sind arterielle Vasospasmen seit mehr als 50 Jahren bekannt (Läven 1934) und wiederholt oszillographisch nachgewiesen worden [31]. Eine besondere Gefährdung besteht bei prädisponierten Patienten [6, 63]. Weil derartige Spasmen bereits bei Punktionen von Arterien auftreten können, verursachen schon geringe Sklerosierungsmittelkonzentrationen in kleineren Gefäßen erhebliche Schäden [17]. Ebenfalls als Folgen vasospastischer Reaktionen können nach Verödungsbehandlungen in den Knöchelbereichen und am Fußrücken Ödeme und Infiltrate entstehen. Durch längere Kompressionsbehandlung bilden sich diese Reaktionen meist zurück [13, 62, 143].

Von Tierversuchen [127] ist bekannt, daß Paravasate Wandschäden in Gefäßen, meist in dünnwandigen Venen, verursachen können. Die von ihnen in Arterien verursachten Schäden regenerieren lokal weitgehend. Durch Detritusembolien sind jedoch auch Spätschäden im arteriellen System möglich.

Weitere iatrogene arterielle Schäden sind durch zu hohen Druck von Kompressionsverbänden oder abschnürende Bindentouren (Volkmann 1872, Kompartmentsyndrom, zit. nach [140]) beschrieben worden [8, 142].

Folgen intravenöser Injektionen

In der Literatur wurden die *Komplikationen nach intravenösen Injektionen* von Sklerosierungsmitteln häufig diskutiert. Nach Einführung der Krampfaderverödung ist sowohl dem Sublimat als auch der Karbolsäure eine lokale, venenwandschädigende Wirkung zugeschrieben worden. Sie sollte zur Entwicklung festhaftender, auf den geschädigten Bezirk beschränkter Abscheidungsthromben führen und keine *Emboliegefahr* verursachen.

Zirn: „Die Wirkung des Sublimats ist wohl ausschließlich auf eine Nekrotisierung des Endothels der Varizen und Gerinnung des Blutes zurückzuführen. Auf dieser starken Mitbeteiligung des Endothels beruht unseres Erachtens auch der feste Zusammenhalt zwischen Venenwand und Thrombus. Daher das Fehlen von Embolien." Er berichtet über mikroskopische Befunde an Kaninchenvenen und schildert eine „teilweise Einrollung der Intima, welche das Gefäßlumen verlegt und um den Thrombus sich herumlegt" [157]. Linser: „Der Grund des günstigen Verhaltens der Sublimatthrombose scheint mir in der starken Mitschädigung der Venenwand zu liegen, die eine genügend kräftige Verbindung zwischen Thrombus und Wand herbeiführt, so daß der Blutpfropf festgehalten wird" [67]. – Tavel, der die Emboliegefahr v.a. durch mündungsnahe Saphena-magna-Ligaturen zu vermeiden sucht, glaubt, daß auch „ohne Ligatur die Gefahr einer Embolie nicht groß sein dürfte" [136]. Die von ihm zur Varizenverödung benutzte 5 %ige Karbolsäurelösung verursacht eine Reizung der Venenwand. Als „Folge des Reizes der Intima der Venenwand macht sich eine wandständige Thrombose . . ." bemerkbar. Er weist darauf hin, daß dieser Effekt, wenn auch nicht so sicher, ebenfalls bei „peritubulären" Injektionen auftritt [137].

Obwohl in den 20er und 30er Jahren unseres Jahrhunderts Berichte über Embolien nach Krampfadersklerosierungen erschienen, hat sich die Ansicht, daß keine Emboliegefahr bestehe, bis in die jüngste Zeit erhalten. Paul Linser soll die Emboliegefahr bei Krampfadersklerosierungen als „Hirngespinst" bezeichnet haben [105]. Er berichtet jedoch von 4 selbst erlebten Embolien, eine mit tödlichem Ausgang [68]. Wenn in der neueren Literatur die Äußerungen über die Emboliegefahr vorsichtiger werden – es ist jetzt von „praktisch nicht", „äußerst" oder „sehr selten", „unsignifikant" und „kaum" die Rede [22, 23, 26, 51, 56, 63, 102, 103, 111, 118, 120, 130, 131, 153] –, so ist dies den wenigen Mitteilungen über derartige Ereignisse [8, 33, 35, 48, 71, 117, 139], v.a. aber neueren Erkenntnissen, zu verdanken. Besonders Santler wies mehrfach darauf hin [90–92, 94, 95], daß nach der Sklerosierungstherapie wegen der geringen Strömungsgeschwindigkeit keineswegs reine Abscheidungsthromben, sondern vorwiegend rote Gerinnungsthromben entstehen. Wenn die Gefahr einer Thrombusmobilisation trotzdem als sehr gering zu erachten ist, beruht dies, seiner Meinung nach, weniger auf dem Festhaften an der Gefäßwand, als vielmehr auf der Anatomie und der Hämodynamik des oberflächlichen Venensystems. Santler fand lediglich nach Verödungen im Crossenbereich fester haftende gemischte oder Abscheidungsthromben [65]. Er wies außerdem darauf hin, daß gesunde Gefäßabschnitte keineswegs von der Schädigung durch Sklerosierungsmittel ausgespart bleiben [103, 104], sondern grundsätzlich jede Gefäßzelle geschädigt werden kann [94].

Zweifellos liegt die Emboliegefahr nach Verödungsbehandlungen im Promillebereich. Die Fallbeschreibungen gehen von sehr unterschiedlichen Parametern aus, welche sowohl die Verödungstechnik selbst als auch die Kompressionsbehandlung und das Verhalten der Patienten betreffen.

Ein ebenfalls deutlicher Wandel ist bei der Beurteilung des *Embolierisikos der Varikophlebitiden* eingetreten. Während bis weit in unser Jahrhundert hinein diese Gefährdung erheblich überschätzt wurde, ist sie später verharmlost und als nicht vorhanden bezeichnet worden [25, 52, 96, 113, 152]. Von entsprechenden Fallbeschreibungen abgesehen [35, 71, 80, 88], konnte Partsch bei 20 von 61 Patienten mit oberflächlichen Venenentzündungen klinisch stumme Pulmonalembolien nachweisen. Bei 2 seiner Patienten traten auch geringe klinische Erscheinungen auf [86]. Eine vielfach beschriebene Sonderstellung nimmt die bis zur Fossa ovalis (Hiatus saphenus) aszendierende Phlebitis der V. saphena magna ein [5, 14, 30, 42, 50, 53, 64, 75, 77, 80, 81, 141, 144, 145]. Durch appositionelles Wachstum kommen in diesem Gefäß frei flottierende, bis in die V. femoralis reichende Thromben vor. Ein Krankheitsbild, welches von Alemany als saphenofemorale Thrombose bezeichnet wurde [2, 3]. Zweifellos wird die Häufigkeit varikophlebitischer Komplikationen entscheidend von der Therapie beeinflußt. Aufgrund einer eigenen Erfahrung scheint es jedoch nicht gerechtfertigt, Stichinzisionen und Entleerungen von Thromben durch manuelle Kompression als „völlig risikolos" zu bezeichnen [38, 110, 116, 153]. Bei einer 74jährigen Patientin mit metastasierendem Mammakarzinom, die ausgedehnte Variokophlebitiden am Unterschenkel und im Saphenamagna-Verlauf – klinisch bis zur Mitte des Oberschenkels reichend – aufwies, trat während der Thromboexpression in der Praxis eine Lungenembolie auf. Die Patientin verstarb bei der notfallmäßigen Krankenhausaufnahme. Durch den Sektionsbefund konnte eine Mitbeteiligung des tiefen Venensystems ausgeschlossen werden.

Die Möglichkeit, durch Sklerosierungsbehandlungen *Phlebothrombosen* zu verursachen, ist, teilweise mit forensisch bedenklichen Formulierungen, bestritten worden: „Tiefe Thrombosen lassen sich mit Sicherheit vermeiden" [111] und „Wenn eine Thrombose nach Varizenverödungen auftritt, war die Behandlung nicht richtig" [112]. Es wurde auch behauptet, daß es kein „Weiterwachsen des injizierten Thrombus gibt" [68] und daß eine Thrombenbildung in der Stammvene niemals die saphenofemorale Mündung überschreitet [109]. Wegen der geringen Menge und der niedrigen Konzentration der zur Varizenverödung angewandten Mittel sowie wegen der höheren Strömungsgeschwindigkeit in den tiefen Beinvenen ist nach korrekt durchgeführten Sklerosierungsbehandlungen ein thrombotischer Verschluß im tiefen Venensystem sicher ein sehr seltenes Ereignis [51, 96, 153]. Außerdem soll das Thrombuswachstum durch die lokal begrenzte Wirkung der Sklerosierungsmittel eingeschränkt werden [12, 27, 156]. Dagegen können den Rückstrom des Blutes behindernde Vorschäden die Gefährdung vergrößern [39, 40]. Bekannt ist auch, daß der Abfluß von Sklerosierungsmitteln in das tiefe Venensystem entscheidend von der Lagerung der Patienten während der Verödungsbehandlung abhängt. Phlebographische Untersuchungen bestätigten die klinischen Erfahrungen, daß bei horizontaler Lagerung, noch sicherer bei um 30° erhöhtem Bein, die injizierten Medikamente nach proximal und nicht nach distal über Verbindungsvenen in die Tiefe abströmen [59, 89, 128]. Kinematographisch ergab sich dagegen bei 7 von 15 Injektionen ein Abstrom der Sklerosierungsmittel in das tiefe Beinvenensystem [79]. Im Hinblick auf die kaum zu bestreitende appositionelle Wachstumsmöglichkeit der durch Varizenverödungen verursachten Thromben [7, 61], bei welchen bis zu 30 cm lange flottierende Gerinnsel beobachtet wurden [107], die auch im Saphenabogen nachweisbar waren, finden sich auffallend wenige Fallbeschreibungen derartiger Ereignisse in der Literatur [8, 33]. Ihre Zahl steht in einem deutlichen Gegensatz zu Nachuntersuchungen, in welchen 3,5 % tiefe Beinvenenthrombosen als Folgen von Verödungsbehandlungen [142, 150] beschrieben und 2–4 % sämtlicher Phlebothrombosen auf Sklerosierungsbehandlungen zurückgeführt werden [72, 73]. Vielleicht beruht diese Diskrepanz auf den „stummen" Verläufen tiefer Beinvenenentzündungen unter der Kompressionsbehandlung und auf der langen Latenzzeit der postthrombotischen Syndrome. Das gleiche könnte auch für das Übergreifen varikophlebitischer Prozesse auf das tiefe Venensystem [54, 148] gelten, welches in der Literatur meist mit den Vv. perforantes in Zusammenhang gebracht wird [11, 101, 149].

Besonders bei Verödungen im mündungsnahen Bereich der Stammvenen und bei Sklerosierungsbehandlungen der Vv. perforantes besteht die Gefahr direkter *Injektionen in das tiefe Venensystem*. Ihre Folgen sind schwerwiegender als die intraoperativer Verletzungen der Femoralvenen [16].

Die bereits erwähnte lange Latenzzeit [74, 76] hat wohl auch dazu beigetragen, daß durch Sklerosierungsmittel verursachte *Wand- und Klappenschäden der tiefen Venen* bisher kaum beschrieben wurden [37]. Nach früheren Hinweisen auf derartige Klappenschädigungen ([18]; Boyd 1948, zit. nach [76]) hat May [74, 76] auf diese Komplikationsmöglichkeit hingewiesen: „Die schwerwiegendste und häufigste Komplikation der Varizenverödung ist die Schädigung der tiefen Venen." Innerhalb von 3 Jahren beobachtete er bei 36 Patienten phlebographisch gesicherte Wand- und Klappenschäden in Höhe früher durchgeführter Varizensklerosierungen. Seiner Meinung nach reicht die Konzentration der Sklerosierungsmittel nicht aus, um thrombotische Verschlüsse im tiefen Venensystem zu verursachen; sie genügt jedoch für die Zerstörung der „hauchdünnen, zarten Venenklappen". Gegen Mays Mitteilungen wurden zu Recht Bedenken geäußert, weil ihnen der Beweis fehlt, daß die Klappenschäden erst nach den Verödungsbehandlungen entstanden sind [59], und weil es sich bei den geschilderten Fällen um „phlebologisch vorsortierte" Patienten mit einer ohnehin größeren Zahl an postthrombotischen Veränderungen handelt [21]. Wie hoch jedoch die Zahl der nicht publizierten, nicht bemerkten und nicht mit einer lange Zeit zurückliegenden Sklerosierungsbehandlung in Zusammenhang gebrachten Fälle ist, vermag niemand auch nur annähernd abzuschätzen. Zumindest theoretisch sind Klappenschädigungen, besonders im proximalen Verlauf der V. femoralis, bei den mit hohen Konzentrationen durchgeführten Sklerosierungen der Crosse denkbar [87]. Ob derartige Schäden jedoch zu bedeutsamen Folgen führen, ist ungewiß. Das der Verödungsstelle am nächsten gelegene Klappenpaar findet sich im Bereich des Lig. inguinale. Seine Existenz konnte nur in 66 % der Fälle nachgewiesen werden, in 23 % fanden sich oberhalb der saphenofemoralen Mündung keine Klappen [57, 60, 122, 124]. Andrerseits wies Ludbrook nach, daß bei allen Patienten mit primärer Varikose oberhalb der Saphena-magna-Mündung keine oder keine suffizienten Klappenpaare vorhanden sind [70]; nach Delbet u. Mosquot fehlten sie bei 50 %

der untersuchten varikösen Extremitäten (Delbet u. Mosquot 1913, zit. nach [157]).

Als zusätzliches Risiko der Crossensklerosierung muß auch die hohe Zahl an echten Rezidiven erwähnt werden. Sie beträgt im Durchschnitt etwa 50 % [45], bei einem Autor sogar 100 % (Hobbs, zit. nach [45]).

Für Venentransplantate scheinen phlebosklerotische Wandveränderungen keine Bedeutung zu haben [140].

Obwohl die Arbeitsgruppe von Staubesand in Tierversuchen histologisch schwere *Nervenschädigungen* durch transvasale und paravasale Variglobanwirkungen nachgewiesen hat [123, 125, 127], ist über klinische – vorwiegend sensitive – Nervenschäden wenig bekannt [78, 96, 98]. Im proximalen Bereich der V. saphena magna können Irritationen an Hautästen des N. femoralis, im distalen Verlauf dieses Gefäßes am N. saphenus entstehen. Bei Sklerosierungen der V. saphena parva kann der N. suralis, bei Perforansvenenverödungen können begleitende sensible Nervenfasern betroffen sein. Im Gegensatz zu Strippingoperationen am Unterschenkel [116] ist die von Sklerosierungsbehandlungen verursachte Zahl neurologischer Dauerfolgen weitaus geringer. Die Rückbildungsfähigkeit der sensiblen Störungen und die Überlagerung durch gleichartige, von Druckverbänden ausgelöste Symptome hat dazu beigetragen, daß diese Komplikationsmöglichkeit bisher wenig Beachtung fand.

Bei den selten auftretenden Komplikationen der Sklerosierungsbehandlung muß mit einer hohen Dunkelziffer gerechnet werden. Vieles ist nicht sicher nachgewiesen und wohl auch einiges noch unbekannt. G. Nobl, der selbst keine schwerwiegenden Folgen seiner Varizenbehandlungen erlebte, schrieb 1932: „Trotz allem muß aber vor der oft in Publikationen verkündeten Harmlosigkeit der Sklerosierung dringend gewarnt werden" [83].

Literatur

1. Aigner R, Hellerer O, Haberkorn R, Brückner WL (1980) Sensible Störungen nach Saphena-Exhairese. MMW 122:1305–1307
2. Alemany I (1974) Diagnostische und therapeutische Probleme der occlusiven venösen Thrombosen im ileo-femoralen Abschnitt. Zentralbl Chir 99:951
3. Alemany I, Helmig L (1977) Indikationen zur chirurgischen Behandlung der tiefen Bein- und Beckenvenenthrombosen. Zentralbl Chir 102:1121–1131
4. Baricevic J (1969) Varizenverödung in der phlebologischen Praxis. Ärztl Prax 21:126–130
5. Bassi G (1973) (Diskussionsbemerkung) In: Klüken N (Hrsg) Aktuelle Angiologie, Praxisforum 2. Folia Angiol [Suppl]2:310
6. Bassi G (1978) Grenzen und Gefahren der Verödung (Tischgespräch) In: Santler R, Lindemayr H, Bolliger A (Hrsg) Grenzen und Gefahren in der Phlebologie und Proktologie. Schattauer, Stuttgart New York (Ergebnisse der Angiologie, Bd 19, S 15–17)
7. Beneke G (1976) Thrombogenese in Venen. Med Welt 27:1222–1224
8. Benhamou AC, Natali J (1981) Les accidents des traitements sclérosant et chirurgical des varices des membres inférieures. A propos de 90 cas. Phlebologie 34:41–51
9. Bernbach H (1982) Zwischenfälle bei der Sklerosierungstherapie (Rundtischgespräch unter der Moderation von R. Schmitz). Swiss Med 4/4a:45–46
10. Bertény C, Schneider I (1972) Perkutane Verödung von Besenreiservarizen mittels einer Impfpistole. Folia Angiol 20:311–315
11. Biland L (1983) Die oberflächliche Thrombophlebitis. In: Koller F, Duckert F (Hrsg) Thrombose und Embolie. Schattauer, Stuttgart New York

12. Blättler W, Häberli A, Kindler D, Furrer K (1984) Thrombozytenaktivierung bei der Sklerosierungstherapie von Varizen und bei der tiefen Venenthrombose. Vasa 13:220–223
13. Bolliger A (1978) Grenzen und Gefahren der Verödung (Tischgespräch) In: Santler R, Lindemayr H, Bolliger A (Hrsg) Grenzen und Gefahren in der Phlebologie und Proktologie. Schattauer, Stuttgart New York (Ergebnisse der Angiologie, Bd 19, S 7)
14. Bollinger A (1978) Funktionelle Angiologie. Thieme, Stuttgart
15. Brenn H (1982) Erste Ergebnisse mit addierten sklerosierenden Agenzien bei der Sklerotherapie von varikösen Veränderungen. Swiss Med 4/4a:35
16. Buri P (1973) Traumatologie der Blutgefäße. Huber, Bern Stuttgart Wien
17. Buri P, Brunner U (1980) Die versehentliche Injektion von Verödungsmitteln in die Arteria tibialis posterior. In: Brunner U (Hrsg) Die Knöchelregion. Huber, Bern Stuttgart Wien (Aktuelle Probleme in der Angiologie, Bd 40, S 111–116)
18. Edwards EA, Edwards JE (1937) The effect of thrombophlebitis on the venous valve. Surg Gynecol Obstet 65:310–320
19. Ellerbroek U (1970) Forumdiskussion 2. Schauttauer, Stuttgart New York (Ergebnisse der Angiologie, Bd 3, S 186–187)
20. Fegan WG, Pegum JM (1974) Accidental intra-arterial injection during sclerotherapy of varicose veins. Br J Surg 61:124
21. Feuerstein W (1969) Venenpraxis. Hollinek, Wien
22. Feuerstein W (1971) Die Behandlung der Thrombophlebitis in der Praxis. Wien Med Wochenschr 121:915–919
23. Feuerstein W (1978) Grenzen und Gefahren der Verödung (Tischgespräch) In: Santler R, Lindemayr H, Bolliger A (Hrsg) Grenzen und Gefahren in der Phlebologie und Proktologie (Tischgespräch 1). Schauttauer, Stuttgart New York (Ergebnisse der Angiologie, Bd 19, S 19)
24. Feuerstein W (1980) Fehlermöglichkeiten und Komplikationen bei Varizenverödung (Roundtable). In: May R (Hrsg) Alltagsprobleme und Alltagskomplikationen bei Venenerkrankungen. Thieme, Stuttgart
25. Feuerstein W, Mostbeck A (1977) Varizenverödung und Lungenembolierisiko. Phlebol Proktol 6:235–242
26. Feuerstein W, Santler R (1979) Basisinformation – Varizen-Verödung. Phlebol Proktol 8:65–70
27. Fischer H (1979) Varizenverödung. In: Ehringer H, Fischer H, Netzer CO, Schmutzler R, Zeitler E (Hrsg) Venöse Abflußstörungen. Enke, Stuttgart
28. Fischer N, Staubesand J (1982/83) Wirkung des Sklerosierungsmittels Varigloban auf kollagene Fibrillen in der Gefäßwand. Folia Angiol 30/31.397–399
29. Frileux C, Pillot-Bienayme P (1981) Les accidents artériels du traitement des varices. Phlebologie 34:63–67
30. Galloway IMD, Karmody AM, Mavor GE (1969) Thrombophlebitis of the long saphenous vein complicated by pulmonary embolism. Br J Surg 56:360
31. Gesenius H (1950) Über den Spasmus grösserer Arterien. Berl Med Z 1/13/14
32. Goor W (1982) In: Schmitz R (Hrsg) Zwischenfälle bei der Sklerotherapie (Rundtischgespräch). Swiss Med 4/4a:45–46
33. Goor W, Leu HJ, Mahler F (1987) Thrombosen in tiefen Venen und Arterien nach Varizensklerosierung. Vasa 16:124–129
34. Grellety-Bosviel P (1970) Forumdiskussion 2. Schattauer, Stuttgart New York (Ergebnisse der Angiologie, Bd 3, S 176–177)
35. Grellety-Bosviel P, Marmasse J (1964) Enquete sur l'emboliques pulmonaires au cours de phlébites superficielles. Phlébologie 17:137–148
36. Haas G (1981) Gibt es neue Aspekte in der Sklerosierungsbehandlung der Varizen? Phlebol Proktol 10:33–37
37. Hach W (1976) Phlebographie der Bein- und Beckenvenen. Schnetztor, Konstanz
38. Hach W (1976) Die venöse Thrombose. Schattauer, Stuttgart New York
39. Haid-Fischer F (1969) Zur Indikation der Varizenverödung. Fortschr Med 87:1004–1006
40. Haid-Fischer F, Haid H (1980) Venenerkrankungen, 4. Aufl. Thieme, Stuttgart New York
41. Hofer AE (1967) Sklerosierungstherapie bei Varizen. Ärztl Prax 19:3796
42. Hohlbaum GG (1983) Zur operativen Behandlung der aszendierenden Varikophlebitis der V. saphena magna während der Gravidität. Swiss Med 5/4a:68–69

43. Holzegel K (1976) Kniegelenkshydrops nach Krampfaderverödung. Phlebol Proktol 5:147–148
44. Holzegel K (1979) Über Hyperpigmentation nach Krampfaderverödung. Phlebol Proktol 8:65–70
45. Hördegen K, Sigg K (1985) Krossenverödung der Vena saphena magna. Phlebol Proktol 14:231–239
46. Huth F, Lenz W, Rasch N, Bernhardt D (1977) Licht- und elektronenmikroskopische Untersuchungen zur akuten Venenthrombose nach Einwirkung von Verödungsmitteln im Tierexperiment. Phlebol Proktol 6:1–18
47. Imhoff E (1982) Chemische Gliederung und Eigenschaften von Sklerosierungsmitteln. Swiss Med 4/4a:31–34
48. Jaeger F (1947) Krampfadern. Barth, Leipzig
49. Junod JM. In: Schmitz R (Hrsg) Zwischenfälle bei der Sklerosierungstherapie (Rundtischgespräch). Swiss Med 4/4a:45–46
50. Kappert A (1968) Oberflächliche Thrombophlebitis, Behandlung. In: Widmer LK, Waibel P (1968) Venenkrankheiten in der Praxis. Huber, Bern Stuttgart
51. Kappert A (1987) Lehrbuch und Atlas der Angiologie, 12. Aufl. Huber, Bern Stuttgart Toronto
52. Klüken N (1978) Grenzen und Gefahren der Verödung (Tischgespräch). In: Santler R, Lindemayr H, Bolliger A (Hrsg) Grenzen und Gefahren in der Phlebologie und Proktologie (Tischgespräch 1). Schattauer, Stuttgart New York (Ergebnisse der Angiologie, Bd 19, S 16, 20)
53. Klüken N (1985) Die gesamtmedizinische Bedeutung der Venenleiden. Med Welt 36:706–710
54. Klüken N, Löhr E, Kraft U (1969) Das postthrombophlebitische Syndrom nach oberflächlichen entzündlichen Venenprozessen. MMW 111:1642–1646
55. Krieg E (1965) Die Behandlung der sogenannten Beinleiden in der Praxis. Schattauer, Stuttgart
56. Krieg E (1967) Diagnose und Therapie der Thrombophlebitis. Monatskurse Ärztl Fortbild 5:282–286
57. Lang J, Wachsmuth W (1972) Bein und Statik, 2. Aufl. Springer, Berlin Heidelberg New York
58. Lechner W (1985) Varizen – Was tun? Perimed, Erlangen
59. Leu HJ (1969) Die phlebologische Sprechstunde. Huber, Bern Stuttgart
60. Leu HJ (1971) Histopathologie der peripheren Venenerkrankungen. Huber, Bern Stuttgart Wien
61. Leu HJ (1975) Pathogenese und Morphologie der venösen Thrombose. Phlebol Proktol 4:108–114
62. Leu HJ (1976) Varizensklerosierung im Fuß- und Knöchelbereich. Vasa 5:263–264
63. Leun W, Langmaack BH (1955) Die Grenzen und Gefahren der Varizenverödung. Dtsch Med 80:257–260
64. Lill G (1987) Die Thrombophlebitis superfizialis – eine harmlose Erkrankung? Phlebol Proktol 16:20–22
65. Lindemayr H, Santler R (1980) Zur Histologie des Verödungsthrombus in der Krosse. Phlebol Proktol 9:107–109
66. Lindemayr W, Lofferer O, Mostbeck A, Partsch H (1975) Einige praktische Aspekte zum Problem der tiefen Beinvenenthrombose. Phlebol Proktol 4:115–123
67. Linser P (1916) Über die konservative Behandlung der Varicen. Med Klin 12:897–898
68. Linser P, Vohwinkel KH, Schneider W (1955) Moderne Therapie der Varicen, Haemorrhoiden und Varicocele, 3. Aufl. Enke, Stuttgart
69. Lohmann FW (1978) Erkrankungen der Bein- und Beckenvenen. Deutscher Ärzteverlag, Köln
70. Ludbrook J (1966) Aspects of venous function in the lower limbs. Thomas, Springfield
71. MacGowan W (1974) Varicose veins – complications of injection and surgery. (American European Symposium of venous diseases, Montreux)
72. Marshall M (1987) Praktische Phlebologie. Springer, Berlin Heidelberg New York Tokyo
73. Marshall M, Eberth-Willershausen W (1976) Risikofaktoren für Venenerkrankungen allgemein und für die tiefe Venenthrombose. In: Marshall M (Hrsg) Phlebologisches Forum. MC-Verlag, Neufahrn

74. May R (1956) Schäden und Gefahren bei der Varizenbehandlung. MMW 98:13–16
75. May R (1977) Die Therapie der Thrombophlebitis. Dtsch Med Wochenschr 102:732–734
76. May R, Nissl R (1959, 1973) Die Phlebographie der unteren Extremität. Thieme, Stuttgart
77. Mayall RC, Mayall JC, Ferretti UR, Mayall ACDG, Bertolotti JG,Bittari E, Silva Santes A (1973) Varicothrombose des membres inferieurs. Folia Angiol 21:319–320
78. Meier W (1985) Diagnostische Problematik in der Phlebologie. Phlebol Proktol 14:196–200
79. Müller JHA, Petter O, Köstler H (1984) Kinematographische Untersuchungen bei der Varizenverödungstherapie. Z Ärztl Fortbild 78:345–346
80. Müller MV, Rosenberg HG (1976) Varikophlebitis der unteren Gliedmaßen und deren Behandlung. Vasa 5:342–345
81. Naegeli T, Matis P (1955) Die thrombembolischen Erkrankungen und ihre Behandlung. Schattauer, Stuttgart
82. Neugebauer J, Müller JHA, Petter O (1982) Venenerkrankungen der Extremitäten. Volk & Gesundheit, Berlin
83. Nobl G (1932) Konservative Krampfaderbehandlung für praktische Ärzte. Urban & Schwarzenberg, Berlin Wien
84. Oesch A (1987) Komplikationen der Varizenverödung. Vasa 16:130–132
85. Orbach EJ (1979) Hazards of sclerotherapy of varicose veins – their prevention and treatment of complications. Vasa 8:170–173
86. Partsch H (1984) Lungenembolien bei rezidivierender Saphena-Magna-Phlebitis. In: Brunner U (Hrsg) Der Oberschenkel. Huber, Bern Stuttgart Wien (Aktuelle Probleme in der Angiologie, Bd 43, S 167–170)
87. Pirner F (1957) Der variköse Symptomenkomplex. Enke, Stuttgart
88. Rodriguez Arias A (1971) Prophylaxe der Lungenembolie bei venösen Thrombosen. In: Kappert A (Hrsg) Chronische venöse Insuffizienz – neue Aspekte. Ciba-Geigy, Basel, S 234–241
89. Rückert U, Götze V (1972) Zur Technik der Varizenverödung. Dtsch Med Wochenschr 97:1244–1246
90. Santler R (1969) Zur Verödungstherapie. Wiener Medizinische Akademie, Wien
91. Santler R (1970) Thrombenbildung in den oberflächlichen Venen. In: Von der Molen HR Limborgh J von, Boersma W (eds) Progrès cliniques et thérapeutiques dans le domaine de la phlébologie. Stenvert & Zoon, Appeldoorn, pp 466 f.
92. Santler R (1974) Konservative Therapie und Histologie der Varizenverödung. Therapiewochen 24:3352–3357
93. Santler R (1980) Wortbeitrag beim Rundtischgespräch „Fehlermöglichkeiten und Komplikationen bei Varizenverödung“. In: May R (Hrsg) Alltagsprobleme und Alltagskomplikationen bei Venenerkrankungen. Thieme, Stuttgart, S 24–26
94. Santler R (1982) Histologie der Sklerosierung. Swiss Med 4/4 a:17–18
95. Santler R (1984) Die Varizenverödung. In: Schneider W, Walker J (Hrsg) Kompendium der Phlebologie. Wolf & Sohn, München, S 387–408
96. Sapin G (1970) Forumdiskussion 2. Schattauer, Stuttgart New York (Ergebnisse der Angiologie, Bd 3, S 180–183)
97. Schäfer K (1980) Das subcutane Venensystem des Beines. Phlebol Proktol 9:19–26
98. Schäfer K, Lang J (1981) Gefäßsystem der Haut. Phlebol Proktol 10:1–7
99. Schelling H (1975) Verödungstherapie aus der Sicht des Patienten. Med. Dissertation, Universität Basel
100. Schmitz R (1982) Zwischenfälle bei der Sklerotherapie (Rundtischgespräch). Swiss Med 4/4 a:45–46
101. Schmutzler R (1970) Die oberflächliche Thrombophlebitis. Diagnostik 3:233–235
102. Schneider W (1978) Grenzen und Gefahren der Verödung (Tischgespräch) In: Santler R, Lindemayr H, Bolliger A (Hrsg) Grenzen und Gefahren in der Phlebologie und Proktologie (Tischgespräch 1). Schattauer, Stuttgart New York (Ergebnisse der Angiologie, Bd 19, S 19 f.)
103. Schneider W, Fischer H (1964) Fixierung und bindegewebige Organisation artefizieller Thromben bei der Varizenverödung. Dtsch Med Wochenschr 89:2410–2412
104. Schneider W, Fischer H (1964) Zur Histologie der Varicenverödung am Menschen mit neueren Verödungsmitteln. Arch Klin Exp Dermatol 220:234–249

105. Schneider W, Fischer H (1969) Die chronisch-venöse Insuffizienz. Enke, Stuttgart
106. Schneider W, Fischer H (1973) Zur Frage arterieller Gefäßschädigungen durch Varizenver-
     ödungsmittel und ihrer Verhütung. Phlebol Proktol 2:52–59
107. Schörcher F (1957) Krampfadern und ihre Heilung. Lehmann, München
108. Schwarz E, Ratschow M (1929) Experimentelle Untersuchungen über die künstliche Ver-
     ödung von Venen. Zentralbl Chir 56:1474–1478
109. Siebert C, Wreszynski E (1930) Operationslose Krampfaderbehandlung durch künstliche
     Verödung. Urban & Schwarzenberg, Berlin Wien
110. Siefert H, Hach W (1976) Die Thrombose des oberflächlichen Venensystems. Phlebol
     Proktol 5:36–41
111. Sigg K (1964) Ambulante Behandlung der Varikosis in einigen Tagen. Z Hautkr 26:274–
     290
112. Sigg K (1967) Die Sklerosierungstherapie der Varikosis. Internist (Berlin) 8:388–398
113. Sigg K (1969) Zur Prophylaxe und Therapie venöser Beinerkrankungen. Ther Gegenw
     108:1240–1255
114. Sigg K (1970) Intrakutaninjektion zur Besenreiserbehandlung. In: Von der Molen HR,
     Limborgh J von, Boersma W (eds) Progrès cliniques et thérapeutiques dans le domaine de
     la phlébologie. Stenvert & Zoon, Appeldoorn, pp 845 f.
115. Sigg K (1970) Forumdiskussion 2. Schattauer, Stuttgart New York (Ergebnisse der Angio-
     logie, Bd 3, S 174–175)
116. Sigg K (1972) Prophylaxe und Behandlung der Thrombose ohne Antikoagulantien. Folia
     Angiol 20:73–79
117. Sigg K (1976) Varizen, Ulcus cruris und Thrombose, 4. Aufl. Springer, Berlin Heidelberg
     New York
118. Sigg K, Imhoff E (1961) Varizenverödung, Verödungsmittel. Aesthet Med 10:135–146
119. Sigg K, Zelikovski A (1975) Kann die Sklerotherapie der Varizen ohne Operation in jedem
     Fall wirksam sein? Phlebol Proktol 4:42–54
120. Sonntag E (1950) Krampfadern. De Gruyter, Berlin
121. Staubesand J (1968) Zur Orthologie der arteriovenösen Anastomosen. In: Hammersen F,
     Gross D (Hrsg) Die arterio-venösen Anastomosen. Huber, Bern Stuttgart (Aktuelle Pro-
     bleme in der Angiologie, Bd 2, S 11–13)
122. Staubesand J (1979) Kleiner Atlas zur vaskulären Anatomie der Leistengegend. In: Brun-
     ner U (Hrsg) Die Leiste. Huber, Bern Stuttgart Wien (Aktuelle Probleme in der Angiologie,
     Bd 38, S 11–50)
123. Staubesand J (1983) Zur Ultrastruktur sklerosierter Venen; ein Beitrag zur sogenannten
     Verödungstherapie der Varizen. Verh Anat Ges 77:501–503
124. Staubesand J (1984) Zur systematischen, funktionellen und praktischen Anatomie der
     Venen des Beines. In: Schneider W, Walker J (Hrsg) Kompendium der Phlebologie. Wolf
     & Sohn, München, S 9–140
125. Staubesand J, Seydewitz V (1982) Elektronenmikroskopische und enzymbiochemische Un-
     tersuchungen an Blutgefässen nach Injektion von Sklerosierungsmitteln im Tierversuch.
     Swiss Med 4/4 a:19–20
126. Staubesand J, Seydewitz V (1983) Elektronenmikroskopische Untersuchungen über die
     transvasale Wirkung von Venensklerosierungsmitteln nach intraarterieller Applikation im
     Tierexperiment. Verh Anat Ges 77:497–499
127. Staubesand J, Seydewitz V (1988) Über die Folgen eines paravasal injizierten Sklerosie-
     rungsmittels auf die Ultrastruktur benachbarter Leitungsbahnen (Vortrag, 5. Phlebologen-
     woche in Torgau/DDR, 25./28. 5. 1988)
128. Steinacher J, Kammerhuber F (1968) Weg und Verweildauer eines Kontrastmittels im
     oberflächlichen Venensystem unter Bedingungen der Varicenverödung. Eine Studie zur
     Technik der Varicenverödung. Z Hautkr 43:369–376
129. Stemmer R (1969) Zur nichtchirurgischen Behandlung der primären Varicosis. Ther Umsch
     26:202–211
130. Stemmer R (1974) Die Verödungsbehandlung der Varicosis der unteren Extremitäten. Z
     Hautkr 49:371–376
131. Stemmer R (1974) Die Verödungsbehandlung der Varikosis der unteren Extremitäten.
     Folia Angiol [Suppl 4]
132. Stemmer R (1978) Grenzen und Gefahren der Verödung (Tischgespräch) In: Santler R,

Lindemayr H, Bolliger A (Hrsg) Grenzen und Gefahren in der Phlebologie und Proktologie (Tischgespräch 1). Schattauer, Stuttgart New York (Ergebnisse der Angiologie, Bd 19, S 15)

133. Stemmer R (1979) Die Verödung der Krosse der Vena saphena magna. In: Brunner U (Hrsg) Die Leiste. Huber, Bern Stuttgart Wien (Aktuelle Probleme in der Angiologie, Bd 38, S. 128–134)

134. Stemmer R (1986) Die Sklerosierungstherapie. In: Marshall M (Hrsg) Phlebologisches Forum. MC-Verlag, Neufahrn

135. Székely K (1935) Luftembolie bei Krampfaderverödung. Dtsch Z Gerichtl Med 25:82–84

136. Tavel E (1904) Behandlung der Varicen durch die Ligatur und die künstliche Thrombose. Correspondenz-Bl Schweiz Ärzte 34:617–623

137. Tavel E (1912) Die Behandlung der Varicen durch die künstliche Thrombose. Dtsch Z Chir 116:735–768

138. Tittel KHR (1981) Das Kompartment-Syndrom. DIA 11:36–40

139. Todt LM, von der Molen HR (1972) Les complications thromboemboliques après traitement sclérosant de varices. Phlébologie 25:425–430

140. Vanscheidt W, Vokalek H, Eschenbruch E, Schmuziger M, Schöpf E (1986) Bedeutung der Extremitätenvenen für die Kornarchirurgie – Konsequenzen für den Phlebologen. Phlebol Proktol 15:190–192

141. Vas G (1979) Operative Ergebnisse bei akuter Thrombophlebitis der Vena saphena. Phlebol Proktol 8:47–49

142. Vogt B (1975) Gefäßverletzungen mit besonderer Berücksichtigung der peripheren Arterientraumatologie. Huber, Bern Stuttgart Wien (Aktuelle Probleme in der Angiologie, Bd 27)

143. Wenner L (1984) Zur Behandlung der erweiterten und schadbringenden Venen am Fuß unter besonderer Berücksichtigung der Sklerotherapie. Vasa 13:118–125

144. Wesener G (1965) Behandlung der oberflächlichen Thrombophlebitis. Ärztl Prax 17:1660–1661

145. Wesener G (1967) Zur Diagnose und Therapie der oberflächlichen Thrombophlebitis (Varicophlebitis) in der Sprechstunde. Z Hautkr 22:61–68

146. Wesener G (1970) Forumdiskussion 2. Schattauer, Stuttgart New York (Ergebnisse der Angiologie, Bd 3, S 175–176)

147. Wesener G (1973) Praxisforum 2. Folia Angiol [Suppl 2]

148. Wesener G (1973) Führt oberflächliche Thrombophlebitis zu geschwollenem Bein oder zur tiefen Venenthrombose? In: Brunner U, Bolliger A, Stemmer R (Hrsg) Probleme des geschwollenen Beines. Huber, Bern Stuttgart Wien (Aktuelle Probleme in der Angiologie, Bd 22, S 109–112)

149. Widmer LK (1968) Oberflächliche Thrombophlebitis, Klinik. In: Widmer LK, Waibl P (Hrsg) Venenkrankheiten in der Praxis. Huber, Bern Stuttgart, S 73–77

150. Widmer LK, Widmer MT, Schelling H (1978) Zur Sklerotherapie aus der Sicht des Patienten. In: Santler R, Lindemayr H, Bolliger A (Hrsg) Grenzen und Gefahren in der Phlebologie und Proktologie. Schattauer, Stuttgart New York (Ergebnisse der Angiologie, Bd 19, S 61)

151. Wienert V (1984) Die Beinveneninsuffizienz. Schattauer, Stuttgart New York

152. Wittgens T (1984) Thrombophlebitis und Phlebothrombose. Inf Arzt 3:26–35

153. Wuppermann T (1986) Varizen, Ulcus cruris und Thrombose. Springer, Berlin Heidelberg New York Tokyo

154. Wuppermann T (1987) Ernsthafte Zwischenfälle in der phlebologischen Praxis: Versehentliche intraarterielle Injektion. Phlebol Proktol 16:77

155. Wuppermann T, Marces H de, Mellmann J, Reiss H-D (1976) Experimentelle Untersuchungen zur Verödung insuffizienter Venae perforantes am Unterschenkel bei primärer Varikosis. Phlebol Proktol 5:92–102, 189–217

156. Wuppermann T, Haas KH, Häntsch-Püschel J, Dahlgrün H (1978) Merkmale der Verödungsthrombose. Vergleich hämostaseologischer und nuklearmedizinischer Messungen. In: Santler R, Lindemayr H, Bolliger A (Hrsg) Grenzen und Gefahren in der Phlebologie und Proktologie. Schattauer, Stuttgart New York (Ergebnisse der Angiologie, Bd 19)

157. Zirn C (1916) Die Behandlung der Krampfadern mit intravenösen Sublimatinjektionen. Med. Dissertation, Universität Tübingen; Derm Z 23:650–661

Untersuchungen über die Sklerosierungsreaktion großer Varizen mittels hochauflösender Duplexsonographie

M. Marshall

Einleitung

Da menschliches Untersuchungsmaterial bei der Sklerosierungsbehandlung von Varizen auch aus ethischen Gründen üblicherweise für systematische und wiederholte Untersuchungen nicht verfügbar ist, wurden entsprechende morphologische Studien bisher meist an Tieren durchgeführt (vgl. [5]). Dabei ergab sich als wesentliche Reaktion neben einer Endothelschädigung der Venen v.a. eine ausgedehntere Thrombosierung des Veneninhalts mit sekundärer Organisation, wie dies auch von der Organisation der tiefen Venenthrombose bekannt ist [4].

Der aktuelle Wissensstand über die therapeutische Sklerosierungsreaktion ist kurz zusammengefaßt etwa folgender (s.a. [5, 6]):

Primär kommt es im wesentlichen zur Zerstörung des Varizenendothels durch das Verödungsmittel mit massiver Steigerung der Permeabilität, Eliminierung des endoendothelialen Plasmasaums und Ausbildung eines vorwiegend aus Erythrozyten bestehenden, auffällig fibrinarmen Gerinnungsthrombus. Freigesetzte subendotheliale Aktivatoren führen zusätzlich zu einer Hyperfibrino- und -fibrinogenolyse. Die starke Gefäßwandschädigung ermöglicht in den folgenden 2 Tagen die Permeation von Plasma und Fibrin in die Gefäßwand und nachfolgend auch in das umgebende Gewebe.

Fibrin- und Fibrinogenabbauprodukte initiieren und fördern eine zelluläre Entzündungsreaktion in Venenwand und umgebendem Bindegewebe, was schließlich zur Organisation der Schädigungseinheit aus Gefäßwand und Thrombus führt.

Fibrininsudationen der Venenwand mit narbiger Organisation könnten demnach ganz wesentliche Prozesse auch bei den klinischen Spätfolgen der tiefen Venenthrombose sein.

Die tierexperimentellen Untersuchungen weisen aber im Vergleich zu einer korrekten therapeutischen Sklerosierung am Menschen schwerwiegende Unterschiede auf: So hat ein Tier keine Varikose, während beim Menschen ausschließlich varikös veränderte Venen verödet werden sollten, die nach aller Wahrscheinlichkeit ein verändertes Reaktionsmuster der geschädigten Venenwand und wohl auch des Endothels aufweisen. Darüber hinaus ist es erklärtes Therapieziel, durch fest angelegte Kompressionsverbände mit einem gewissen Ruhedruck ein Zusammendrücken der behandelten epifaszialen Venen zu erzielen, um gerade die Entstehung größerer Thromben mit ihren Komplikationen und ungünstigeren Behandlungsresultaten zu verhindern [4].

Aus den dargelegten Gründen versuchten wir, die Verödungsreaktion bei der Behandlung der Varikose am Menschen mit der hochauflösenden Duplexsonographie zu verfolgen. Gleichzeitig sollten diese Untersuchungen dazu dienen, ggf. unter standardisierbaren Bedingungen Informationen über die altersabhängigen Veränderungen venöser Thrombosen zu erhalten, da das Alter dieser Thromben auf den Tag genau bekannt und die sonographische Morphologie durch die sehr oberflächliche Lage und die genau bekannte Lokalisation gut zu studieren waren (vgl. [2]).

Patienten und Methodik

Patienten und Verödungsbehandlung

Entsprechende Untersuchungen wurden bisher an 25 aufeinanderfolgenden Patienten durchgeführt, die sich einer ambulanten Verödungsbehandlung auch größerer Varizen unterzogen hatten. Es handelte sich um 21 Frauen und 4 Männer mit einem Alter von $46{,}3 \pm 8{,}7$ Jahren (Spanne: 35–63 Jahre). Als Verödungsmittel wurde in diesen Fällen ausschließlich 2- und 3 %iges Aethoxysklerol verwendet. Die Injektion des Verödungsmittels erfolgte in kleinen Portionen à 0,5–1,0 ml über mehrere Nadeln in geringer Kopftieflagerung. Anschließend wurde immer ein Kompressionsverband mit einem gewissen Ruhedruck und zusätzlicher positiver exzentrischer Kompression des Verödungsbereiches angelegt, womit der Patient umgehend 30 min gehen mußte [4].

Die duplexsonographischen Nachuntersuchungen erfolgten 2–3 Tage, 1 Woche, 2 Wochen, 3–4 Wochen und 3–4 Monate nach der ersten Verödungsbehandlung, wobei unter den Bedingungen der Praxis zum jeweiligen Zeitpunkt immer nur eine kleinere Anzahl von Patienten untersucht werden konnte.

Im gleichen Zeitraum wurden noch 2 Patienten mit Thrombophlebitis der V. saphena magna und 5 Patienten (3 Männer und 2 Frauen) im entsprechenden Altersbereich mit einer alten tiefen Venenthrombose untersucht.

Gerät

Es wurde das Duplexsonographiegerät DRF 400 der Firma Diasonics verwendet. Für die Untersuchung der Verödungsreaktion der oberflächlichen Venen wurde meist der 10-MHz-, für die der tiefen Venen der 7,5-MHz-Schallkopf eingesetzt (Frequenz des gepulsten Doppler-Ultraschalls 4,5 bzw. 3 MHz).

Wegen des größeren Darstellungsmaßstabes mit besserer Detailbeurteilbarkeit wurde in den Abbildungen bevorzugt die reine B-Bild- statt der Duplexdarstellung gewählt. Abbildung 1 zeigt schematisch den Aufbau der verwendeten Duplexsonde und die Darstellungsmöglichkeiten.

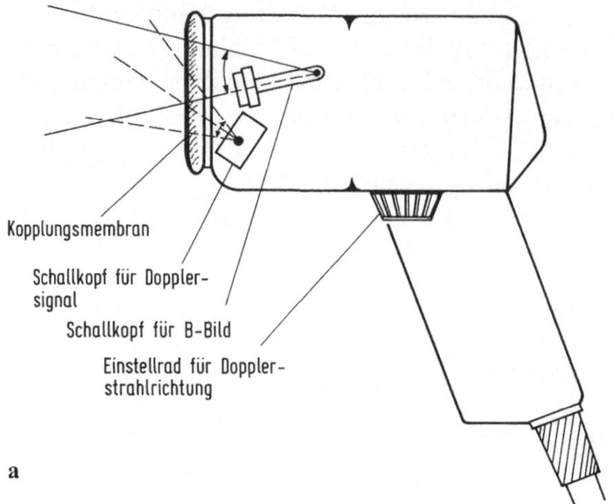

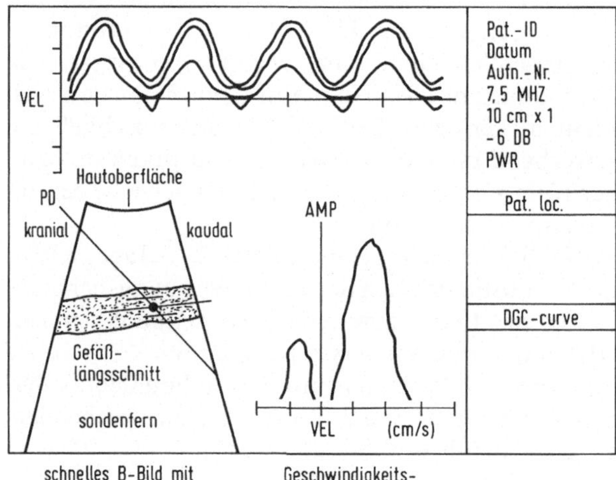

Abb. 1. Schematische Darstellung der Duplexsonographie: **a** Aufbau der Sonde, **b** Darstellungsmöglichkeiten

Ergebnisse

Eine normale Vene oder unkomplizierte Varize zeigt ein nahezu echofreies Lumen mit einer scharfen Begrenzung durch die Venenwand (Abb. 2, 3 a, 4). „Venenwandstrukturen" ähnlich den sonographischen Arterienwandschichten waren allerdings meist nicht durchgehend abgrenzbar (Abb. 2, 4); ggf. fand sich ähnlich wie bei Arterien eine sehr schmale echoreiche Innenschicht, dann eine echofreie bzw. -arme Zwischenschicht (sonographische „Intima") und dann eine breitere echoreiche äußere Schicht. Die echoarme Zwischenschicht hatte bei Personen dieser Altersgruppe eine Dicke von $0,27 \pm 0,06$ mm ($\bar{x} \pm$ SD, $n = 8$, Abb. 2, 4, vgl. Abb. 9 a).

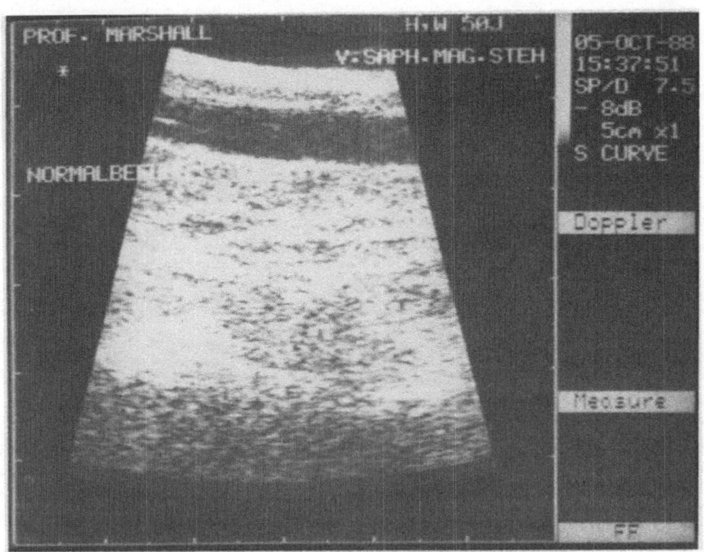

Abb. 2. V. saphena magna, Untersuchung im Stehen: Normalbefund: Diskretes, ganz gleichmäßiges Echomuster; gut abgrenzbare, schmale Gefäßwand (links geschlossene Klappe) (7,5 MHz) (H. H., w., 50 Jahre)

Die Doppleranalyse erlaubt zusätzlich den Nachweis venöser Blutströmung bis zum Reflux beim Valsalva-Manöver oder der Pendelströmung bei proximalem Tapotement („A-Geräusche" [1, 3, 4]; Abb. 4b, 5b, 6b, 7b, 8, 9a, 10b).

Beginnend ab 2–3 Tagen (Abb. 5, 6) und ausgeprägt 2–3 Wochen nach Beginn der Verödungstherapie (Abb. 3a, 3b, 7) fand sich ein relativ weites Restlumen der behandelten Varize mit einem mäßig dichten, meist weitgehend gleichmäßig verteilten Reflexmuster (bzw. 1 Woche nach Einsetzen einer Thrombophlebitis einer Stammvene; vgl. Abb. 9a). Die innere Begrenzung der Venenwand war sehr ungleichmäßig, z. T. pflastersteinartig, und die gesamte Venenwand war äußerst echodicht („verdichtet") und erschien deutlich verbreitert (besonders der sondenferne Teil; Abb. 3b, 3c, 5, 6, 7, 8, 9a). Die behandelte Varize war erwartungsgemäß nur geringfügig kompressibel. Das weite Restlumen zeigt, daß es trotz aufwendiger Verbandstechnik oft nicht gelingt, eine Varize unter orthostatischer Belastung weitestgehend zu komprimieren; deutlich war dies im Oberschenkelbereich und bei dicken Beinen.

Um die 4. Woche fand sich ein ähnlicher, aber fortgeschrittenerer Befund (Abb. 3b, 3c, 7, 8). Das Lumen zeigte üblicherweise ein recht dichtes, gleichmäßiges Reflexmuster. Die Venenwand war lumenwärts nicht mehr scharf abgegrenzt, sie wirkte wie ausgefranst, mit dem Thrombus verbunden (Abb. 3c, 7a). Besonders bei großkalibrigen Varizen fanden sich wiederholt umschriebene, sehr echoarme Bezirke, v.a. wiederum bei dicken Beinen bzw. in Bereichen, wo eine optimale Kompressionsbehandlung Schwierigkeiten bereiten kann, wie im Kniegelenkbereich oder über den Abgängen größerer (insuffizienter) Perforansvenen (Abb. 6a, 7, 8a). Die Duplexanalyse ermöglichte ggf. durch das Fehlen induzier-

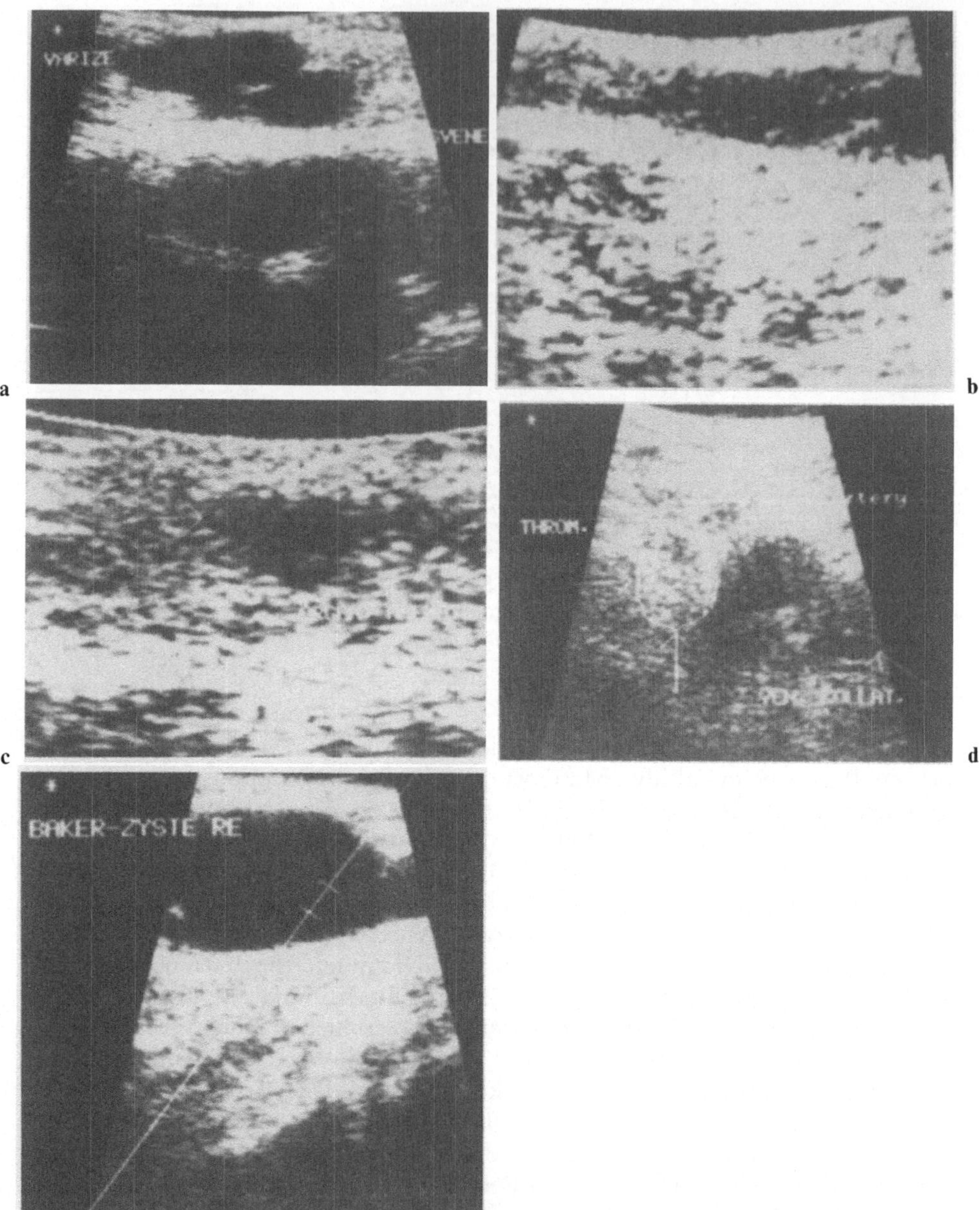

Abb. 3. *Übersicht:* **a** Normale Vene oder Varize: gut kompressibel; Lumen weitgehend echofrei und glatt begrenzt; normale Flußsignale (Längsschnitt). **b** Zwei Wochen alte Sklerosierungsreaktion: relativ gleichmäßiges, lockeres Echomuster im Lumen, keine Flußsignale; Zeichen für deutliche Gefäßwandverdickung (perivaskuläre Entzündung), innere Begrenzung etwas unregelmäßig, pflastersteinartig. **c** Vier Wochen alte Sklerosierungsreaktion: zunehmend dichteres, gleichmäßigeres Echomuster, oft aber auch echoarme Bezirke (Thrombusverflüssigung, fehlende Organisation); Gefäßwand nicht mehr sicher abgrenzbar, sehr unregelmäßig, oft stark verdickt (jeweils 10 MHz). **d** Alte, organisierte Thrombose der linken V. femoralis. Sehr gleichmäßiges und dichtes Echomuster; schwierige Abgrenzbarkeit gegen die Umgebung (7,5 MHz). **e** Zum Vergleich: Baker-Zyste: Lumen weitgehend echofrei, relativ glatt begrenzt (gewisse Schallverstärkung an der sondenfernen Zystenwand; keine Flußsignale induzierbar)

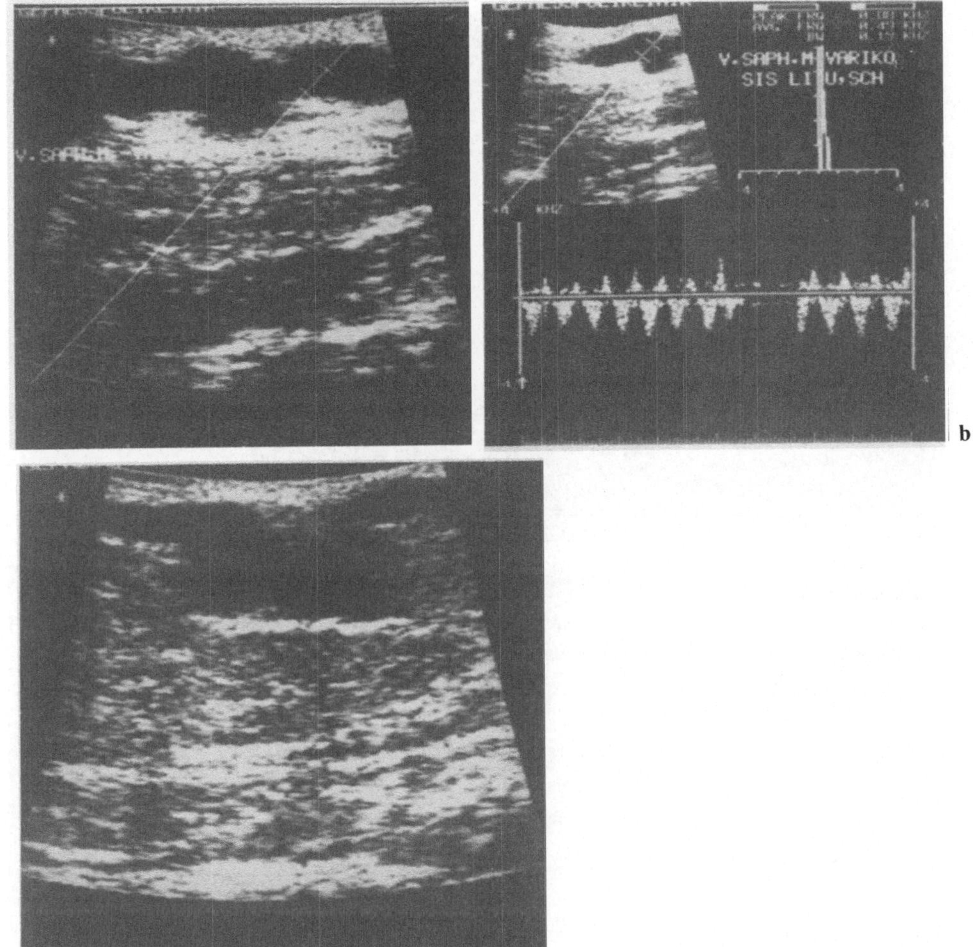

Abb. 4. a Mißempfindung im Bereich eines Varizenkonvoluts am linken Unterschenkel. Lumen weitgehend echofrei; glatte Wandkonturen, z. T. 2 schmale Reflexbande lumenwärts abgrenzbar und relativ dünne Gefäßwand. **b** Varikosis der V. saphena magna links über insuffizienter Perforansvene; Varize gut kompressibel; normal auslösbare A-Geräusche = keine Thrombosierung. (Sonographie jeweils mit 10 MHz, gepulster Doppler mit 4,5 MHz.) **c** Deutlich erweiterte Boyd-Perforansvene links; glatte Wandkonturen der V. saphena magna und normale sonographische „Gefäßwand"

barer Flußsignale („A-Geräusche" [3, 4]) den Nachweis, daß es sich hier um eine fehlende Organisation von Thrombusanteilen oder umschriebene Kolliquationen des Thrombus, (noch?) nicht um eine Rekanalisation handelte; dies traf auch für die oberflächennahen Anteile von Perforansvenen zu (Abb. 7b, 8a).

Alte Thromben, z. B. nach tiefer Beinvenenthrombose, zeigten ein sehr dichtes, gleichmäßiges Echomuster, das von umgebenden Gewebsstrukturen oft nicht mehr sicher abgrenzbar war (Abb. 10a). Auch die Venenwand war dabei nicht mehr zu identifizieren (Abb. 3d, 10a). Überhaupt sind derartige ältere Befunde

PROF. MARSHALL
B,W 44J
V-SAPH-MAGNA LI
06-OCT-88
09:46:39
SP/D 10.0
- 8dB
3cm x1
S CURVE
Doppler
Measure
2 D NACH SKLERO
FF

a

PH. MAG.LI
SKLERO.
A-GERAEUSCHE

b

V- SAPH-MAGNA
GUTE SKLERO-
REAKTION

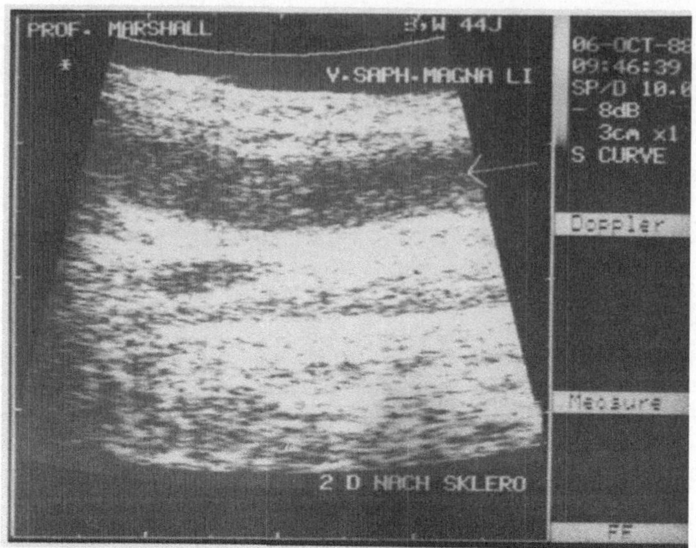

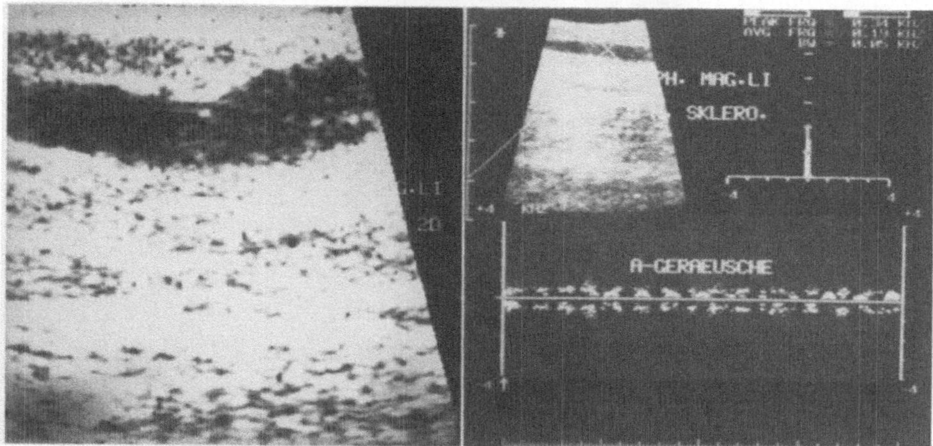

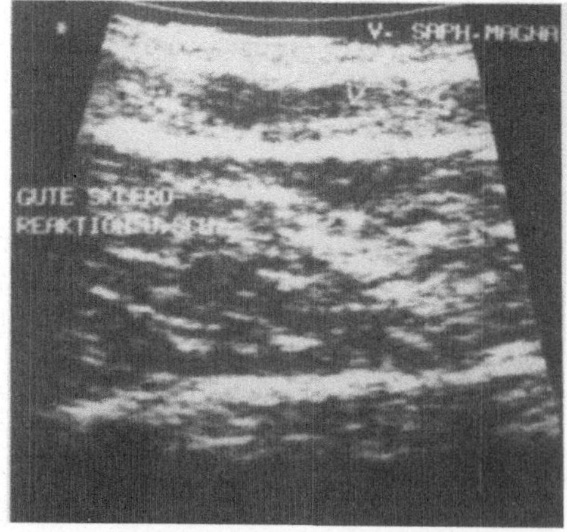

c

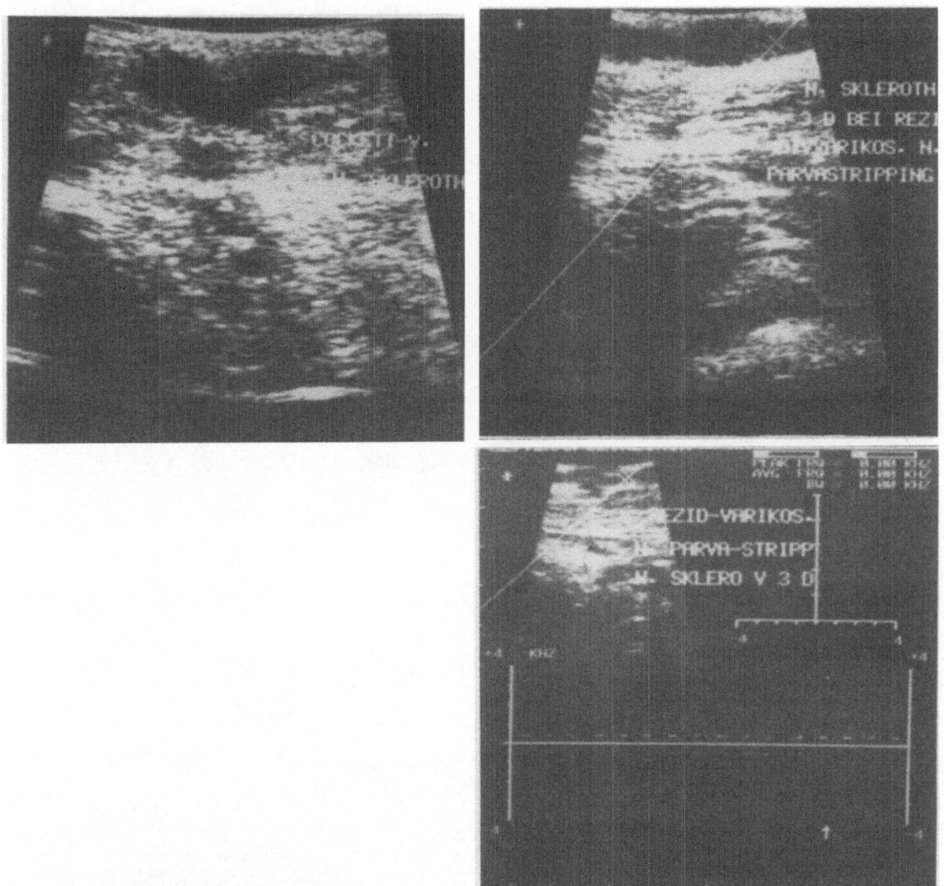

Abb. 6. a Seit drei Tagen Sklerotherapie einer varikösen V. saphena magna links. Über insuffizienter Cockett-Perforansvene noch echoarmer Bezirk (10 MHz) (D. D., w., 62 Jahre, Kosmetikerin); **b** vor 3 Tagen Verödungsbehandlung einer ausgedehnten Rezidivvarikose am Unterschenkel nach Parvastripping vor 34 Jahren: erhebliche Venenwandveränderungen, sonst nur diskrete Echovermehrung im Lumen; aber fehlende Komprimierbarkeit der Varize und keine Auslösung von A-Geräuschen möglich (10 MHz) (R. A., m., 55 Jahre, Dipl.-Ing.)

Abb. 5. a Vena saphena magna links am proximalen Unterschenkel 2 Tage nach Sklerotherapie (10 MHz) (B. B., w., 44 Jahre); **b** V. saphena magna links oberhalb des Knies über Dodd-Perforansvenen, Sklerotherapie vor 2 Tagen: beginnende Thrombosierung; lockeres, relativ gleichmäßiges Echomuster; unregelmäßige Lumenbegrenzung; Zeichen für deutliche Wandverdickung mit z. T. sehr dichter, z. T. etwas aufgelockerter sonographischer Wandstruktur. Vene noch komprimierbar; z. T. noch schwache A-Geräusche auslösbar (Dodd-Perforansvene?) (7,5 MHz) (L. I. w., 50 Jahre, Lehrerin); **c** Sklerotherapie einer V.-saphena-magna-Varikose vor 3 Tagen: gute Verödungsreaktion; → etwa in der Mitte echoärmerer Bezirk (fehlende Organisation); stark veränderte innere Wandkonturen (10 MHz) (H. A., w., 52 Jahre, Lehrerin);

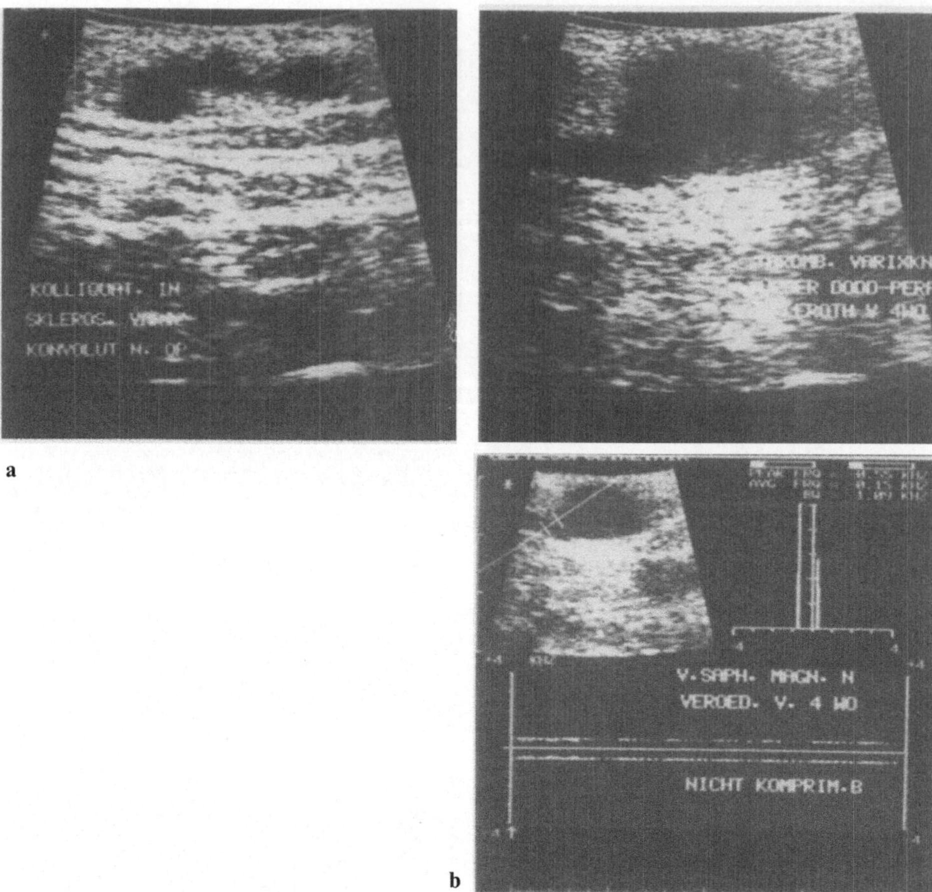

a

b

Abb. 7. a Vor 3 Wochen Sklerotherapie eines Varizenkonvoluts an der linken Wade: im Stehen umschriebene Auffüllung im Verödungsbereich über eine insuffiziente Perforansvene; sonst gute Verödungsreaktion (10 MHz) (W. C., w., 38 Jahre, Angestellte); **b** vor 4 Wochen Sklerotherapie einer Varikosis der V. saphena magna links: großer, schmerzhafter Knoten über einer distalen Dodd-Perforansvene; aber keine A-Geräusche in diesem Bereich auslösbar. Im übrigen gute Verödungsreaktion. (Stichinzision, Expression eines verflüssigten Koagulums, Kompressionsverband; anhaltender Behandlungserfolg) (10 MHz) (L. I., w., 50 Jahre, Lehrerin)

nur noch unter günstigen Bedingungen – wie oberflächliche Lage an definierter Stelle neben der Arterie (bzw. nach erfolgreicher Sklerotherapie der Vena saphena magna und parva) und bei entsprechender Erfahrung – ausreichend zuverlässig zu beurteilen. In der Tiefe der Kniekehle z. B. ist eine alte organisierte Thrombose oft nicht genau erkennbar, wobei häufig kräftige Kollateralen ein zusätzliches Erschwernis darstellen (vgl. Abb. 10a). Bei Rekanalisation alter Venenthrombosen fanden sich typischerweise Wandkonturunregelmäßigkeiten und -verdickungen mit verminderter Komprimierbarkeit der rekanalisierten Vene (Abb. 10b).

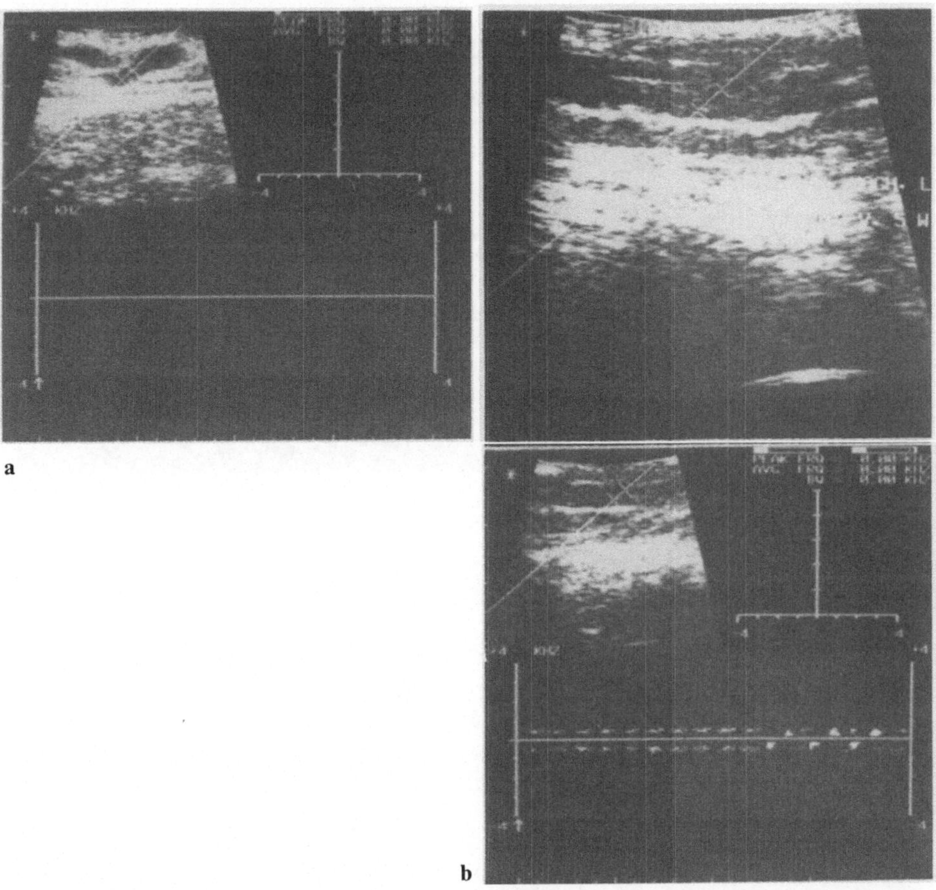

Abb. 8. a Vor 5 Wochen Sklerotherapie einer V.-saphena-magna-Varikose: echoarme Bezirke über Boyd-Perforansvene; in diesem Bereich aber keine A-Geräusche induzierbar, auch nicht in der Perforansvene (10 MHz) (S. A., w., 57 Jahre, Angestellte); **b** vor 5 Wochen Sklerotherapie von Astvarizen und einer Varikosis der V. saphena magna links: weitgehend organisierte Thrombose; *oben:* sonographische Darstellung, 10 MHz; *unten:* duplexsonographische Darstellung; die Signale im Doppler-Teil sind gerätetechnische Artefakte (S. M., w., 39 Jahre, Arzthelferin)

Diskussion

Die Duplexsonographie entwickelt sich zunehmend zu einem wertvollen Werkzeug auch für die phlebologische Diagnostik [1, 3, 4]:

Phlebologische Indikationen zur Duplexsonographie

Primär phlebologische Indikationen
- *Thrombosediagnostik und Thrombusaltersbestimmung,* auch Nachweis *stenosierender* und „flottierender" Thromben

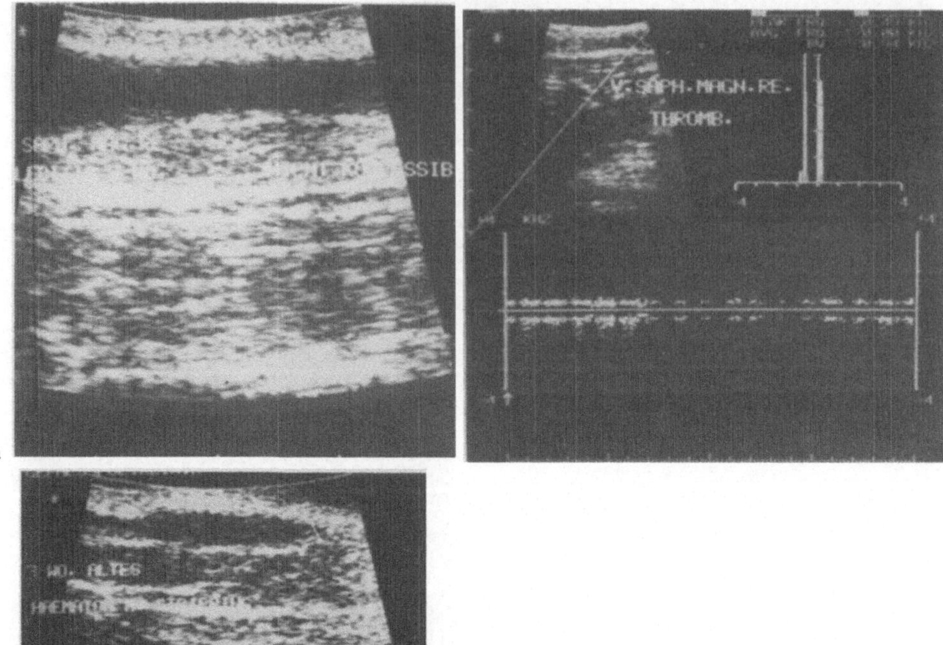

Abb. 9. *Zum Vergleich:* **a** ausgeprägte Phlebitis der V. saphena magna rechts am Oberschenkel seit 1 Woche. Verlaufsbeobachtung zum Ausschluß einer Aszension. Vene nicht kompressibel, keine typischen Flußsignale ableitbar und induzierbar. Gering vermehrte Echogenität; unregelmäßige innere Gefäßwandkontur und Wandverdickung (10 MHz) (W. H., m., 42 Jahre, Physiker); **b** vor 3 Wochen Stripping der V. saphena magna rechts: organisiertes Hämatom im Strippingkanal (10 MHz) (M. L., w., 51 Jahre, Hausfrau)

- *Nachweis und exakte Lokalisierung insuffizienter Perforansvenen*, einschließlich Mündungsinsuffizienz der Stammvenen
- *Differenzierung der tiefen Leitveneninsuffizienz:*
  dilatativ oder postthrombotisch
- *Überprüfung therapeutischer Maßnahmen*:
  - Sklerotherapie (Nachweis von Rekanalisationen u.a.)
  - Varizenchirurgie
  - Thrombolyse und Thrombektomie u.a.

Differentialdiagnostische Abklärungen
- Arterienerkrankungen
- Zystische Gefäßwanddegenerationen

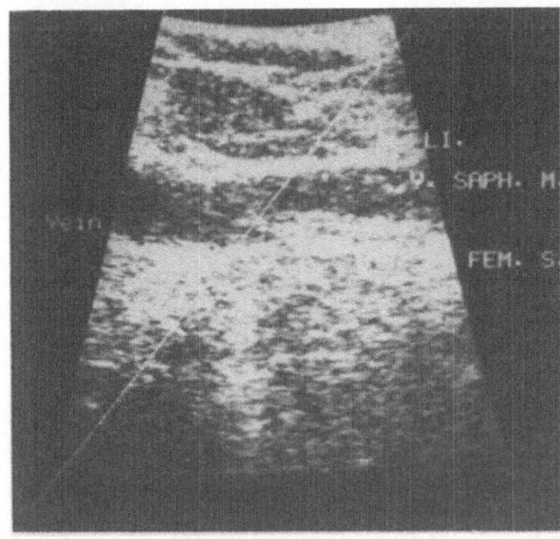
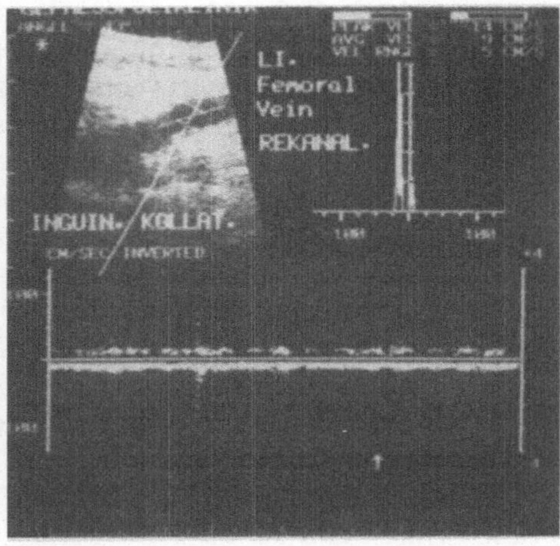

a

b

Abb. 10. a Etwa 3 Wochen alte Thrombose der V. femoralis am linken Oberschenkel mit Einbeziehung der V.-saphena-magna-Mündung. Vor 3 Wochen Lungenembolie; V. femoralis distal der Crosse durch dicht organisierten Thrombus ausgefüllt (7,5 MHz) (G. E., w., 61 Jahre); **b** vor 4 Jahren tiefe Beinvenenthrombose links: V. femoralis rekanalisiert mit Abstrom über kräftige inguinale Kollateralen; V. iliaca externa verschlossen (7,5 MHz) (J. R., w., 25 Jahre, Fußpflegerin)

- Baker-Zysten mit und ohne Kompression der Leitvene
- Leistenhernien
- postthrombotisches Syndrom/Lymphödem/Lipödem
- sonstige Weichteil-, arthrogene und ossäre Erkrankungen

Wissenschaftliche Untersuchungen
- *Quantitative strömungsfunktionelle Untersuchungen:*
  - medikamentöse Venentonisierung mit Steigerung der Strömungsgeschwindigkeit
  - venöse Hämodynamik in der Schwangerschaft (utero-vaskuläres Syndrom) u.a.
- *Morphologische Untersuchungen:*
  - Verlauf der therapeutischen Verödungsreaktion
  - Thrombusmorphologie
  - sonographische „Morphologien" bei postthrombotischem Syndrom, Lymphödem, Lipödem
  - normale und pathologische Venendurchmesser und sonographische „Wandstrukturen" u.a.

Die hochauflösende duplexsonographische Untersuchung der Verödungsreaktion mit Verlaufskontrolle beinhaltet 2 wesentliche Aspekte:

Erstens können die *morphologischen Veränderungen* nichtinvasiv, beliebig oft im Zeitverlauf mit eindrucksvoller Detailgenauigkeit beim Menschen beobachtet werden (Abb. 2–8); dabei ergaben sich bemerkenswerte Parallelen zu den neueren histologischen Untersuchungen (s. Einleitung) [5, 6]; v.a. konnte der zeitliche Ablauf und das erhebliche Ausmaß der Venenwandschädigung und der Reaktion des perivaskulären Gewebes eindrucksvoll dokumentiert werden (Abb. 3, 5, 6, 7, 8). Daneben ergibt sich ein interessantes Modell zur exakten Beobachtung der zeitlichen Veränderungen der sonographischen „Thrombusstruktur", womit die Altersbestimmung tiefer Venenthrombosen noch weiter verbessert werden können sollte (Abb. 3, 9a, 10, vgl. Abb. 5–8; s. auch [2]).

Tabelle 1 zeigt eine entsprechende vorläufige Altersabschätzung einer Venenthrombose mit ihren wichtigen klinischen Implikationen. Wesentlich erscheint in diesem Zusammenhang die Beobachtung, daß in den Verödungsthromben großlumiger Venen häufig nach etwa 3–4 Wochen echoarme Bezirke im Sinne fehlender Thrombusorganisation oder sekundärer Kolliquationen zu beobachten sind. Da dies grundsätzlich wohl auch für die Thrombosen tiefer Venen gilt, darf ein derartiger Befund nicht zur Diagnose einer noch relativ frischen – ggf. lysierbaren – Thrombose verleiten (vgl. Tabelle 1).

Zweitens erlaubt die Duplexsonographie in geradezu idealer Weise eine *klinische Erfolgs- und Verlaufskontrolle der Sklerosierungsbehandlung* (Abb. 3, 5, 6, 7, 8). Selbstverständlich kann der erfolgreiche Verschluß einer Varize unterschiedlichen Kalibers nachgewiesen werden, besonders auch die „Versiegelung" des pathologischen retrograden Abstromgebiets von Perforansvenen (Abb. 7b; 8a); ebenso kann eine Rekanalisation aufgezeigt werden, v.a. umschriebene Rekanalisationsstrecken zwischen Perforansvenen oder nahe der Stammvenenmündung. Zentren fehlender Thrombusorganisation oder sekundärer Kolliquation, die oft mit einer verstärkten entzündlichen, schmerzhaften Venenwandreaktion einhergehen, können sicher erkannt und mit einer gezielten Stichinzision entleert werden; durch eine neuerliche Kompressionsbehandlung mit Verband kann dann meist ein ausgezeichnetes Langzeitresultat erzielt werden (Abb. 7b).

Tabelle 1. Ansätze zur sonographischen und duplexsonographischen „Altersbestimmung" einer (venösen) Thrombose

Sonographischer Befund	Beurteilung	Klinische Konsequenz
Oft echofrei/-arm; deutlich vermindert kompressibel; keine spontanen und induzierten Flußsignale; Vene dilatiert	Frische Thrombose	Oft lysierbar
Meist vermehrt Binnenechos; nicht kompressibel; keine Flußsignale; unregelmäßige, verdickte Gefäßwand	In Organisation befindliche Thrombose	Nur in etwa 50% der Fälle lysierbar (ggf. kritische Indikationsstellung)
Zahlreiche, dichte Binnenechos (echofreie/-arme zentrale Bezirke (Kolliquationen?) möglich – ohne Flußsignale); Gefäßwand nicht abgrenzbar	Ältere = organisierte Thrombose	Nicht lysierbar

Litcratur

1. Grant EG, White EM (eds) (1988) Duplex sonography. Springer, Berlin, Heidelberg New York Tokyo
2. Habscheid W, Wilhelm T (1988) Diagnostik der tiefen Beinvenenthrombose durch real-time-Sonographie. Dtsch Med Wochenschr 113:586
3. Marshall M (1984) Praktische Doppler-Sonographie. Springer, Berlin Heidelberg New York Tokyo
4. Marshall M (1987) Praktische Phlebologie. Springer, Berlin Heidelberg New York
5. Staubesand J (1983) Zur Ultrastruktur sklerosierter Venen; ein Beitrag zur sogenannten Verödungstherapie der Varizen. Verh Anat Ges 77:501
6. Wuppermann T, Goor W, Stemmer R, Strosche H (1986) Theorie der Varizenverödung. In: Wuppermann T (Hrsg) Varizen, Ulcus cruris und Thrombose. Springer, Berlin Heidelberg New York Tokyo

Abflußverhalten des Verödungsmittels bei der Behandlung der primären Varikose

G. Heyn, J. Waigand und C. Tamaschke

Als grundsätzliche Technik der Varizenverödung werden die Punktion der Varizen im Stehen und die Injektion von 0,5 bis 2 ml Verödungsmittel weltweit mit besten Ergebnissen angewandt. Modifikationen und spezielle Techniken basieren auf diesem Standardverfahren [1, 2, 5, 6]. Neugebauer [4] verödet entgegen der geltenden Regel seit mehreren Jahren auch am stehenden Patienten. Wir haben nach dieser Mitteilung bei einigen unserer Patienten ebenfalls in stehender Position verödet und gute, komplikationslose Ergebnisse gesehen. Damit war die Frage, ob es gleichgültig ist, wenn am stehenden oder liegenden Patienten verödet wird, vom klinischen Gesichtspunkt zunächst mit einem „Ja" zu beantworten. Es traten jedoch Fragen über die Unbedenklichkeit dieses Vorgehens auf:

- Wie verhält sich das injizierte Medikament in der Varize?
- Verbleibt entsprechend unseren Kenntnissen über die Pathophysiologie der Hämodynamik in varikösen Systemen das injizierte Medikament am ruhig stehenden Patienten am Ort der Injektion länger als am liegenden Patienten?
- Wie lange bleibt das Verödungsmittel unmittelbar im Kontakt mit der zu verödenden Vene?
- Wohin fließt es eigentlich am liegenden Patienten und am stehenden Patienten?
- Fließt es auch in das tiefe Venensystem?

Um diese Fragen zu beantworten, haben wir, angeregt durch andere Arbeiten [3, 7], eine Untersuchungsserie unter den jetzt möglichen, günstigeren technischen Bedingungen begonnen, deren erste Ergebnisse hier mitgeteilt werden sollen.

Methodik

Vor der Verödungsinjektion haben wir nach Aufklärung und mit Einverständnis der Patienten das Verteilungsverhalten einer in die Varize injizierten Lösung am liegenden und vom gleichen Injektionsort unter gleichen Bedingungen am stehenden Patienten untersucht. Hierfür wurde das Kontrastmittel „Amipaque" (Fa. Nyegaard u. Co., Oslo), hochverdünnt auf 150 mg/ml J) benutzt. Es ist isoosmotisch und verteilt sich, ins Blut injiziert, sofort gleichmäßig. Das gleiche Verhalten haben auch die von uns benutzten alkoholisch gelösten Verödungsmittel „Aethoxysklerol" 1 % und 3 % (Chemische Fabrik Kreussler u. Co. GmbH, Wiesbaden-Biebrich/BRD). Von dem Kontrastmittel wurden, wie zur Verödung üblich, jeweils 1,5 ml mit glattgängiger Glasspritze innerhalb von 3 s injiziert. Wir setzten

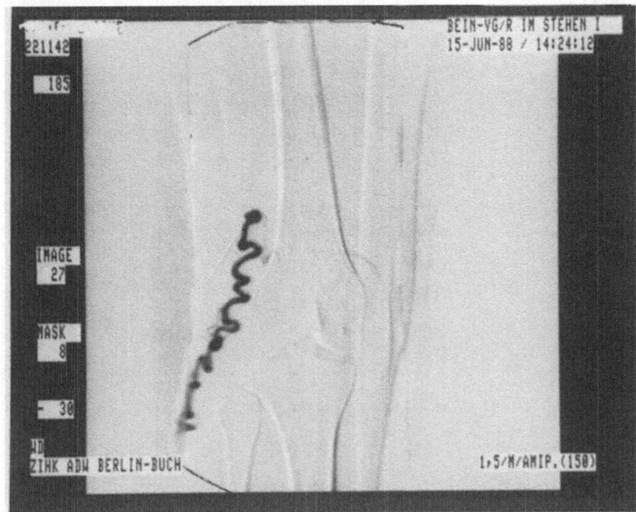

Abb. 1. Fall 1 (im Stehen): **a** 10 s nach Injektion, **b** 15 s nach Injektion

also voraus, daß das im Anschluß an die Kontrastmitteluntersuchung injizierte Verödungsmittel ein gleiches Verteilungsbild in der Varize aufweisen müßte. Eine Mischung von Amipaque und Aethoxysklerol verbot sich wegen möglicher unbekannter chemischer Reaktionen und aus untersuchungstechnischen Bedingungen (Doppelinjektion). Für die Registrierung nutzten wir die digitale Subtraktionsangiographie mit einer computergespeicherten Bildfolge von 2 Momentbildern pro Sekunde (Digitron 3; Fa. Siemens/BRD).

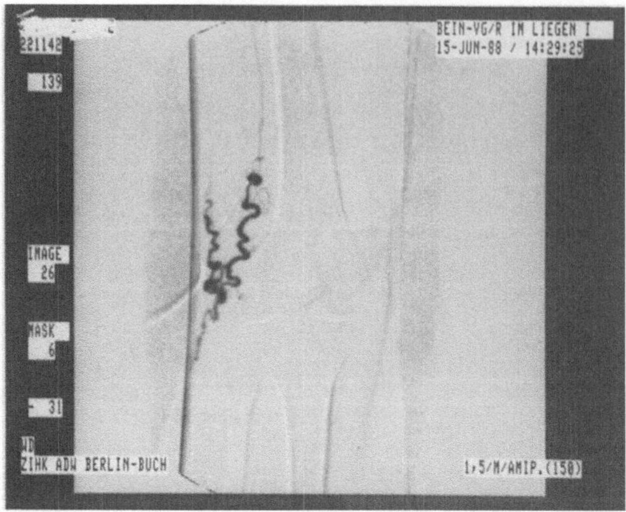

a

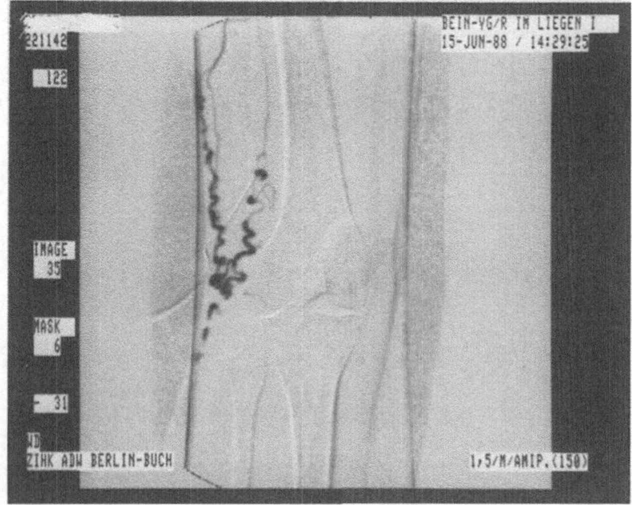

b

Abb. 2. Fall 1 (im Liegen): **a** 10 s nach Injektion, **b** 15 s nach Injektion

Ergebnisse

Da bei bildgebenden Untersuchungen nicht anders möglich, werden einige Ergebnisse an der folgenden Bildserie demonstriert. Die Abbildungen geben im Fallbeispiel 1 und 2 jeweils 2 Momentaufnahmen sowohl im Stehen als auch im Liegen aus den Serien wieder. In den Fällen 3 – 5 werden nur die markantesten Momente dargestellt. Die Zeit nach Injektionsende ist jeweils bei dem entsprechendem Bild angegeben.

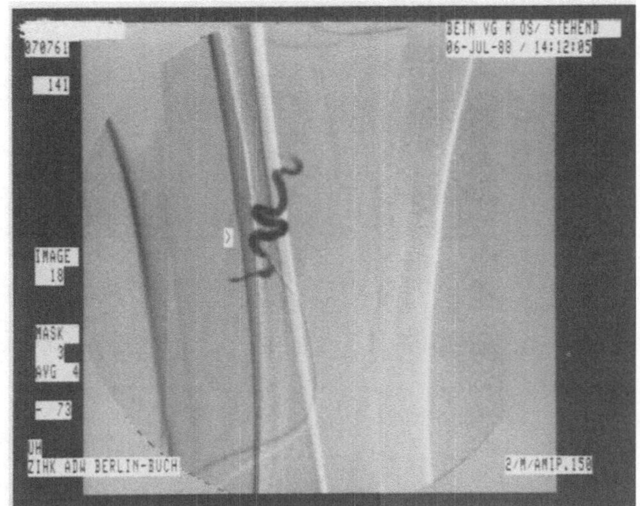

a

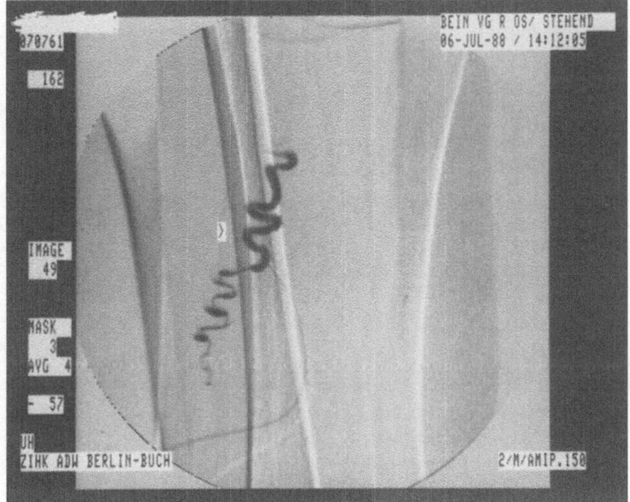

b

Abb. 3. Fall 2 (im Stehen): **a** 6 s nach Injektion, **b** 20 s nach Injektion

Fall 1: Es handelt sich hier um einen Varizenstrang an der Außenseite des rechten distalen Oberschenkels. Im Stehen (Abb. 1a, b) verteilt sich die Lösung nur nach kaudal. Im Liegen (Abb. 2a, b) sehen wir, daß das Mittel innerhalb der gleichen Zeitabstände auch in andere, nicht punktierte Varizenäste fließt; daß aber auch nach 15 s schon der Abfluß herzwärts in nicht varikös veränderte Venen erfolgt.

Kommentar: Ein Fall, bei dem sowohl im Stehen als auch im Liegen ein günstiger Verödungseffekt aufgrund der Verteilung des Medikamentes in der Varize zu erwarten wäre.

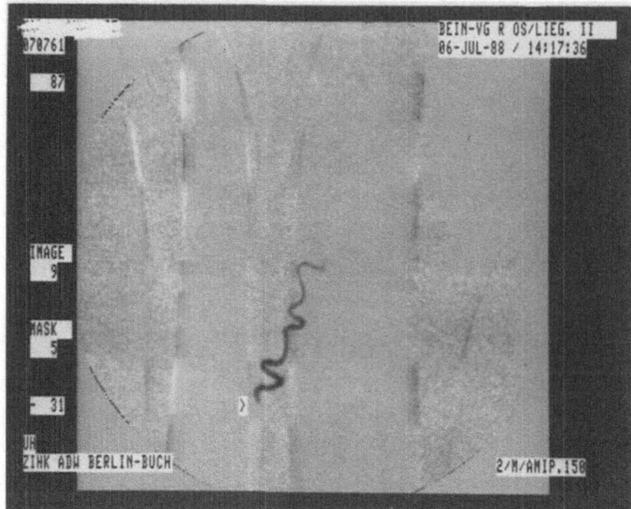
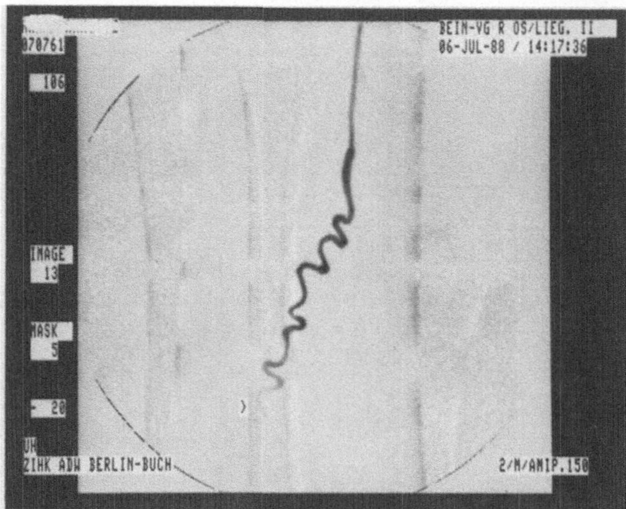

Abb. 4. Fall 2 (im Liegen): **a** am Injektionsende, **b** 4 s nach Injektion

Fall 2: Ein Varizenstrang schräg über die Vorderseite des linken Oberschenkels ziehend: im Stehen (Abb. 3a, b) findet die ausgezeichnete und erwünschte Verteilung des Medikaments in der Varize statt; im Liegen (Abb. 4b) fließt dagegen das Mittel in 4 s über die noch unauffällige V. saphena magna schnell ab.

Kommentar: Dies wäre ein Fall, der sicher in stehender Position einen besseren Verödungseffekt zur Folge hätte. Bei der Verödung im Liegen müßte unbedingt bis zur Anlage des Kompressionsverbands der Abflußpunkt in die V. saphena magna digital komprimiert werden.

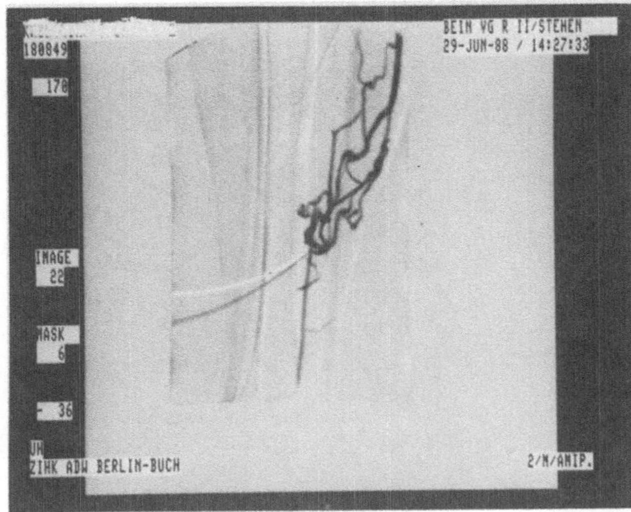

Abb. 5. Fall 3 (im Stehen): 8 s nach Injektion

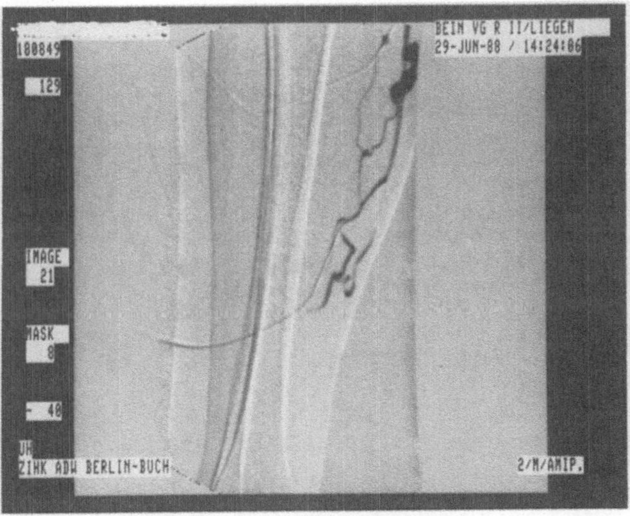

Abb. 6. Fall 3 (im Liegen): 8 s nach Injektion

Fall 3: Ein Varizenkonvolut an der rechten Wade medial: im Stehen (Abb. 5) verteilt sich das Mittel ideal im zu verödenden Konvolut, während im Liegen (Abb. 6) ein rascher Abfluß erfolgt.
Kommentar: Ein besonders zur Verödung im Stehen geeigneter Fall.

Fall 4: Varizenstrang lateral am rechten Unterschenkel. Die Verteilung am stehenden Patienten (Abb. 7) erfolgt ausschließlich nach kaudal und über die laterale Perforansvene wird Kontrastmittel – sprich Verödungsmittel – sehr schnell in das

                                                                                          G. Heyn et al.

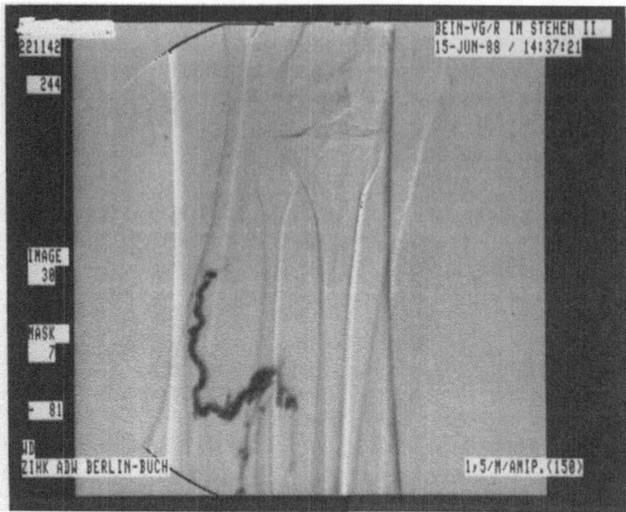

Abb. 7. Fall 4 (im Stehen): 12 s nach Injektion

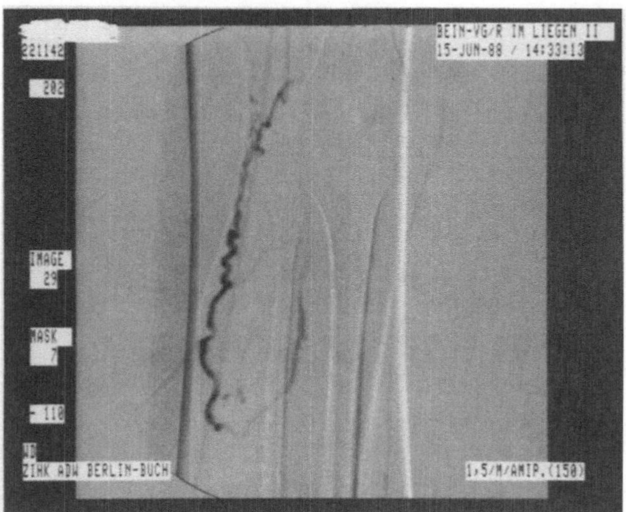

Abb. 8. Fall 4 (im Liegen): 12 s nach Injektion

tiefe Venensystem gefördert, bleibt auf einer Venenklappe teilweise liegen und fließt über weitere Klappen angrenzender tiefer Venen distalwärts. Im Liegen (Abb. 8) füllt sich dagegen die gesamte Varize nach proximal und distal auf; über die beschriebene perforierende Vene erfolgt auch eine Verteilung in das tiefe System, jedoch unter stärkerer Verdünnung und ohne auf den Klappen stehenzubleiben.

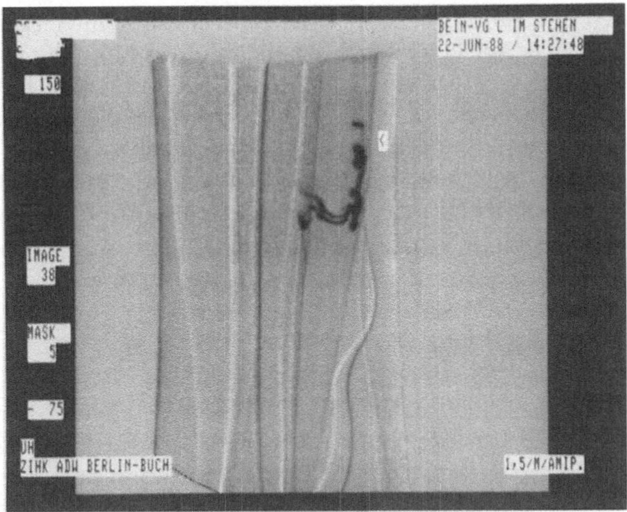

Abb. 9. Fall 5 (im Stehen): 16 s nach Injektion

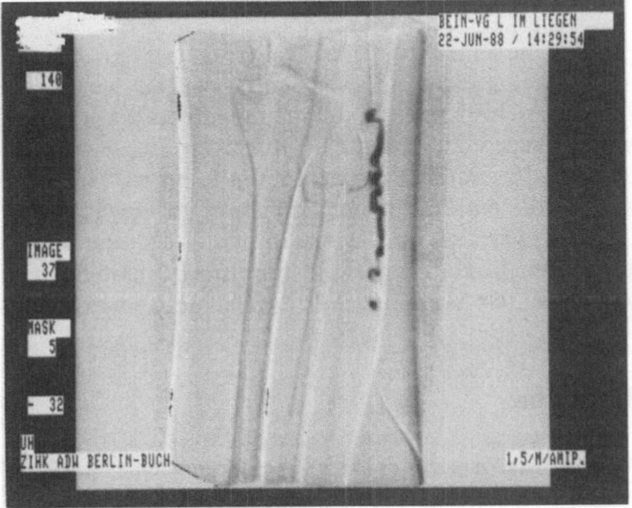

Abb. 10. Fall 5 (im Liegen): 16 s nach Injektion

Fall 5: Diese Varize am linken lateralen Unterschenkel entspricht fast spiegelbildlich dem Fall 4. Es wird im Stehen (Abb. 9) über 2 perforierende Venen, auch hier handelt es sich mit größter Wahrscheinlichkeit um die laterale Perforansvene, eine Klappe des tiefen Venensystems vom eingespritzten Mittel überspült. Im Liegen (Abb. 10) wird dagegen nur die zu verödende Varize aufgefüllt.
Kommentar: Mit den Fällen 4 und 5 werden 2 Befunde vorgestellt, bei denen man

sich in Kenntnis der Situation zur Verödung im Liegen entscheiden sollte. Diese beiden Beispiele weisen aber auch darauf hin, daß Varizen am lateralen Unterschenkel sehr oft über die laterale Perforansvene mit dem tiefen Venensystem kommunizieren – eine Tatsache, die bei der Verödungsbehandlung in dieser Region nicht außer acht gelassen werden kann.

Die vorliegenden ersten Ergebnisse unserer Untersuchungen erlauben einige Schlußfolgerungen:

1) Die in Varizen injizierten Medikamente verteilen sich am Ort der Injektion im Liegen wie auch im Stehen sowohl nach kranial, als auch nach kaudal. Im Liegen erfolgt ein schnellerer Abfluß über das epifasziale Venensystem in kranialer Richtung.
2) Im Bereich von Konvoluten bleibt das Verödungsmittel besonders im Stehen relativ lange liegen. Es hat immer die Tendenz, nach kaudal zu diffundieren.
3) Liegen perforierende Venen nahe der Injektionsstelle, dann findet das Verödungsmittel auch sehr schnell Abfluß in tiefe Venen. Dies ist besonders der Fall bei Verödungsinjektionen im Stehen, bei Varizen am lateralen Unterschenkel, wenn perforierende Venen (laterale Perforansvene) unterhalb der Punktionsstelle vorhanden sind. Dies sollte bedacht werden. Die Verteilung des Verödungsmittels in den tiefen Venen des liegenden Patienten erfolgt schneller und intensiver.

Für die Praxis und die Beantwortung der eingangs gestellten Grundfrage – Darf auch am stehenden Patienten verödet werden? – ist festzustellen:

Unsere bisherigen Untersuchungen haben gezeigt, daß sowohl am stehenden, wie am liegenden Patienten Varizen verödet werden dürfen. Es sollten möglichst keine perforierenden Venen in unmittelbarer Nähe der Punktionsstelle vorhanden sein; in diesem Fall ist der Verödung im Liegen der Vorzug zu geben.

Beim Veröden im Liegen, empfiehlt sich die digitale Kompression der Varize an einem proximalen Punkt der Injektionsstelle. Dies verhindert das schnelle Abfließen des Verödungsmittels bis zur Anlage eines Kompressionsverbandes.

Literatur

1. Feuerstein W, Santler R (1979) Basisinformation – Varizen – Verödung: Phlebol Proktol 8:65
2. Leu H-J (1976) Verödungstherapie. In: Kappert A (Hrsg) Lehrbuch und Atlas der Angiologie Huber, Bern Stuttgart Wien
3. Müller JHA, Petter O, Köstler H (1974) Kinematographische Untersuchungen bei der Varizenverödungstherapie. Z Ärztl Fortb 78:345
4. Neugebauer J (1987) Persönliche Mitteilung und Rundtischgespräch. (Frankfurter Phlebologentage, 25.–27. 5. 1987, Frankfurt an der Oder)
5. Petter O (1986) Konservative Therapie bei primärer Varikosis. In: Neugebauer J, Müller JHA, Petter O (Hrsg) Venenerkrankungen der Extremitäten, 2. Aufl. Volk & Gesundheit, Berlin
6. Sigg K (1976) Varizen, Ulcus cruris und Thrombose, 3. Aufl. Springer, Berlin Heidelberg New York
7. Stemmer R, Kopp C, Voglet P (1970) Physikalische Studie der Sklerosierungsinjektion. Zentralbl Phlebol 9:112

Topographie und funktionelle Anatomie
der arteriellen Hautversorgung am Unterschenkel:
Eine präparative angiologische Studie

F. Platz

Einleitung

Sklerosierung von Varizen und insuffizienten Perforansvenen, Strippingoperationen, Entstehung und Abheilung eines Ulcus cruris [27, 55] sowie Bildung von Hautlappen für Transplantationen stehen in engem Zusammenhang mit der Topographie des epifaszialen Gefäßnetzes. Sie tangieren damit den Raum, in dem die von den großen Unterschenkelarterien abzweigenden Perforansarterien nach ihrem Fasziendurchtritt zur Haut ziehen und als Aa. communicantes anastomosierende epifasziale Netze bilden.

Paravasale Injektionen von Sklerosierungsmitteln in den epifaszialen Raum oder versehentliche intraarterielle Injektionen können zu lokalen, aber auch zu weiterreichenden Schäden wie peripheren Paresen und ausgedehnten Nekrosen, unter Umständen sogar zum Verlust einer Extremität führen [56]. Befunde von Staubesand u. Seydewitz [48–50] zeigten bei Versuchen an Ratten, daß bei intraarterieller Injektion bereits nach einer Einwirkungszeit von wenigen Minuten und trotz geringer Dosierung und niedriger Konzentration nicht nur in der Gefäßwand, sondern über die Adventitia hinausgreifende erhebliche Schäden auftreten, die benachbarte Nerven und Muskeln einbeziehen. Mikrothromben aus abgeschilferten Endothelien und Zelldetritus können dabei in die Peripherie verschleppt werden und durch lokale Durchblutungsstörungen trophische Funktionen beeinträchtigen oder Gewebsnekrosen auslösen. Sehr ähnliche Schäden fanden Staubesand u. Seydewitz [51] aber auch nach paravasaler Injektion von Sklerosierungsmitteln in die Umgebung femoraler Leitungsbahnen von Ratten. Der sich hier aufgrund der ultrastrukturellen Befunde ergebende Patho- und Ausbreitungsmechanismus ist für die Abklärung der klinisch weit häufigeren Folgeschäden nach paravasalen Injektionen – insbesondere wegen der engen topographischen Beziehungen zwischen Arterien, Venen und Nerven – von erheblicher Bedeutung.

Die Frage, ob sich im Hinblick auf die topographischen Verhältnisse von Perforans- und Communicansarterien am Unterschenkel bestimmte Versorgungsareale und für therapeutische Eingriffe wichtige „Gefahrenzonen" (vgl. [46, 56]) abgrenzen lassen und wie sich durch paravasale oder intraarterielle Injektionen von Sklerosierungsmitteln verursachte Schäden in der Muskulatur erklären lassen, veranlaßten Platz u. Adelmann [29], Platz u. Baumann [30], Baumann u. Platz [2, 3] sowie Platz et al. [31], am Präpariergut des Anatomischen Instituts der Universität Freiburg und an amputierten unteren Extremitäten Verlauf und Versorgungsgebiete von Hautarterien präparatorisch zu untersuchen und nach Möglichkeit – unter Abkehr von der Vorstellung einer zufälligen Anordnung der Hautgefäße [24] – die Beblutungsareale in einer topographischen Karte darzustellen. Dies erschien um so dringlicher, als bei varikösen Vv. perforantes begleitende arterielle, nervale und lymphatische Leitungsbahnen im Faszienschlitz mitbetroffen sein können und bei operativen Eingriffen an Venen die Mitentfernung von Arterien zu trophischen Störungen führen kann [45]. Es sollte gleichzeitig versucht werden zu klären, ob epifasziale Gefäße oder spezielle Arterien als präformierte Anastomosen vom Organismus für Umgehungskreisläufe eingesetzt werden; ferner, wie sich bei der Häufigkeit der durch Traumen, Varizen oder chronische Krankheiten entstandenen Hautdefekte die Auswahl geeigneter Hautlappen [22, 23] für Transplantationen in der plastischen Chirurgie erleichtern ließe, da nach Hartwell [8] die am Unterschenkel vergleichsweise schlechte arterielle Hautversorgung den Chirurgen bei rekonstruktiven Maßnahmen vielfach vor besondere Probleme stellt. Auch Haertsch [6] betont, daß in dieser Region die Beblutung über Aa. perforantes nur mangelhaft ausgebildet sei.

Das Gefäßsystem des Menschen und somit auch die arteriellen Zuflüsse zum epifaszialen Raum und zur Haut des Beins untersuchten z. T. schon im 19. Jahrhundert eine Reihe von Autoren, so Hyrtl 1864 [13], Henle 1868 [9] und Spalteholz 1893, 1927 [40, 41]. An neueren Arbeiten sind u.a. Horstmann [10, 11], Schäfer [36–38] und Satjukowa [35] zu nennen. In engem Zusammenhang mit dem venösen System stehen die Arbeiten zu „Aktuellen Problemen in der Angiologie" von Staubesand [43, 44] und Kubik et al. [15] (s. dort weitere Literatur). Für die Nomenklatur klinisch wichtiger Perforansvenen haben sich die von May [21] vorgeschlagenen Bezeichnungen allgemein durchgesetzt, sie werden im folgenden verwendet.

Material und Methode

Die Befunde wurden an 30 unteren Extremitäten aus dem Präpariergut des Anatomischen Instituts Freiburg und an 3 Beinamputaten gewonnen. Bei 8 makroskopisch unauffälligen Beinen und den Amputaten wurden nach einer im Anatomischen Institut Freiburg entwickelten Methode [39] arterielles und z. T. auch venöses Gefäßnetz der unteren Extremität über die A. femoralis mit physiologischer Kochsalzlösung unter Zusatz vonNatriumzitrat und Procainhydrochlorid bis zum klaren Abfluß der Flüssigkeit aus der V. femoralis gespült und anschließend die arterielle Strombahn unter physiologischem Druck mit verdünntem, angefärbtem Silikonkautschuk bis zur kapillären Endstrecke gefüllt. Nach mehrwöchiger Formolfixierung ließen sich die flexibel bleibenden Gefäße retrograd von der Haut bis zu ihren Ursprüngen aus den 3 großen Unterschenkelarterien in situ präparieren. Von selektiv abgebundenen Gefäßstrecken wurden ferner Arteriographien angefertigt und diese wie auch Röntgenbilder aus dem Krankengut des Klinikums der Albert-Ludwigs-Universität Freiburg ausgewertet.

Befunde

Die präparative Darstellung der Aa. communicantes erweckt zunächst einen verwirrenden Eindruck (Abb. 1). Verfolgt man aber die durch die Faszie tretenden Hautarterien bis zu ihren Ursprüngen, zeigt sich, daß sie am Unterschenkel – mit einer Ausnahme in der Wadengegend – ganz vorwiegend zwischen den einzelnen Muskeln und entlang oder innerhalb von Septen zu ihren Faszienpforten aufsteigen [12] (über die Vaskularisation der Faszien s. [16]). Die Hautarterien sind daher in längsorientierten „Durchtrittsreihen" angeordnet. Das Versorgungsgebiet einer solchen Reihe entspricht mit fließenden Grenzen dem darüberliegenden Hautstreifen. In den Faszienpforten sind die Hautarterien von Perforansvenen begleitet, die einen wesentlich größeren Durchmesser als die Hautarterien aufweisen, aber auch so kleinkalibrig sein können, daß sie makroskopisch kaum sichtbar sind (vgl. [38]).

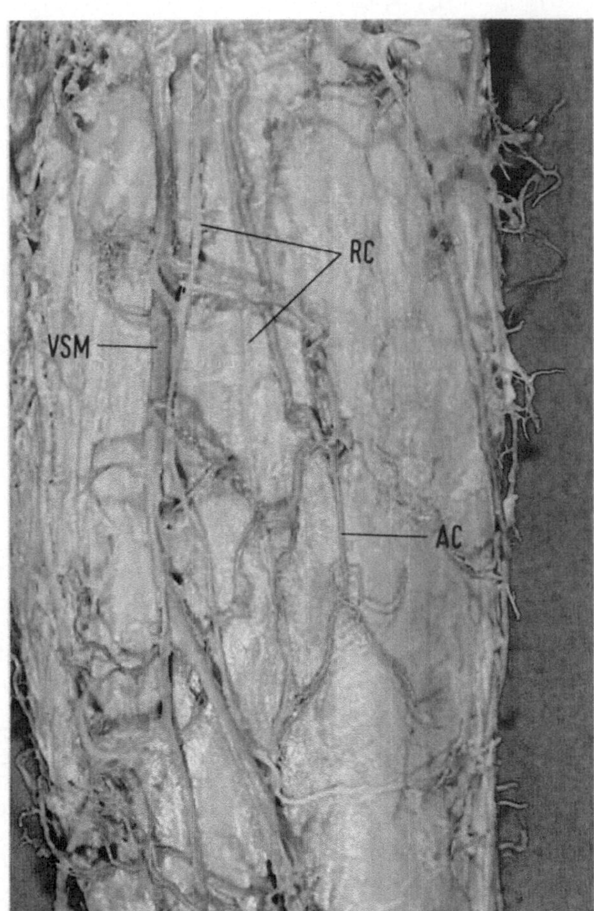

Abb. 1. Epifasziales arterielles Gefäßnetz (Aa. communicantes, *AC*) am proximalen medialen Unterschenkel mit V. saphena magna (*VSM*) und Rr. cutanei cruris mediales (*RC*) des N. saphenus (Arterien mit rot angefärbtem Silikonkautschuk gefüllt). (Abb. 1, 4, 6, 7, 9, 10, 14, 15 nach Originalpräparaten R. Baumann und Dr. F. Platz)

Unterschenkelvorderseite, Regio cruralis anterior

Die entlang der Tibiavorderkante mit durchschnittlich 9 Ästen durch die Faszie tretenden Hautarterien stammen aus der A. tibialis anterior bzw. proximal aus der A. recurrens tibialis anterior. Ihr longitudinales, streifenförmiges Hautversorgungsgebiet „Areal 1" (Abb. 2) verschmälert sich in Unterschenkelmitte, weil die dortigen 3–5 Hautästchen, Endzweige tibialer Periostarterien, von wesentlich kleinerem Kaliber sind (im Faszienschlitz um 0,3 mm) als die proximalen (um 0,8 mm) und distalen dieser Reihe (um 0,7 mm). Prätibial in Unterschenkelmitte liegt ein Bereich mit bekanntermaßen schlechter Wundheilungstendenz [53], was als Phänomen der „letzten Wiese" an der „Wasserscheide" zwischen den Versorgungsgebieten der Aa. tibiales anterior und posterior gedeutet wird. Das inselar-

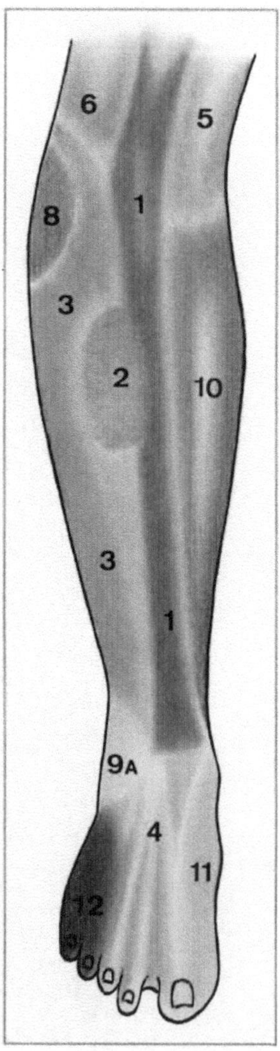

Abb. 2. Topographische Karte der arteriellen Hautversorgung von Unterschenkel und Fuß, Ventralseite. (Legende zu Abb. 2, 5, 9, 12. *1:* A. tibialis anterior, mediale Äste. *2:* A. tibialis anterior, intermediäre Äste. *3:* A. tibialis anterior, laterale Äste, „R. fibularis". *4:* A. dorsalis pedis und deren Äste; A. malleolaris anterior medialis. *5:* R. saphenus der A. descendens genicularis; A. inferior medialis genus. *6:* A. inferior lateralis genus. *7:* Aa. surales. *8:* R. circumflexus fibularis aus A. tibialis posterior (oder anterior). *9:* A. fibularis. *9 A:* A. fibularis und deren R. perforans; A. malleolaris anterior lateralis. *10:* A. tibialis posterior. *11:* A. plantaris medialis. *12:* A. plantaris lateralis. (Karten der Abb. 2, 5, 8, 12 nach [3])

tige „Areal 2" wird in der Regel (in 8 von 10 Fällen) von 1–3 Hautästen der
A. tibialis anterior ernährt, die – durchschnittlich 0,7 mm stark – zwischen den
Extensoren zur Faszie verlaufen und diese am lateralen Rand des M. tibialis
anterior durchbrechen. Solche „intermediären" Hautäste finden sich ausnahmsweise auch proximal am Unterschenkel oder in der vorderen Knöchelgegend.

Der anterolaterale Hautstreifen „Areal 3" (Abb. 2) wird von durchschnittlich
6 Arterien ernährt, die subfaszial am Septum intermusculare cruris anterius entlang zu ihren Faszienpforten ziehen. In den proximalen zwei Dritteln des Unter-

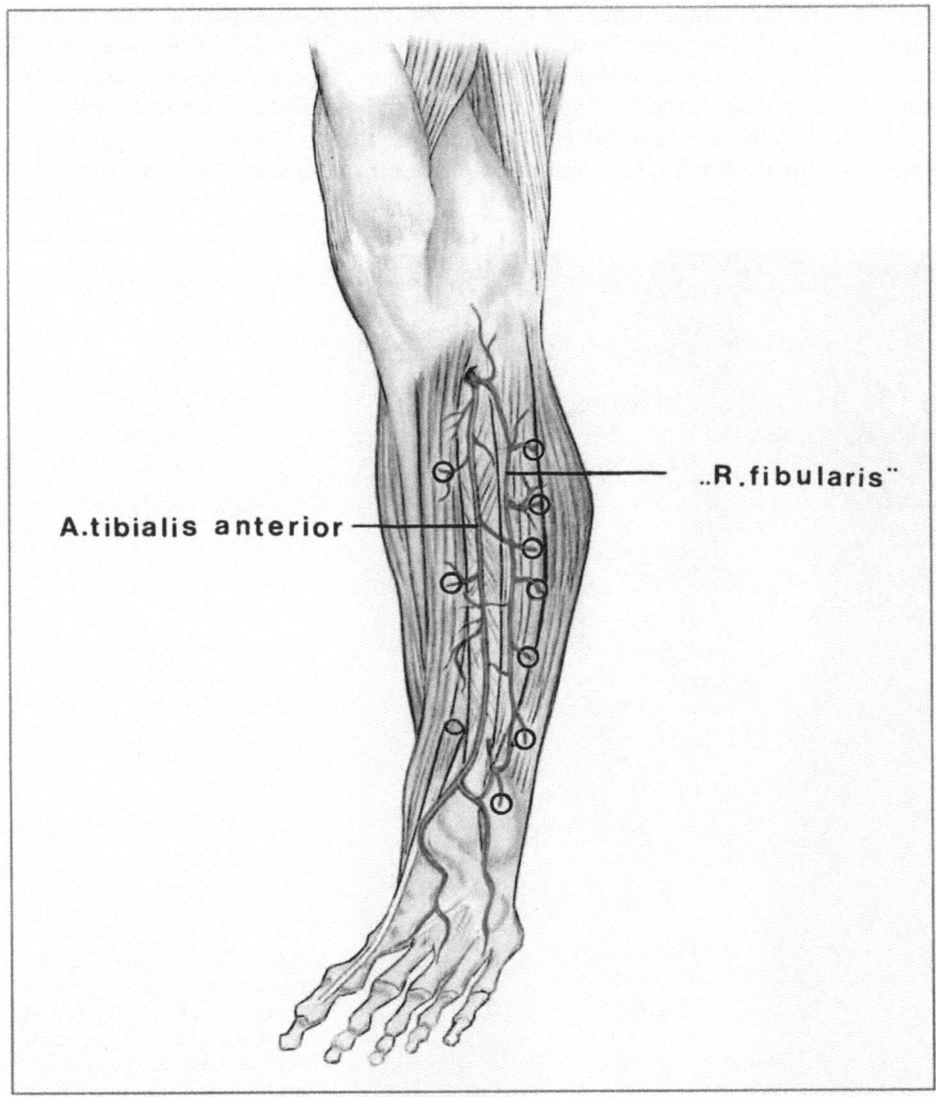

Abb. 3. „R. fibularis" der A. tibialis anterior mit abzweigenden Hautarterien und als Kollateralgefäß zur A. tibialis anterior (in Anlehnung an Hyrtl [13], aus Baumann u. Platz [2])

schenkels stammen sie aus der A. tibialis anterior, wobei ein in ca. 80 % der untersuchten Extremitäten von ihr abzweigender, lateraler Ast (der offiziell nicht bezeichnet ist, aber von Hyrtl [13] als „R. fibularis" benannt und schon bei v. Haller [7] und Henle [9] erwähnt wurde) mit mehreren Hautarterien die Versorgung der Region weitgehend übernehmen kann (Abb. 3).

Dieser Ast ist proximal 1,3–2,8 mm stark und entspringt in Höhe des Abganges der A. recurrens tibialis anterior, seltener 2–7 cm weiter distal. Nach v. Haller [7] und Salvi [33] zweigt er aus der A. recurrens tibialis anterior oder aus der A. poplitea ab (s. [15]). Er zieht vor dem Collum fibulae auf die peronäale Seite des Septum intermusculare cruris anterius; streckenweise begleitet er den N. fibularis superficialis, einmal verlief er mit diesem Nerv in untypischer Weise auf der tibialen Seite des Septums. In seinem nach distal gerichteten Verlauf gibt er 1–7 meist um 0,7 mm starke, in ziemlich regelmäßigen Abständen durch Faszienlükken tretende Hautarterien zum vorderen und seitlichen Unterschenkel ab (Abb. 4). Regelmäßig versorgt er auch den M. fibularis longus, manchmal, vor dem Durchtritt durch das Septum intermusculare cruris anterius, auch den

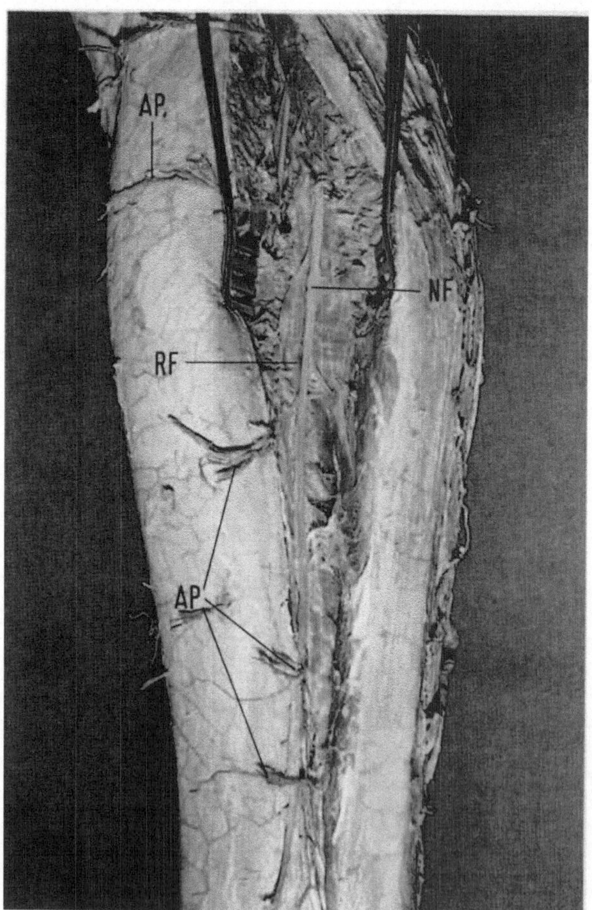

Abb. 4. Präparation von „R. fibularis" (*RF*) und N. fibularis superficialis (*NF*) sowie einer Reihe von Aa. perforantes (*AP*) entlang des Septum intermusculare anterius. Linker Unterschenkel, Ansicht von schräg vorn

M. extensor digitorum longus. Distal anastomosiert er in einem Drittel der untersuchten Fälle mit dem R. perforans der A. fibularis oder dem subfaszialen Abschnitt einer distalen Hautarterie der A. tibialis anterior. Sein Versorgungsgebiet reicht bis zum mittleren Unterschenkeldrittel oder endet mit einem Hautast, der den N. fibularis superficialis begleitet. Verletzungen des R. fibularis können daher zu trophischen Störungen dieses Nervs führen. Bei Verschlüssen der A. tibialis anterior oder wenn dieses Gefäß nicht angelegt ist, vermag der R. fibularis als Kollateralgefäß funktionelle Aufgaben seiner Ursprungsarterie zu übernehmen und über seine Hautarterien auch horizontale Verbindungen nach dorsolateral oder nach medial zu bilden [2]. Nach Kubik et al. [15] kann bei Fehlen oder nur kurzer Ausbildung des R. fibularis ein entsprechender Ast aus dem Truncus tibiofibularis entspringen. Distal und ventral, „Areal 9 A" (Abb. 2), war in variablem Umfang immer der R. perforans der A. fibularis an der Hautversorgung beteiligt. Das proximale anterolaterale Drittel kann auch aus der A. inferior lateralis genus oder aus dem R. circumflexus fibularis versorgt werden.

Die Hautarterien am mittleren Unterschenkel teilen sich epifaszial in der Regel in 2–4 Äste, die vorwiegend longitudinal verlaufen, aber auch nach medial und dorsal mit anderen Hautarterien anastomosieren.

Posterolateraler Unterschenkel und lateraler Malleolus

Die Arterien der „Areale 8, 9, 10" (Abb. 5) verlaufen subfaszial entlang der
Fibula und durchbrechen die Faszie zwischen dem M. soleus und den Mm.
fibulares longus und brevis, distal zwischen der Achillessehne und den fibularen
Muskeln. Das am weitesten proximal gelegene „Areal 6" (Abb. 5) wird jedoch
noch aus der A. inferior lateralis genus beblutet und schiebt sich keilförmig
zwischen die ventralen und dorsalen Versorgungsgebiete ein. Das distal folgende
„Areal 8" wird von bis zu 4 Hautästen des R. circumflexus fibularis versorgt, der
sowohl aus dem Stamm der A. tibialis posterior als auch aus der A. tibialis
anterior entspringen kann und meist mit der A. recurrens tibialis anterior anastomosiert (Abb. 6). Distal hiervon schließt sich das umfangreiche „Areal 9" der
A. fibularis an. Ihre Hautarterien begleiten im distalen Unterschenkeldrittel z. T.

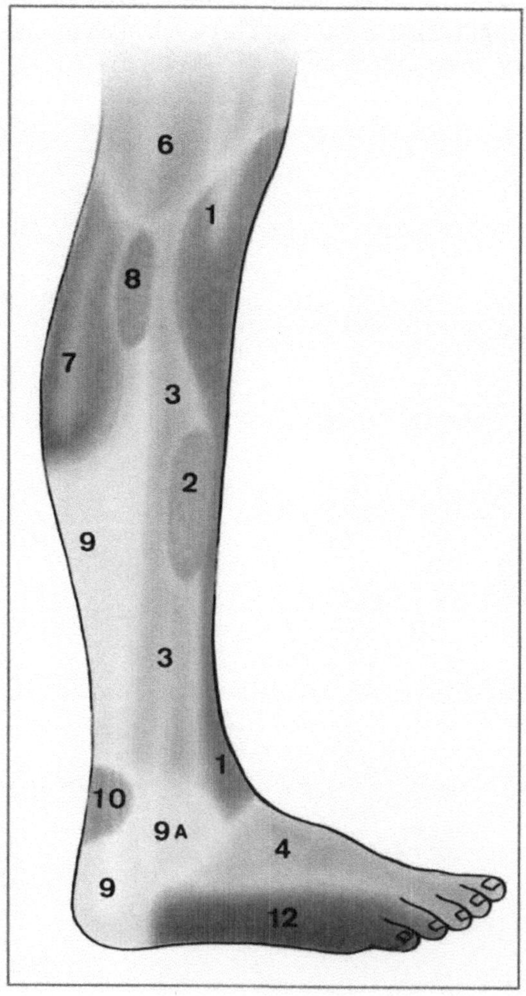

Abb. 5. Topographische Karte der arteriellen Hautversorgung von Unterschenkel und Fuß, Lateralseite. (Ziffern s. Legende zu Abb. 2)

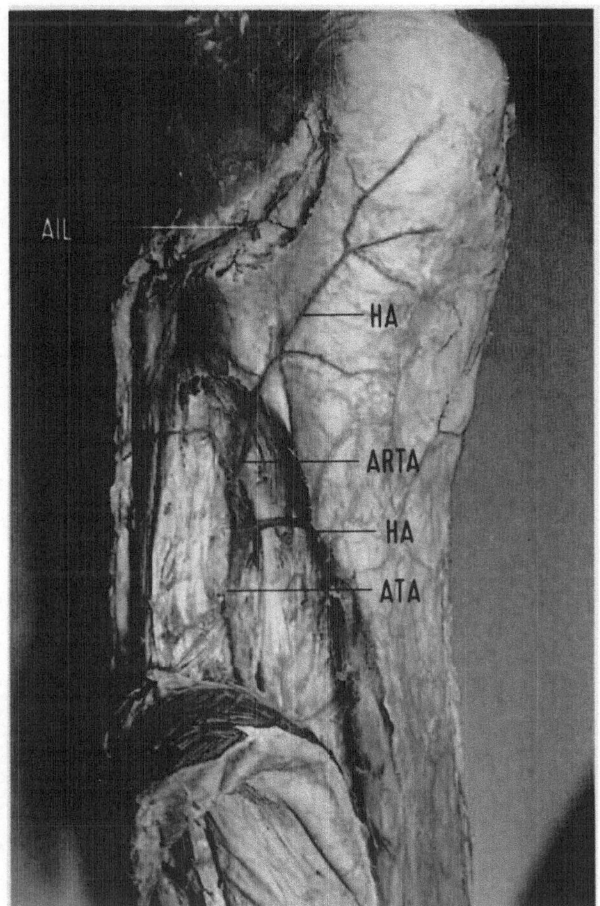

Abb. 6. Subfasziale Zuflüsse zur Haut am proximalen anterolateralen Unterschenkel. *AIL* A. inferior lateralis genus (grün); *ARTA* A. recurrens tibialis anterior; *ATA* A. tibialis anterior mit abzweigenden Hautarterien (*HA*) ventral der Membrana interossea

klinisch wichtige Vv. perforantes der V. saphena parva und liegen somit bei invasiver Therapie in der „Gefahrenzone" dieser Vene. Sie verlaufen zunächst zwischen oberflächlicher und tiefer Flexorenschicht zum lateralen Soleusrand, seltener durchqueren sie zuerst den M. soleus (Abb. 7). Im dorsolateralen Randgebiet sind auch Äste der lateralen A. suralis, die den M. gastrocnemius bebluten, an der Versorgung beteiligt.

Knapp oberhalb des lateralen Knöchels übernehmen meist ein oder zwei Äste der A. tibialis posterior ein Hautgebiet von variabler Ausdehnung, „Areal 10" (6mal bei 9 Extremitäten); der Weg dieser Äste zu ihrem Faszienschlitz am lateralen Achillessehnenrand ist kürzer als der von entsprechenden Zweigen der A. fibularis, da diese sich hier in der Tiefe auf der Membrana interossea cruris befindet.

Die Malleolen liegen an der Grenze verschiedener Versorgungsgebiete. Die laterale Knöchelhaut wird von radial einstrahlenden Ästen der umliegenden Arterien versorgt, das „Areal 9 A" besonders vom R. perforans der A. fibularis und

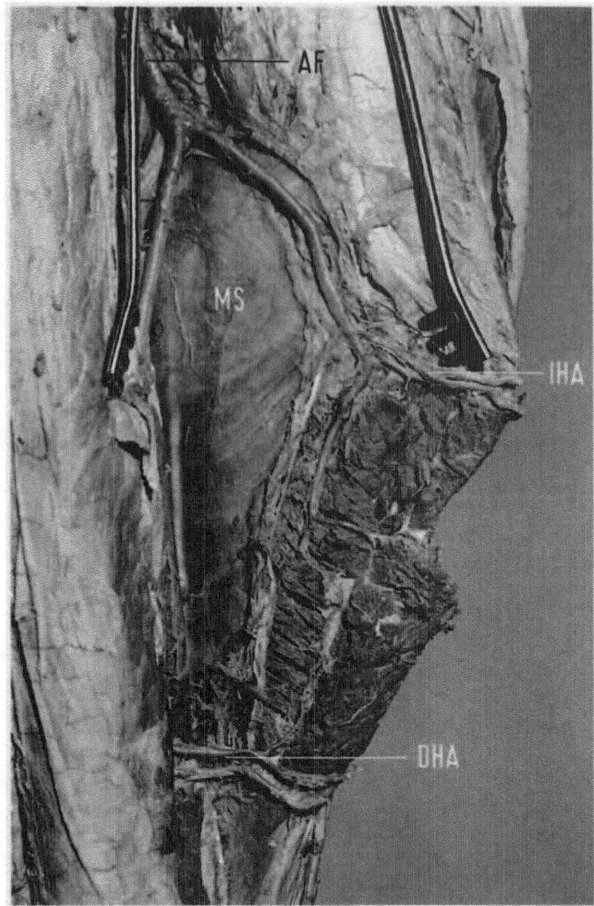

Abb. 7. Zwischen oberflächlichen und tiefen Flexoren aus der A. fibularis (*AF*) zum lateralen Rand des M. soleus (*MS*) ziehende indirekte (*IHA*) und direkte (*DHA*) Hautarterien

von der A. malleolaris anterior lateralis. (Über die vaskuläre Anatomie dieser Region s. [17, 44].)

Manchmal zieht von der Anastomosenstelle zwischen dem distalen R. fibularis und dem R. perforans der A. fibularis oder der distalen A. tibialis anterior ein kräftiger Ast, der die A. malleolaris anterior lateralis ersetzen kann, ins Rete malleolare laterale und in das epifasziale Gefäßnetz am vorderen distalen Unterschenkel.

Medialer Unterschenkel

Das Verlaufsgebiet der V. saphena magna und der hinteren Bogenvene, die Platz u. Adelmann [29] in Anlehnung an Dodd u. Cockett [4] als „Vena arcuata cruris posterior" bezeichneten, ist wegen der mit ihnen anastomosierenden Perforansvenen ein klinisch bedeutsamer und bei therapeutischen Eingriffen besonders gefährdeter Bezirk. Auch wenn, wie Staubesand [47] nach Untersuchungen am Präpariergut des Freiburger Anatomischen Instituts berichtete, das Dogma der

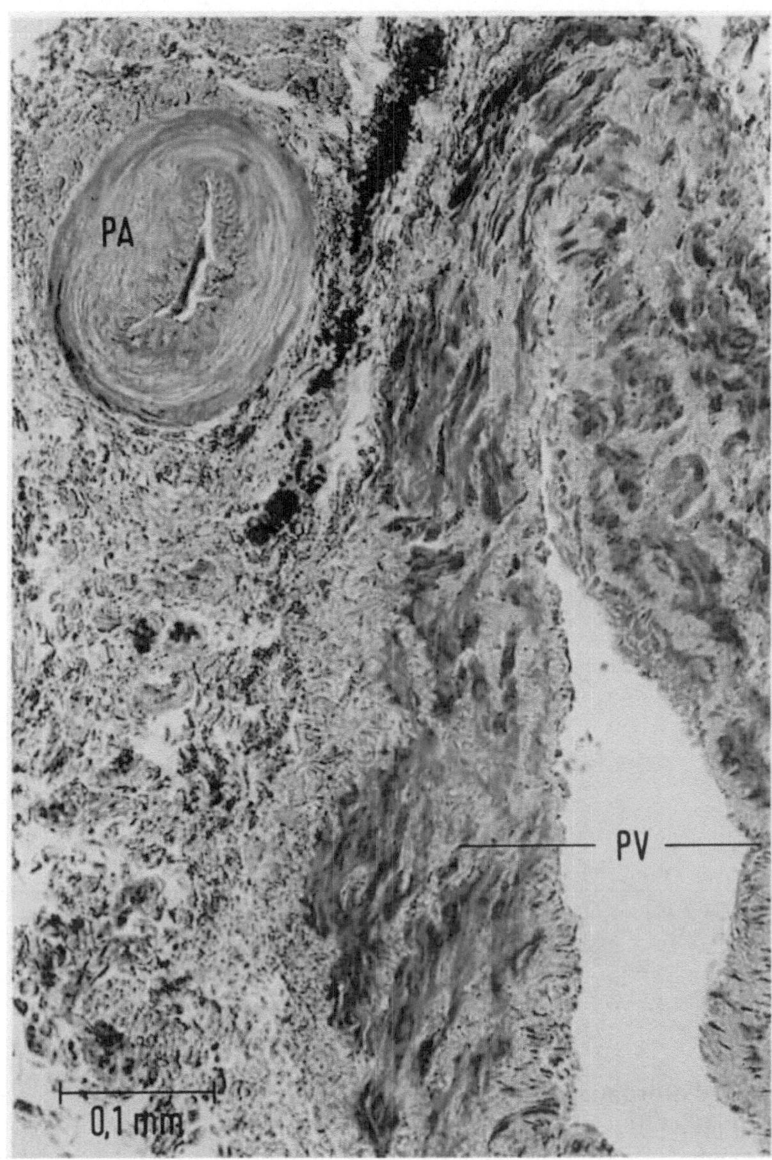

Abb. 8. Perforansarterie (*PA*) und -vene (*PV*) am medialen Unterschenkel, 1,5 cm submalleolär (Azanfärbung)

„Lokalisationskonstanz" der Cockett-Venen auf der Linton-Linie in Frage gestellt werden muß, bleibt bestehen, daß die Perforansvenen am medialen Unterschenkel – und nicht nur dort – von einer oder mehreren Perforansarterien begleitet werden (Abb. 8; [37]), deren Eröffnung zu hellroten Blutungen führt und deren Schädigung bei einer Einklemmung durch varikös erweiterte Perforansvenen oder nach einer Ligatur und Durchtrennung insuffizienter Perforansvenen tro-

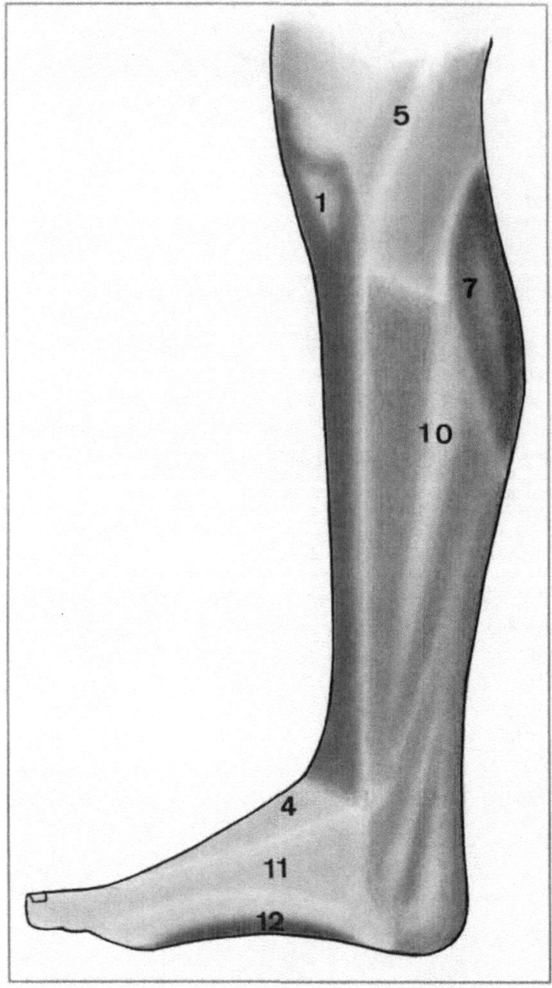

Abb. 9. Topographische Karte der arteriellen Hautversorgung von Unterschenkel und Fuß, Medialseite. (Ziffern s. Legende zu Abb. 2)

phische Störungen in den von ihnen versorgten Hautarealen hervorrufen kann (vgl. [45, 47]).

Die Hautarterien am medialen Unterschenkel – in Begleitung oder Nachbarschaft klinisch wichtiger Perforansvenen – stammen aus folgenden Quellen (Abb. 9): Proximal wird der mediale Unterschenkel am Übergang zur Kniegegend, „Areal 5", vorwiegend von Hautästen der A. inferior medialis genus beblutet, nach dorsal hin auch vom R. saphenus der A. descendens genicularis, deren Versorgungsgebiet unterschiedlich weit nach distal, ausnahmsweise, mit weiteren Zuflüssen aus der A. tibialis posterior, bis zum medialen Knöchel (2mal bei 30 Präparaten) reicht.

Die Äste der A. tibialis posterior zur Haut des „Areals 10" ziehen in der Regel unter dem M. triceps surae und über den tiefen Flexoren, distal auch unter diesen, transversal oder mäßig deszendierend, zur Faszie.

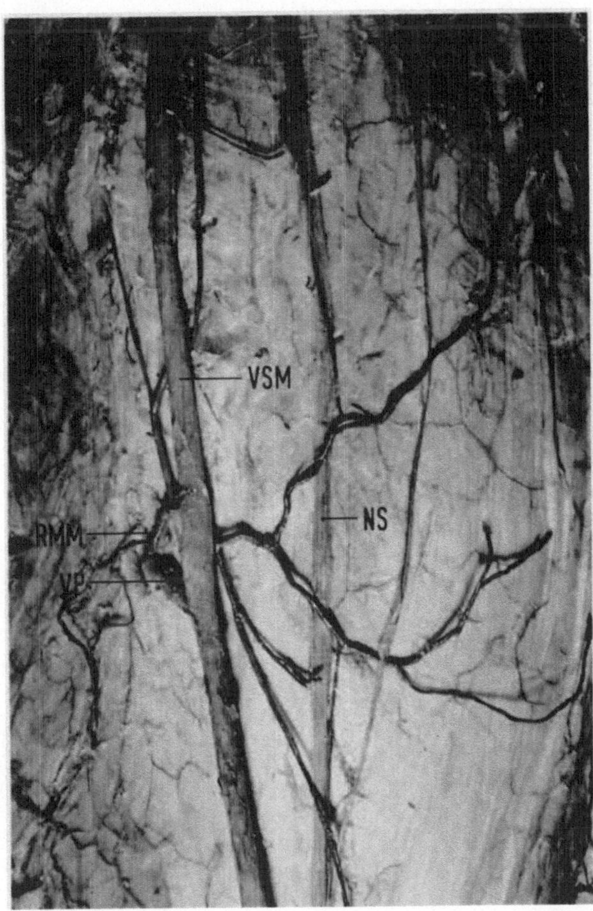

Abb. 10. Medialer Unterschenkel: „R. musculocutaneus magnus" (*RMM*), V. saphena magna (*VSM*) mit anastomosierender Sherman-24-cm-V.-perforans (*VP*), N. saphenus (*NS*)

Die Hautarterien im Areal der Boydschen V. perforans entspringen – aszendierend, horizontal oder deszendierend verlaufend – meist aus dem R. saphenus der A. descendens genicularis, aus Ästen der Aa. surales und aus aszendierenden Zweigen der A. tibialis posterior. Sowohl die Nachbarschaftsbeziehungen zur Boydschen V. perforans wie auch die subfaszialen Gefäßstrecken nach dem Abgang aus den tiefen Stammarterien waren sehr variabel.

Am proximalen medialen Unterschenkel findet man, oft vergesellschaftet mit der Shermanschen 24-cm-Perforansvene, einen auffallend starken Ast der A. tibialis posterior, den Baumann u. Platz [3] als „R. musculocutaneus magnus" bezeichneten (Abb. 10, 11). Er entsprang bei 8 von 9 Extremitäten aus der A. tibialis posterior 2,5–14 cm nach der Abzweigung der A. fibularis und war am Ursprung 1,9–3 mm stark. Horizontal oder bis 45° deszendierend, perforiert er zwischen dem M. triceps surae und den tiefen Beugern die mediale Unterschenkelfaszie, nachdem er den medialen Soleus- und Gastrocnemiusrand beblutet hat. Seine epifaszialen Äste reichen bis 20 cm nach proximal und distal und bilden proximal Anastomosen mit dem R. saphenus der A. descendens genicularis sowie

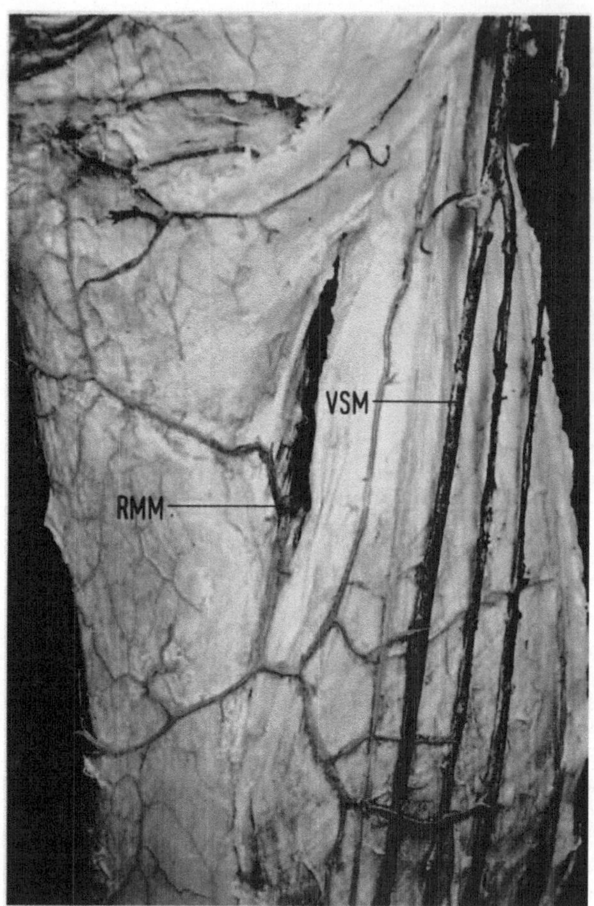

Abb. 11. Kräftiger, nach verschiedenen Seiten anastomosierender „R. musculocutaneus magnus" (*RMM*) am medialen Unterschenkel, ohne Beziehung zur V. saphena magna (*VSM*), Sherman- oder Boyd-V.-perforans

mit der A. inferior medialis genus, distal, entlang der V. saphena magna, mit anderen Hautästen der A. tibialis posterior, dorsal mit den über dem M. gastrocnemius liegenden Hautarterien und über diese subfaszial mit den Aa. surales. Seltener sind Verbindungen nach ventral über die Tibia zu Hautästen der A. tibialis anterior. Der longitudinale Zweig des R. musculocutaneus magnus kann als entwicklungsgeschichtliches Relikt einer A. saphena magna angesehen werden. Eine besondere klinische Bedeutung erhält er dadurch, daß er bei der Varizenchirurgie durch seine topographische Nähe zu dortigen Perforansvenen – bei den untersuchten Extremitäten meist zu einer direkt in die V. saphena magna einmündenden Shermanschen 24-cm-Perforansvene –, oder zur V. arcuata cruris posterior gefährdet ist. Die mit den Cockett-Venen II und III oder in deren Nähe die Faszie durchbrechenden Arterien stammten jeweils aus der A. tibialis posterior und verliefen über eine Strecke von bis zu 14 cm subfaszial deszendierend oder horizontal zum Faszienschlitz.

Auffallend war, daß die die Cockett-Perforansvene I begleitende Arterie in 2 von 8 Fällen nicht aus der A. tibialis posterior, sondern überwiegend aus einem horizontal verlaufenden Ast der A. fibularis ihr Blut erhielt und daß das Kaliber der mit den Cockett-Venen I–III durch die Faszie ziehenden Hautarterien außerordentlich schwankte.

Am medialen Malleolus ließ sich kein Areal deutlich von den benachbarten Versorgungsgebieten abgrenzen. Die Rr. malleolares mediales aus der A. tibialis posterior wie auch nach Zahl und Verlauf unregelmäßige Arterien aus den Aa. tibialis anterior, dorsalis pedis und plantaris medialis waren an der Bildung des Rete malleolare mediale beteiligt (s. [17, 44]).

Die zur medialen Fersenhaut ziehenden Rr. calcanei entsprangen bei 7 von 8 Präparaten aus einem bis zu 2,8 mm starken „R. calcaneus principalis" der A. tibialis posterior.

Wade, Sura

Die Zuflüsse zur Versorgung des Wadenfeldes „Areal 7" (Abb. 12) sind sehr variabel, denn hier konkurrieren verschiedene untereinander anastomosierende Arterien. Man findet bis zu 3 aus den Aa. surales stammende, z. T. in Begleitung von Hautnerven oberflächlich auf dem M. gastrocnemius nach distal laufende Gefäße. Tiedemann [54] hat sie schon 1822 dargestellt (Abb. 13). Die offizielle Nomenklatur gibt jedoch nur die Aa. surales an. Die oberflächlichen Wadenarterien haben frühere Autoren mit verschiedenen Namen belegt. Krause [14] spricht (1842) von Aa. surales superficiales, Henle [9] nennt (1868) Aa. surales medialis et lateralis, die je einen oberflächlichen Ast abgeben, Manchot [18] erwähnt (1889) eine A. superficialis media, Salmon [32] verneint dagegen (1936) mediale und laterale Aa. surales superficiales, bezeichnet aber eine A. superficialis media als „Arterie petite saphène" oder „A. saphène externe". Paturet [28] schließlich (1951) nennt das gleiche Gefäß „A. petite saphène" oder „A. satellite de la veine saphène externe".

Baumann u. Platz [3] zogen mit Adachi [1] für die mittlere der 3 oberflächlichen Arterien die Bezeichnung „A. saphena parva" vor, weil sie mit dem N. saphenus und der V. saphena parva in einem gemeinsamen Faszienkanal liegt, der unterschiedlich weit nach distal reicht (Abb. 14; [25]). Bei den untersuchten Präparaten war sie konstant vorhanden, aber von wechselnder Stärke. Ihre Hautäste durchbrechen den Faszienkanal beidseits, andererseits erhält diese Arterie aber auch Zuflüsse aus den Muskelästen der Aa. surales. Hyrtl [13] spricht von einer ganzen „Suite von Anastomosen entlang der V. saphena parva". Die als Aa. surales superficiales bezeichneten lateralen und medialen Äste bilden ausgedehnte Kollateralen mit der A. saphena parva und mit Hautarterien, die aus der Muskelversorgung durch die Aa. surales stammen. Zusätzlich dringen wichtige epifasziale Äste aus Arterien, die zwischen oberflächlicher und tiefer Wadenmuskulatur die Faszie meist transversal lateral und medial durchbrechen, unterschiedlich weit auf die Wade vor. Diese Äste wiederum stehen mit den durch die Faszie ziehenden Zweigen aus dem M. triceps surae in Verbindung, die mit den Aa. surales anastomosieren. Der Verschiebespalt zwischen M. soleus und M. gastrocnemius wird nicht von Gefäßen durchquert.

Die von Ouvry [26] beschriebenen Muskelnekrosen bei versehentlicher Injektion von Sklerosierungsmittel in die A. saphena parva lassen sich nach vorliegen-

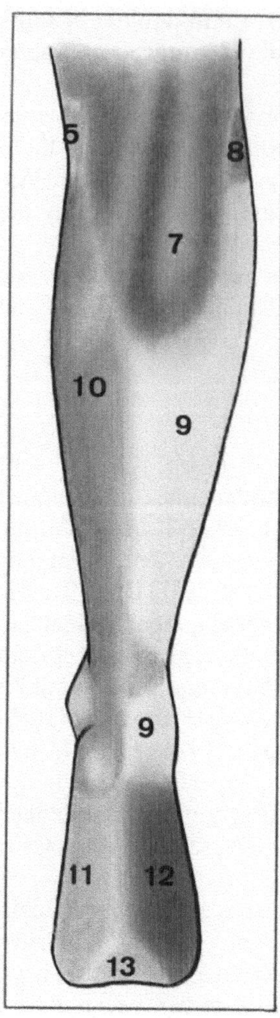

Abb. 12. Topographische Karte der arteriellen Hautversorgung von Unterschenkel und Fuß, Dorsalseite. (Ziffern s. Legende zu Abb. 2)

den Befunden mit einem Fluß des Verödungsmittels über Anastomosen von Hautästen zu den Aa. surales erklären, so daß ein Rückstrom des Medikaments in die A. poplitea nicht angenommen werden muß.

Die im Bereich des „Gastrocnemiuspunkts" [5, 20] erscheinenden Hautarterien, die in der Regel viel dünner als die zugehörigen Venen sind, stammten aus 2 Quellen: 1) aus Ästen (Aa. surales superficiales), die aus den Aa. surales ca. 1 cm nach ihrem Abgang aus der A. poplitea und noch vor ihrem Eintritt in den M. gastrocnemius entsprangen; sie zogen zunächst subfaszial in einer Länge bis zu 25 cm über dem Muskelfleisch nach distal, gaben 3–6 die Faszie durchbrechende Äste ab und endeten als reine Hautäste; 2) aus Zweigen der Aa. surales innerhalb des M. gastrocnemius [23]; diese Äste strebten meist rechtwinklig der Faszienöffnung zu und versorgten epifaszial die benachbarten Hautareale.

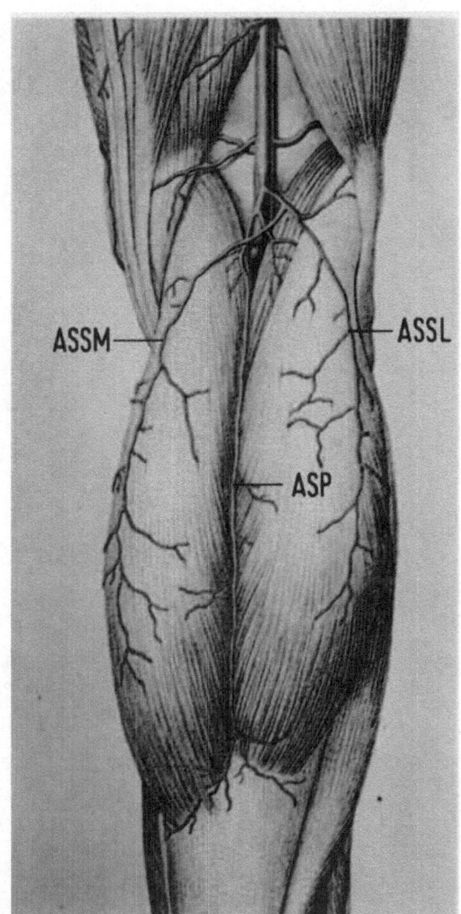

Abb. 13. Hautbeblutung der Wadenregion (nach [54]), „A. saphena parva" (*ASP*), A. suralis superficialis medialis (*ASSM*) und lateralis (*ASSL*)

Die Arterie zur „12-cm-Perforansvene" (Abb. 15) aus dem mittleren Drittel der A. fibularis zog schräg abwärts zur Faszienöffnung. Der arterielle Zufluß im Bereich der Bassischen V. perforans stammte sowohl aus der A. fibularis als auch aus der A. tibialis posterior oder aus dem beide Arterien verbindenden R. communicans.

Eine streng dem Soleuspunkt zuzuordnende Hautarterie war bisher nicht nachzuweisen. In Soleusvenen einmündende Perforansvenen hatten meist unbedeutende laterale Begleitarterien, die aus der A. tibialis posterior stammten.

Wenn die mit Perforansvenen am Soleus- oder Gastrocnemiuspunkt durch die Faszienöffnung tretenden Hautarterien sehr schwach sind, werden die zugehörigen Hautbereiche über benachbarte Aa. communicantes versorgt.

Das dorsolaterale Hautareal wird proximal sowohl aus seitlichen Arterienästen des M. soleus als auch direkt aus der A. fibularis am Septum intermusculare

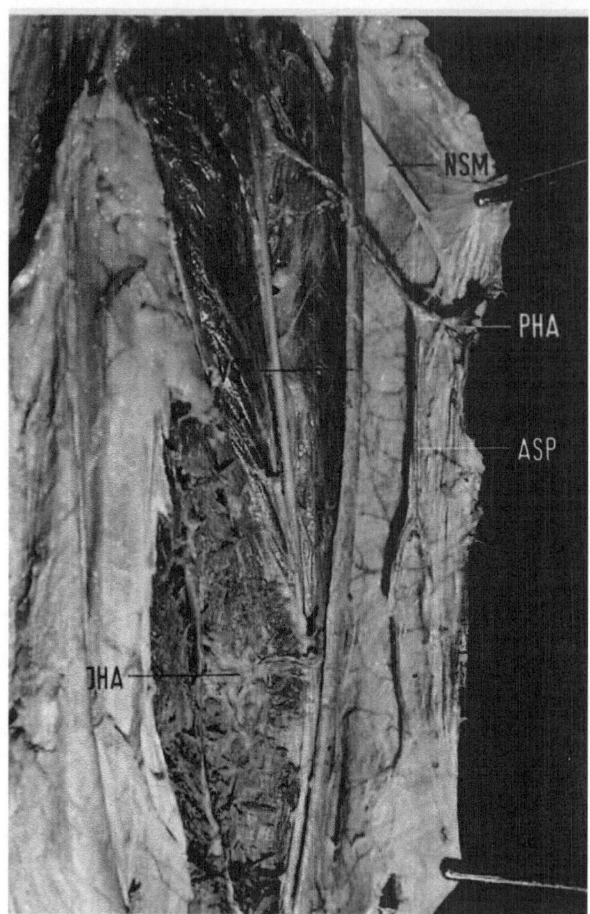

Abb. 14. Subfasziale Zuflüsse zur Wadenregion. Eröffneter Faszienkanal mit „A. saphena parva" (*ASP*), perforierender Hautarterie (*PHA*), V. saphena parva (*VSP*), N. cutaneus surae medialis (*NSM*) und einer aus einer A. suralis im M. gastrocnemius abzweigenden indirekten Hautarterie (*IHA*)

cruris posterius entlang, distal nur aus der A. fibularis versorgt. Muskeläste anastomosierten auch mit den aus den tiefen Gefäßstämmen abzweigenden direkten Hautarterien.

Ein wechselnd großes, hinter dem lateralen Knöchel liegendes Feld aus dem „Areal 10" wurde in 3 Fällen durch 1 oder 2 annähernd horizontal hinter der Syndesmosis tibiofibularis verlaufende Äste der A. tibialis posterior beblutet. Subfaszial deszendierende Äste stammten auch aus der A. fibularis. Im subachillären Fettkörper fanden sich zahlreiche kleine Anastomosen zwischen A. tibialis posterior und A. fibularis oder deren R. communicans, aus denen der dorsale, dorsomediale und laterale supramalleoläre Bereich versorgt wurde.

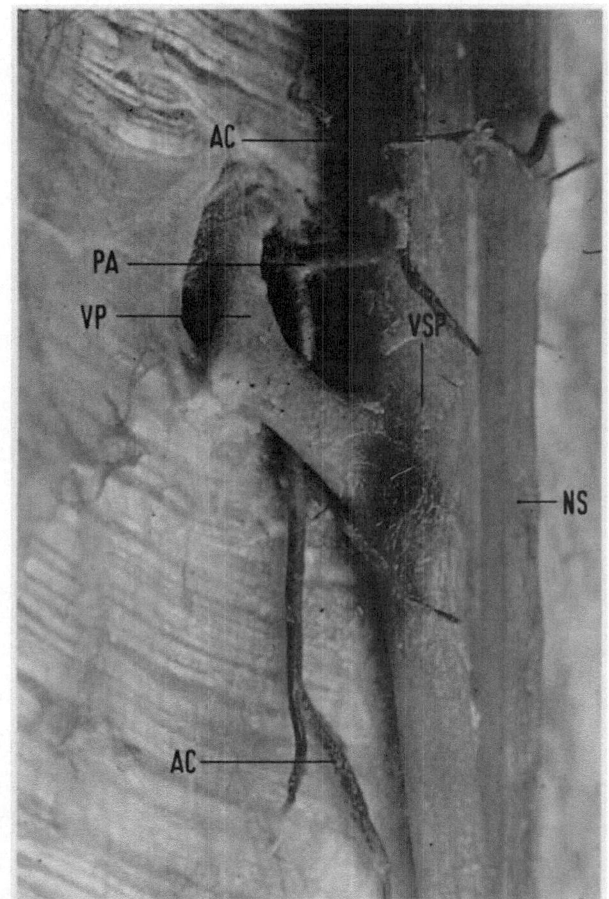

Abb. 15. 12-cm-V.-perforans (*VP*) der V. saphena parva (*VSP*) mit begleitender Perforansarterie (*PA*) im Faszienschlitz und verzweigten Aa. communicantes (*AC*), N. suralis (*NS*). Ansicht von dorsolateral

Diskussion

Bei den Untersuchungen zur arteriellen Hautversorgung des Unterschenkels lagen die Probleme weniger in der Anordung der die Faszie durchdringenden Hautarterien als vielmehr in ihrer Anzahl, Stärke und ihrem Verzweigungsmuster. Hier ist die individuelle Variabilität groß, und es besteht – mit Ausnahme des häufig der Shermanschen V. perforans zugeordneten R. musculocutaneus magnus – keine Korrelation zwischen dem Kaliber der Perforansvenen und dem Durchmesser der Begleitarterien. Die subfaszialen Verläufe hingegen variieren weit weniger, doch müssen wegen der sowohl subfaszial wie auch epifaszial miteinander anastomosierenden Arterien die Grenzen zwischen Beblutungsarealen auf einer topographischen Karte fließend und in gewisser Weise idealisiert eingezeichnet werden.

Der Grund für eine vermehrte Variabilität vornehmlich im Stammgebiet der A. tibialis anterior (nach Lippert u. Pabst [17] fehlt sie bei ca. 6 % aller Individuen

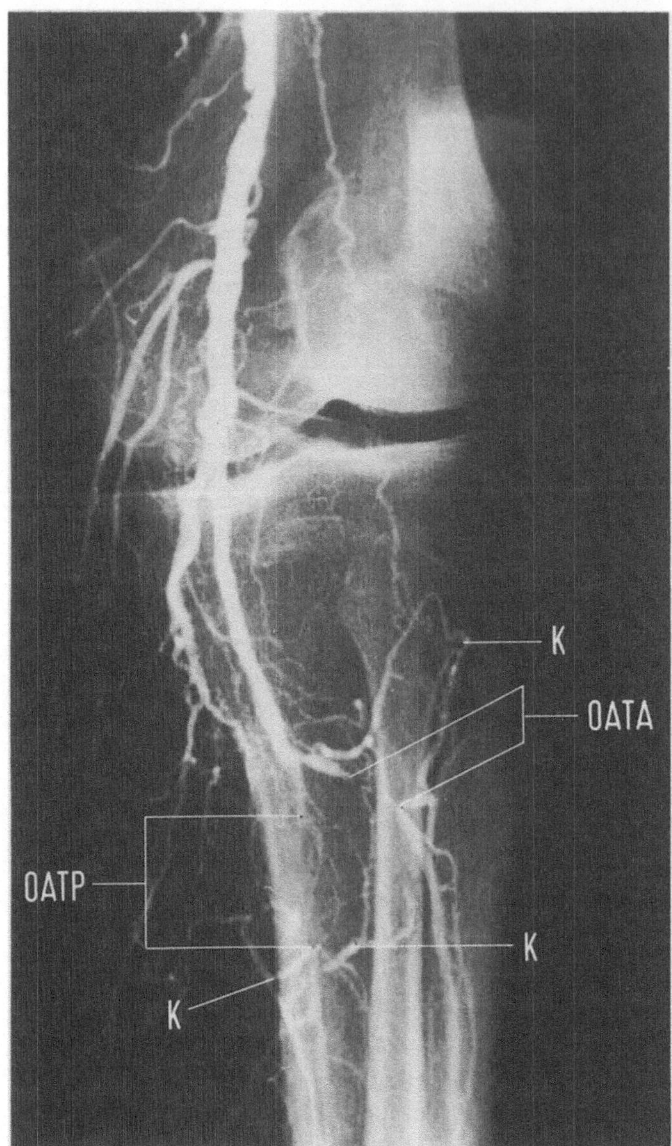

Abb. 16. Auffüllung der streckenweise obliterierten Aa. tibiales posterior (*OATP*) und anterior (*OATA*) durch retrograden Blutfluß über sub- und epifasziale Kollateralen (*K*) unbenannter Arterien (Original: Prof. Dr. K. Mathias, Dortmund)

ganz, vgl. auch [44]) ist in dem phylogenetischen Umbau der großen Unterschenkelarterien zu suchen [42], bei dem die A. tibialis anterior den jüngsten und in der Entwicklung am wenigsten „gefestigten" Sproß darstellt. Variabel ist auch der Ursprung des R. fibularis. Bei hohem Abgang aus der A. poplitea, die ihrerseits als Fortsetzung der ursprünglichen A. ischiadica anzusehen ist, entspricht dieser Ast im Bereich der Arterienumordnungen einer „A. comitans nervi fibularis communis" [19, 33]. Entwicklungsgeschichtlich erhält ihre als „A. nervi fibularis superficialis" bezeichnete Weiterführung offenbar Zufluß aus der A. tibialis ante-

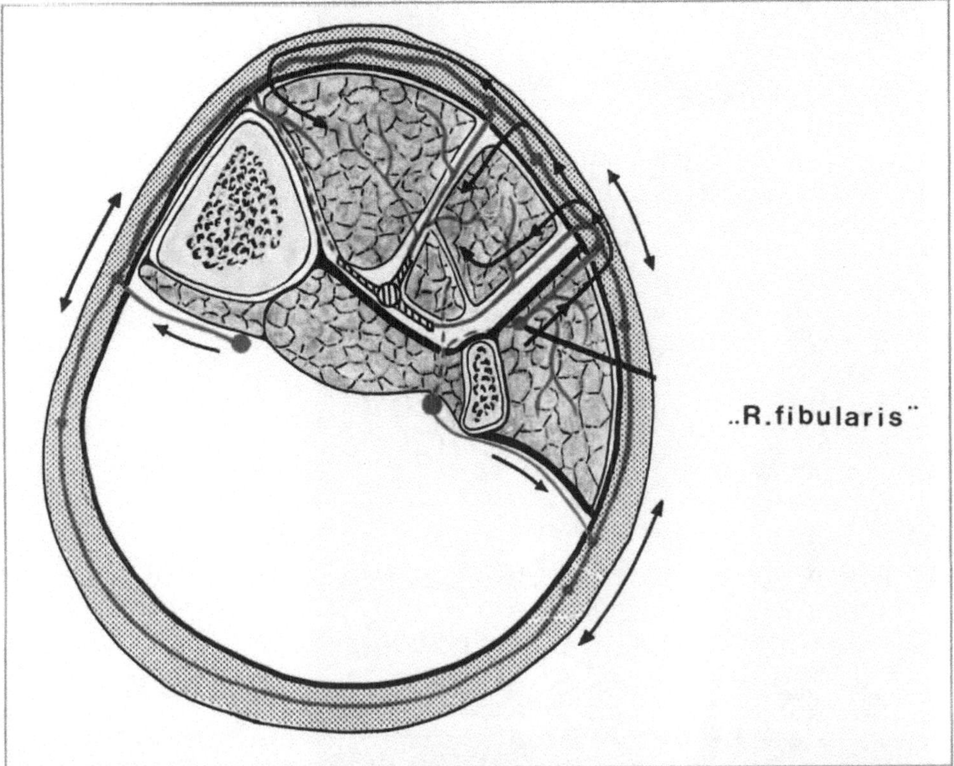

Abb. 17. Querschnitt durch den mittleren Bereich des rechten Unterschenkels: Schema eines retrograden arteriellen Blutflusses zur Muskelversorgung der Extensoren über Aa. communicantes et perforantes bei Verschluß der A. tibialis anterior (*schraffiert*). (Gezeichnet nach Nativpräparat mit postmortaler Injektion von Silikonkautschuk)

rior, die schließlich – nach Verlust des proximalen Abschnitts – zur Hauptquelle wird.

Die Perforansarterien lassen sich wie die entsprechenden Perforansvenen [34, 52] nach ihren subfaszialen Verläufen gliedern.

Danach entspringen „direkte Aa. perforantes" aus den 3 großen Unterschenkelarterien und ziehen unmittelbar durch die Faszienpforten zum epifaszialen Raum.

„Indirekte Aa. perforantes" versorgen zunächst die Muskulatur und gelangen mit einzelnen Ästen in ihrem weiteren Verlauf durch die Faszienlücken.

„Gemischte Aa. perforantes" haben ihre Quellen sowohl in den großen Unterschenkelarterien als auch in Muskelarterien. Diesen Typ findet man besonders bei den hinteren lateralen Abgängen aus der A. fibularis.

Zu den direkten sind auch solche Hautarterien zu zählen, die einästig aus einer tiefen Unterschenkelarterie entspringen, sich subfaszial in mehrere Zweige aufteilen und die Faszie an verschiedenen Stellen perforieren. Seltener vereinigen sich 2 subfaszial verlaufende Arterien in oder vor dem Faszienschlitz zu einer einzigen.

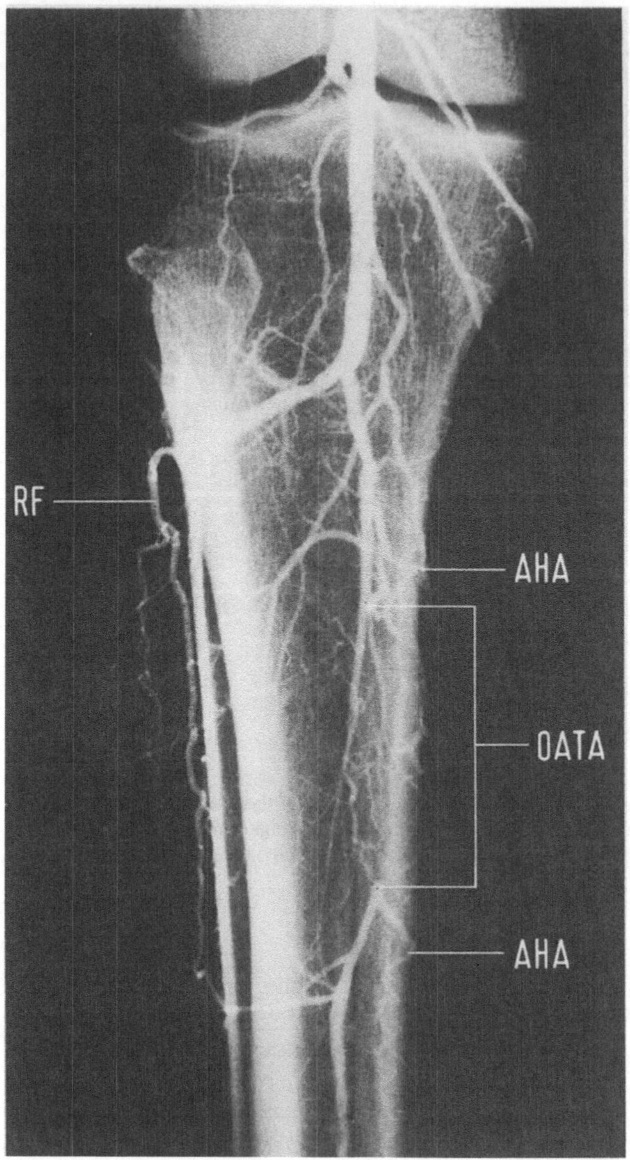

Abb. 18. Überbrückung einer im proximalen Unterschenkeldrittel streckenweise obliterierten A. tibialis anterior (*OATA*) durch den „R. fibularis" (*RF*) als Kollateralgefäß und anastomosierende Hautarterien (*AHA*). (Original: Prof. Dr. K. Mathias, Dortmund)

Nach den Injektionspräparaten und nach Auswertung von Patientenangiographien können epifasziales Arteriennetz und spezielle, in der offiziellen Nomenklatur nicht enthaltene Arterien Umgehungskreisläufe ermöglichen, wenn ein tiefer Gefäßabschnitt stenosiert oder obliteriert ist (Abb. 16). So kommen durch retrograde Blutströmung sowohl Anastomosen zwischen epifaszialen und subfaszialen Versorgungsgebieten als auch zwischen verschiedenen subfaszialen Beblutungsarealen zustande, wobei die epifaszialen Aa. communicantes die Überbrückkungen darstellen (Abb. 17).

Zwei Beispiele sollen dies verdeutlichen:

Am amputierten Bein einer 71jährigen Diabetikerin war die A. tibialis anterior im 2. proximalen Viertel über 8 cm vollständig obliteriert. Der noch wegbare distale Arterienabschnitt wurde durch eine Anastomose mit dem hier 2 mm starken R. fibularis rückläufig versorgt, wie sich am Fluß des Injektionsmittels nachweisen ließ. Die entnommenen Muskelproben aus den Extensoren waren – wie auch die Haut – makroskopisch und lichtmikroskopisch unauffällig. Abbildung 18 zeigt eine Anastomose über den R. fibularis.

Bei einem 69jährig verstorbenen Mann war in der rechten unteren Extremität die A. tibialis anterior in einem Viertel ihres ventralseitigen Verlaufs obliteriert. Der M. tibialis anterior, die langen Extensoren und die Mm. fibulares waren makroskopisch und lichtmikroskopisch ebenfalls nicht pathologisch verändert. Aufgrund der Auffüllung der Gefäße durch Silikonkautschuk und nach den auch hier unauffälligen Haut- und Muskelbefunden ist anzunehmen, daß in vivo über das epifasziale arterielle Netz ausreichende Kollateralkreisläufe zur Versorgung des subfaszialen Raums zustande kamen.

Die Befunde über die Topographie der arteriellen Hautversorgung am Unterschenkel können dazu beitragen, bei der Sklerosierungstherapie und bei Strippingoperationen „Gefahrenzonen" zu erkennen und nach Möglichkeit zu vermeiden; sie geben ferner Aufschlüsse über die funktionelle Wertigkeit des epifaszialen Gefäßnetzes für Ausgleichsbeblutungen bei Versorgungsstörungen des subfaszialen Raums und erleichtern in der plastischen Chirurgie die Auswahl geeigneter Hautlappen zur Deckung von Defekten.

Zusammenfassung

1) Bei Einbeziehung subfaszialer Zuflüsse lassen sich am Unterschenkel Areale der arteriellen Hautversorgung darstellen und mit hinreichender Genauigkeit voneinander abgrenzen.

2) Individuelle Variationen betreffen weniger die Anordnung der die Faszie perforierenden Arterien als vielmehr ihre Anzahl und Stärke sowie ihr Verzweigungsmuster. Abgangswinkel, Richtung und Länge der zuführenden subfaszialen Arterienstrecken schwanken. Es besteht in der Regel keine Korrelation zwischen dem Kaliber der Vv. perforantes und dem der Begleitarterien.

3) Varietäten der großen Stammarterien, vornehmlich im Versorgungsgebiet der A. tibialis anterior, lassen sich teilweise als „Relikte" aus der phylogenetischen Entwicklung deuten.

4) Bei Verschlüssen oder Stenosen subfaszialer Arterien kann das epifasziale Arteriennetz Ausgleichsfunktionen übernehmen und in Umgehungskreisläufe einbezogen werden, so daß obliterierte Gefäßstrecken durch retrograden Blutfluß überbrückt und subfasziale Strukturen versorgt werden.

5) In der offiziellen anatomischen Nomenklatur unbenannte Arterien, unter anderen der „R. fibularis" [13] und der „R. musculocutaneus magnus" [3], stellen nach präparatorischen und röntgenologischen Befunden präformierte Anastomosen dar, über die Kollateralkreisläufe sowohl in longitudinaler wie auch in horizontaler Richtung möglich sind. Der R. fibularis der A. tibialis

anterior besitzt als Kollateralarterie bei Verschlüssen der A. tibialis anterior am ventralen Unterschenkel eine besondere funktionelle Bedeutung; er sollte daher in die offiziellen Nomina anatomica aufgenommen werden.

6) Da epifasziales Arteriennetz und „inoffizielle" Arterien funktionelle Aufgaben als Kollateralgefäße übernehmen können, gibt ihr röntgenologischer Nachweis zusätzliche Aufschlüsse über die Kompensation einer arteriellen Mangelversorgung.

7) Die Kenntnis der Topographie von Hautarterien am Unterschenkel kann dem Therapeuten bei der invasiven Varizenbehandlung wesentliche Anhaltspunkte zur Vermeidung von „Gefahrenzonen" geben und dem Chirurgen bei der Planung von Hauttransplantaten von Nutzen sein. Aa. perforantes et communicantes sollten wegen ihrer trophischen Funktionen und ihrer zusätzlichen kompensatorischen Fähigkeiten bei arteriellen Versorgungsstörungen sorgfältig geschont werden.

Literatur

1. Adachi B (1928) Das Arteriensystem der Japaner. Bd II. Verlag der Kaiserlich-Japanischen Universität, Kyoto, S 225–226, 285
2. Baumann R, Platz F (1983) Zur topographischen und funktionellen Anatomie des „Ramus fibularis" der Arteria tibialis anterior. Verh Anat Ges 77:341–342
3. Baumann R, Platz F (1987) Zum Problem einer topographischen Karte der arteriellen Hautversorgung von Unterschenkel und Fuß. Verh Anat Ges 81:429–430
4. Dodd H, Cockett FB (1956) The pathology and surgery of the veins of the lower limb. Livingstone, Edinburgh London
5. Gullmo A (1964) Periphere Venen. In: Diethelm L, Olsson O, Strnad F, Vieten H, Zuppinger A (Hrsg) Röntgendiagnostik des Herzens und der Gefäße. Springer, Berlin Göttingen Heidelberg New York (Handbuch der medizinischen Radiologie, Bd 10/3, S 473–590)
6. Haertsch PA (1981) The blood supply to the skin of the leg: a spost-mortem investigation. Br J Plast Surg 34:470–477
7. Haller A von (1752) Iconum anatomicarum, quibus aliquae partes corporis humani delineatae continentur, fasc V. Arteriae pedis. Göttingen, S 28
8. Hartwell SW Jr (1975) Local flaps of the leg and foot. In: Grabb WC, Myers MB (eds) Skin flaps. Little, Brown, Boston
9. Henle J (1868) Handbuch der Gefäßlehre des Menschen. In: Henle J (Hrsg) Handbuch der systematischen Anatomie des Menschen, Bd III/1. Vieweg, Braunschweig
10. Horstmann E (1957) Blutgefäße der Haut. In: Horstmann E, Dabelow A (Hrsg) Die Haut – Die Milchdrüse. Springer, Berlin Göttingen Heidelberg (Handbuch der mikroskopischen Anatomie des Menschen, Bd 3/3)
11. Horstmann E (1964) Das Muster der Blutgefäße. In: Delius L, Witzleb E (Hrsg) Probleme der Haut- und Muskeldurchblutung (Bad Oeynhausener Gespräche VI/1962). Springer, Berlin Göttingen Heidelberg, S. 1–10
12. Hyrtl J ((1859) Über das Verhalten der Blutgefässe in dem fibrösen Gewebe. Österr Z Pract Heilk 5:128–130
13. Hyrtl J (1864) Über normale und abnorme Verhältnisse der Schlagadern des Unterschenkels. Denkschriften der kaiserl. Akademie der Wissenschaften, math.-naturwiss. Classe, Bd XXIII
14. Krause CFT (1842) Handbuch der menschlichen Anatomie, Bd 1, Teil 2/4: Gefässlehre, 2. Aufl. Hahnsche Hofbuchhandlung, Hannover
15. Kubik S, Schwarzenbach B, Bankoul S (1988) Gefäßanatomie des Unterschenkels unter besonderer Berücksichtigung des tiefen Venensystems. In: Brunner U (Hrsg) Der Unter-

schenkel. Huber, Bern Stuttgart Toronto (Aktuelle Probleme in der Angiologie, Bd 44, S 40–78)

16. Lang J (1962) Über die Textur und die Vaskularisation der Faszien. Acta Anat 48:61–94
17. Lippert H, Pabst R (1985) Arterial variations in man. Classification and frequency. Bergmann, München
18. Manchot C (1889) Die Hautarterien des menschlichen Körpers. Vogel, Leipzig
19. Manno A (1906) Arteria peronea communis, arteria peronea profunda, arteria peronea superficialis. Int Monatsschr Anat Physiol 23:272–334
20. May R (1974) Chirurgie der Bein- und Beckenvenen. Thieme, Stuttgart
21. May R (1981) Die Nomenklatur der chirurgisch wichtigsten Verbindungsvenen. In: May R, Partsch H, Staubesand J (Hrsg) Venae perforantes. Urban & Schwarzenberg, München Wien Baltimore, S 13–18
22. McCraw JB, Furlow LT Jr (1975) The dorsalis pedis arterialized flap. Plast Reconstr Surg 55:177–185
23. McCraw JB, Fishman JH, Sharzer LA (1978) The versatile gastrocnemius myocutaneous flap. Plast Reconstr Surg 62:15–23
24. McGregor IA, Morgan G (1973) Axial and random pattern flaps. Br J Plast Surg 26:202–213
25. Moosmann DA, Hartwell SW (1964) The surgical significance of the sub-fascial course of the lesser saphenous vein. Surg Gynecol Obstet 118:761–766
26. Ouvry P, Davy A, Guenneguez H (1980) L'artère saphène externe. Remarques préliminaires sur son intérêt en phlébologie. Phlebologie 33:307–312
27. Partsch H (1985) Zur Pathogenese des venösen Ulcus cruris. Hautarzt 36:196–202
28. Paturet G (1951) Traité d'anatomie humaine, tome II: Membres supérieur et inférieur. Masson, Paris, p 847
29. Platz F, Adelmann G (1976) Zur Anatomie der „Vena arcuata cruris posterior" und ihrer Tiefenanastomosen (Vv. communicantes sive perforantes). Verh Anat Ges 70:709–714
30. Platz F, Baumann R (1981) Topographische Beziehungen zwischen klinisch wichtigen Venae perforantes und Hautarterien am Unterschenkel. Acta Anat 111:116
31. Platz F, Baumann R, Mathias K (1984) Zur Topographie und klinischen Bedeutung nomenklatorisch unbenannter Arterien am Unterschenkel und Fuß. Acta Anat 120:57
32. Salmon M (1936) Artères de la peau. Masson, Paris
33. Salvi G (1899) Arteriae superficiales e arteriae comitantes della estremità inferiore. Monit Zool Ital 10/2:28–38
34. Sander E (1959) Untersuchungen über Verhalten und Einbau der Tiefenanastomosen – Venae communicantes – am Fuß und Unterschenkel. Anat Anz 106:145 169
35. Satjukowa GS (1979) Die Blutversorgungsquellen der Haut des Rumpfes und des Beines beim erwachsenen Menschen. Verh Anat Ges 73:335–340
36. Schäfer K (1975) Das subcutane Gefäßsystem (untere Extremität): Mikropräparatorische Untersuchungen. Gegenbaurs Morphol Jahrb 121:492–514
37. Schäfer K (1980) Das subcutane Venensystem des Beines. Zuflüsse, Vv. perforantes und pränatale Differenzierung. Phlebol Proktol 9:19–26
38. Schäfer K (1981) Verlauf, Fasziendurchtritte und Einbau der Vv. perforantes. In: May R, Partsch H, Staubesand J (Hrsg) Venae perforantes. Urban & Schwarzenberg, München Wien Baltimore, S 37–45
39. Schmidt K (1981) Kunststoff – Silikonkautschuk – Perfusorinjektion. Die Darstellung kleinster Blutgefäße durch verbesserte Injektionsmethoden. Präparator 27:117–120
40. Spalteholz W (1893) Die Vertheilung der Blutgefäße in der Haut. Arch Anat Physiol 5:21 (Nachdruck 1893:Veit, Leipzig, S 1–66)
41. Spalteholz W (1927) Blutgefäße der Haut. In: Jadassohn J (Hrsg) Anatomie der Haut. Springer, Berlin (Handbuch der Haut- und Geschlechtskrankheiten, Bd 1/1, S 379–433)
42. Starck D (1965) Embryologie, 2. Aufl. Thieme, Stuttgart
43. Staubesand J (1975) Angiologische Aspekte zur Anatomie der Kniekehle. In: Brunner U (Hrsg) Die Kniekehle. Huber, Bern Stuttgart Wien (Aktuelle Probleme in der Angiologie, Bd 28, S 11–35)
44. Staubesand J (1980) Anmerkungen zur vaskulären Anatomie der Knöchelregion. In: Brunner U (Hrsg) Die Knöchelregion. Huber, Bern Stuttgart Wien (Aktuelle Probleme in der Angiologie, Bd 40, S 11–69)

45. Staubesand J (1981) Zur Anatomie der Verbindungsvenen – eine Einführung. In: May R, Partsch H, Staubesand J (Hrsg) Venae perforantes. Urban & Schwarzenberg, München Wien Baltimore, S 3–12
46. Staubesand J (1984) Zur systematischen, funktionellen und praktischen Anatomie der Venen des Beines. In: Schneider W, Walker J (Hrsg) Kompendium der Phlebologie. Die chronische Venen-Insuffizienz in Theorie und Praxis. Wolf, München, S 9–140
47. Staubesand J (1987) Kleiner Atlas zur systematischen und topographischen Anatomie der Venae perforantes. In: Cockett F, Klüken N (Hrsg) Die klinische Bedeutung der Venae perforantes. Schattauer, Stuttgart New York (Ergebnisse der Angiologie und Phlebologie, Bd 34, S 1–24)
48. Staubesand J, Seydewitz V (1982) Elektronenmikroskopische und enzymbiochemische Untersuchungen an Blutgefässen nach Injektion von Sklerosierungsmitteln im Tierexperiment – Eine Pilotstudie zur Frage der Frühveränderungen. Swiss Med 4:19–27
49. Staubesand J, Seydewitz V (1983) Elektronenmikroskopische Untersuchungen über die transvasale Wirkung von Venensklerosierungsmitteln nach intraarterieller Applikation im Tierexperiment. Verh Anat Ges 77:497–499
50. Staubesand J, Seydewitz V (1988) Zur Ultrastruktur sklerosierter Varizen. Lett Phlebol 8
51. Staubesand J, Seydewitz V (1988) Das morphologische Substrat geschädigter Arterien, Venen und Nerven nach paravasaler Applikation von Sklerosierungsmitteln; eine experimentelle Studie. Phlebol Prax 3:18
52. Stolić E (1981) Terminologie, Einteilung und Systematisierung der Venae communicantes des Beines. In: May R, Partsch H, Staubesand J (Hrsg) Venae perforantes. Urban & Schwarzenberg, München Wien Baltimore, S 19–34
53. Tandon SN, Sutherland AB (1973) Pretibial lacerations. Br J Plast Surg 26:172–175
54. Tiedemann F (1822) Tabulae arteriarum corporis humani. Müller, Karlsruhe
55. Wiedmann A (1954) Die arterielle Genese des Ulcus cruris „varicosum". Hautarzt 5:85–91
56. Wuppermann T (1987) Ernsthafte Zwischenfälle in der phlebologischen Praxis: versehentliche intraarterielle Injektion. Phlebol Proktol 16:77

Indikationen, Technik und Langzeitergebnisse der paravasalen Akutsklerosierung, der elektiven und prophylaktischen Injektion von Ösophagusvarizen beim Leberzirrhotiker

K.-J. Paquet, H. A. Gad und J.-F. Kalk

Einleitung

Blutungen aus Ösophagusvarizen gehören zu den gastrointestinalen Blutungen mit der höchsten Sterblichkeit und der schlechtesten Prognose. Sie werden durch einen Pfortaderhochdruck auf dem Boden eines intrahepatischen Blocks hervorgerufen, dessen Ursachen bekannt sind. Dagegen weiß man wenig über die genauen Faktoren, die eine Blutung auslösen. Zweifellos spielt die Höhe des Pfortaderdrucks [33], vor allem ein plötzlicher Druckanstieg, eine ebenso große Rolle wie der starke Ausprägungsgrad der Ösophagusvarizen, für den unsere Arbeitsgruppe [19] eine Klassifikation (Abb. 1) beschrieben hat. In dieser Klassifikation haben wir darauf hingewiesen, daß bestimmte charakteristische Merkmale im Erscheinungsbild der Varizen, wie z. B. Epithelverdünnungen und Teleangiektasien auf eine Blutungsgefahr hinweisen können.

Während des letzten Jahrzehnts hat sich die Sklerosierungstherapie von Ösophagusvarizen allgemein durchgesetzt und weit verbreitet. Sie wird heute während der spritzenden Blutung (Sofort- oder Akutsklerosierung), im blutungsfreien Intervall (Elektivsklerosierung) und vereinzelt sogar prophylaktisch (vor der ersten Blutung) eingesetzt. Sie wurde erstmalig 1939 von Crawfoord u. Freckner [5] und in der Folgezeit nur vereinzelt angewandt. Erst 1972 bzw. 1973 publizierten Johnston u. Rogers und unsere Arbeitsgruppe [9, 18, 27] an einem größeren Krankengut gewonnene gute Erfahrungen mit der Sklerosierung von Ösophagusvarizen: beide Therapeuten wandten ein starres Instrument während der Ösophagusvarizenblutung an, die in 93 bzw. 92 % der Fälle bei einer Kliniksterblichkeit von 18 bzw. 19 % gestillt werden konnte. Diese ausgezeichneten Resultate einerseits und die Entwicklung flexibler Endoskope andererseits begünstigten die rasche Ausbreitung dieses Behandlungsverfahrens über die ganze Welt.

Indikationen

Die wichtigen Indikationen für die Sklerosierung von Ösophagusvarizen sind:

1) akute Ösophagusvarizenblutung jeder Blockform,
2) Zustand nach Ösophagusvarizenblutung bei jeder Blockform,
3) Zustand nach einmaliger Sklerosierungstherapie bei jeder Blockform,
4) komplette Pfortaderthrombose bei jeder Blockform,

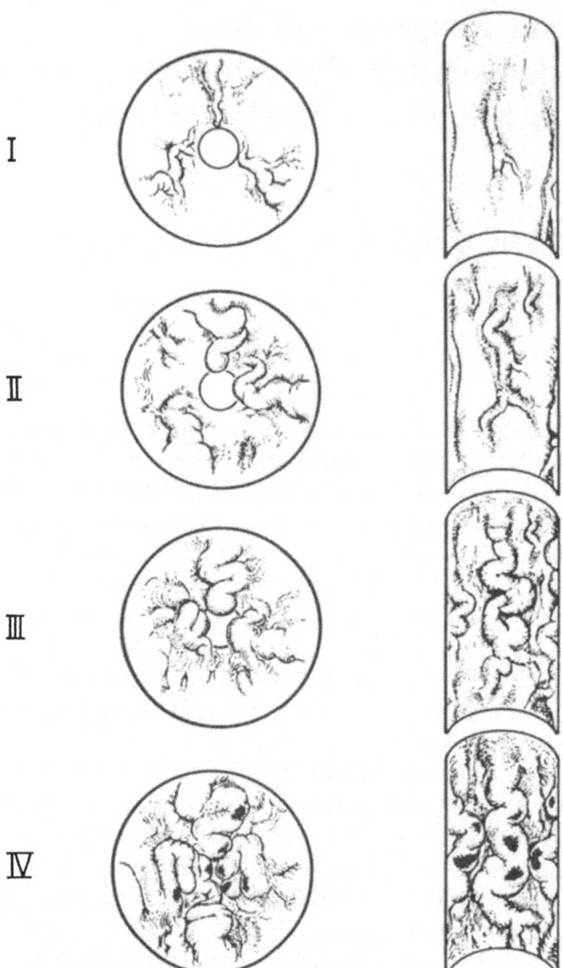

I

II

III

IV

Abb. 1. Klassifikation der Ösophagusvarizen (Grad I–IV) nach
Paquet; die schwarzen Punkte bei
Grad IV bedeuten Varizen auf
den Varizen bzw. Teleangiektasien
[19], mit Erlaubnis des Thieme
Verlags, Stuttgart–New York

5) Shuntthrombose bei intrahepatischem Block,
6) Child-Pugh-C-Patienten(?),
7) (Ösophagusvarizenblutungen bei Säuglingen und Kindern jeder Blockform),
8) ausgeprägte Varizen (III–IV) mit Sekundärgefäßen. Epithelverdünnungen
   und Druckwerten über 30 cm $H_2O \triangleq 2{,}94$ kPa.

Bei den Indikationen sind verschiedene Faktoren zu berücksichtigen: Soll die
Sklerosierungstherapie während der akuten Blutung als Primärmaßnahme zur
Anwendung kommen (s. Punkt 1), oder soll man sie erst nach versuchter Blutstil-
lung mit Vaso-, Glycylpressin und/oder Sondentamponade einsetzen (s. Punkt 2)?
Soll sie zur langfristigen Verhütung von Rezidivblutungen fortgesetzt werden,
oder gibt es gar Indikationen für eine prophylaktische Anwendung (s. Punkt 8)?
Ist sie für alle Patienten unabhängig von ihrer Leberfunktion geeignet, oder sollte
sie Patienten mit schlechter Leberfunktion vorbehalten bleiben (s. Punkt 6)?

Ließen sich bessere Ergebnisse erzielen, wenn die Sklerosierungstherapie mit anderen Akut- oder Langzeitbehandlungsmaßnahmen kombiniert würde?

Obwohl es unserer Arbeitsgruppe in 90 % der Fälle gelingt, akute Blutungen durch Sofortsklerosierung während der Notfallendoskopie zum Stillstand zu bringen, empfehlen wir die Notfallsklerosierung keineswegs generell. Für erfahrene Kliniker und Endoskopiker ist diese Strategie jedoch der für Kurz- und Langzeitbehandlung erfolgversprechendste Weg; dennoch raten wir allgemein dazu, die Sklerosierung nach der akuten Blutungsepisode durchzuführen. Für manche Child-A- und gelegentlich -B-Patienten kann die Operation, insbesondere der elektive Shunt, eine Alternative sein. Wir meinen jedoch, daß das Risiko einer Sklerosierung geringer ist als das einer Rezidivblutung in der unmittelbaren postoperativen Periode nach Shuntoperation, und daß dieses Risiko durch vorherige Sklerosierung signifikant vermindert werden kann [21, 25]. Die Indikation zu einer Shuntoperation sollte jedoch nach erfolgreicher Sklerosierung nach dem ersten, spätestens jedoch nach dem zweiten Blutungsrezidiv gestellt werden, da je nach Leberfunktion solche Blutungsrezidive in einer Häufigkeit bis zu 50 % auftreten können und die Prognose solcher Patienten entscheidend verschlechtern. Auch die Punkte 4, 5 und 7 sollen bei der Diskussion der Indikation noch Erwähnung finden. Gelingt eine dauerhafte Blutstillung durch konservative Maßnahmen und Notsklerosierung nicht, wird die Indikation zur gastroösophagealen Diskonnektion (Abb. 2) sogleich gestellt. Sie hat gegenüber der Shuntoperation den Vorteil, daß es sich um einen relativ einfachen Eingriff handelt, der von jedem mit der Chirurgie der portalen Hypertension vertrauten Allgemeinchirurgen relativ rasch durchgeführt werden kann, die Leberdurchblutung durch den Eingriff nicht verändert wird, der Patient lediglich das Operations- und Narkosetrauma überstehen und keine postoperative Shuntenzephalopathie in Kauf nehmen muß.

Vorgehen bei Blutungen und Sklerosierungstechnik

Ein zugewiesener oder stationär aufgenommener Patient, der akut gastrointestinal blutet, kommt sogleich auf die Intensivstation. Im Vordergrund der therapeutischen und diagnostischen Maßnahmen steht die Schockbekämpfung bzw. -prophylaxe:

1) zentraler Zugang,
2) Volumensubstitution,
3) Magenentleerung und -spülung, evtl. Einläufe,
4) Notfallendoskopie, evtl. Notsklerosierung,
5) Sondentherapie,
6) Alternativ oder zusätzlich: (Vasopressin) Glycylpressin, evtl. in Kombination mit Nitropräparaten
7) Neomycin (4 g/Tag) und Lactulose (100 g/Tag),
8) bedarfsgerechte Substitution von Gerinnungsfaktoren,
9) adäquate Korrektur von Elektrolyt- und Säure-Basen-Haushalt.

Nur bei trotz massiver Volumen- und Blutsubstitution irreversiblem Schockzustand und klinisch eindeutigen Zirrhosezeichen wird zunächst die Linton-Nachlas-Sonde eingeführt. In allen anderen Fällen wird nach erfolgreicher

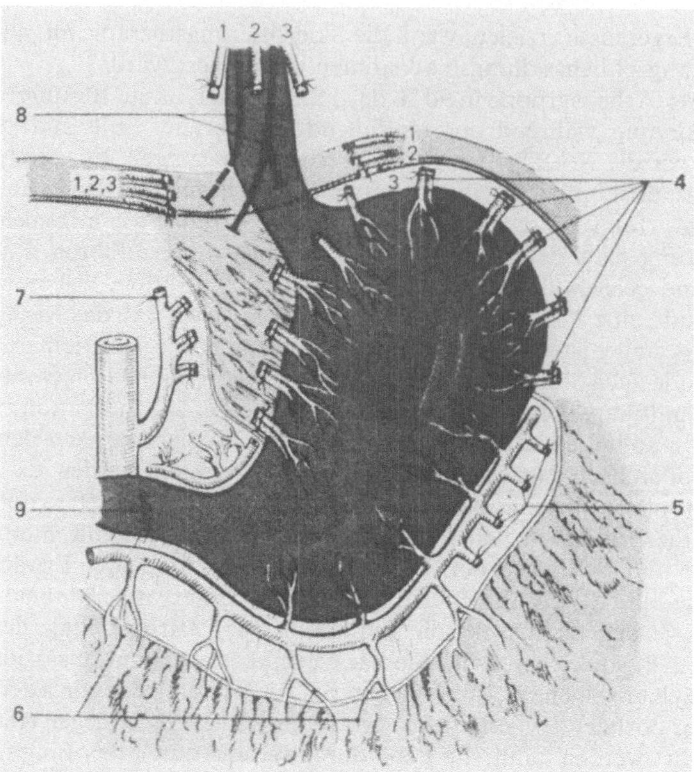

Abb. 2. Gastroösophageale Diskonnektion nach Hassab-Paquet mit selektiver Vagotomie und gelegentlich Pyloroplastik: *1, 2, 3:* Devaskularisation des abdominellen Ösophagus (mindestens 6 cm) und des Zwerchfells; *4, 5:* ligierte Vasa gastroepiploica sinistra; *6:* erhaltene Vasa gastroepiploica dextra; *7:* ligierte A. gastrica sinistra und V. coronaria ventriculi; *8, 9:* selektive Vagotomie und Pyloroplastik

Schockbekämpfung bzw. während der Schockprophylaxe und -therapie mit der Notfallendoskopie begonnen. Der Oberkörper des Patienten wird um mindestens 45° angehoben; diese Lage wird mit der Antischockposition kombiniert. Auf eine Rachenanästhesie wird verzichtet, eine Prämedikation nur in Ausnahmefällen verabfolgt. Durch die Lage des Patienten einerseits und die wegen der persistierenden Blutung notwendige Spülung über den Biopsiekanal des Instruments andererseits gelingt es, die Speiseröhre freizuspülen und -zuhalten. Es hat sich bewährt, vor Inspektion von Magen und Duodenum die ober-, inner- und selten unterhalb des ösophagokardialen Übergangs gelegene Blutungsquelle zu umspritzen; dazu verwenden wir 0,5 %iges Polidocanol in Portionen zu je 1 ml bis zur Blutstillung. Gelingt eine genaue Lokalisation der Blutungsquelle nicht, werden 20–30 paravasale Injektionen im unteren Speiseröhrendrittel, von der Kardia an beginnend, vorgenommen.

Unterschiede in der Sklerosierungstechnik

1) Verschiedene Sklerosierungsmittel: z. B. Polidocanol, Äthenolamin, Sodium-morrhuat, absoluter Alkohol, Tetradecylsulfat 3% + 5% Glucose, NaCl;
2) Injektionsmenge pro Injektion, meistens 1 ml
3) Injektionsschema: para-, intra- oder kombinierte Injektionen,
4) Behandlungsplan, z. B. wöchentlich
5) Wahl des Endoskops, starr oder flexibel
6) Anwendung verschiedener Kompressionstechniken, z. B. Ballon zur Tamponade

Alle Methoden basieren auf Erfahrung; aufgrund der bestehenden Unterschiede wird die Auswertung der publizierten Ergebnisse erschwert; man weiß nicht, ob man mit der einen oder anderen Methode eine niedrigere Komplikationsrate oder bessere Ergebnisse erzielen kann.

Wir bevorzugen als Sklerosierungssubstanz Polidocanol (Hersteller: Fa. Kreussler, Wiesbaden), da ihre Anwendung nicht schmerzhaft ist. Wir beginnen mit der niedrigen Konzentration 0,5%, um die Speiseröhre, die uns durch ihre Reaktion immer wieder überrascht, auf ihre individuelle Reaktionsfähigkeit zu testen:

Schema der Wandsklerosierung der Speiseröhre

1) *Akut, in der Blutung:* 5–15, maximal 30 ml *0,5%* Polidocanol bis zur Blutstillung in Portionen à 1 ml;
2) *Elektiv, im blutungsfreien Intervall:*
   a) Applikationen von 40 ml *0,5%* Polidocanol im terminalen Ösophagus in 40 Portionen;
   b) nach 7 Tagen gleiches Vorgehen mit 1% Polidocanol beim Fehlen von Ulzerationen; bei kleinen Ulzera 40 ml 0,5% Polidocanol, bei größeren Ulzera weniger oder Abwarten für 1 Woche;
   c) weitere 1–4 Sitzungen nach dem gleichen Schema, bis die Teleangiektasien verschwunden, das Epithel verdickt und die Varizen narbig umhüllt sind;
   d) endoskopische Kontrolle des Befundes nach 4 Monaten, bei erneutem Auftreten von Teleangiektasien, Epithelverdünnungen und Zunahme des Varizenausprägungsgrades Beginn mit der 2. Sklerosierungsphase. Applikation des Sklerosierungsmittels in 0,75- oder 0,5-ml-Portionen, maximal 30 ml pro Sitzung; sonst gleiches Vorgehen wie bei 2 a–c;
3) *Prophylaktisch, vor einer Blutung:* gleiches Vorgehen wie bei 2.

Im blutungsfreien Intervall beginnen wir mit 30–40 ml 0,5%igem Polidocanol, das wir in 40 Portionen injizieren. Durch am Anfang routinemäßig und später gelegentlich wiederholte Röntgenkontrollen (Abb. 3) wissen wir, daß das Sklerosierungsmittel mindestens zu 80% paravasal verbleibt. Je nach Reaktion der Speiseröhre sind 2–6 Sitzungen mit 30–40 Injektionen pro Sitzung erforderlich, um die Krampfadern zu verkleinern und ausreichend narbig zu umhüllen. Finden sich nach der ersten Sklerosierungssitzung keine negativen Folgen wie Ulzera, fibrinöse Beläge oder Stenosen, verwenden wir in den darauffolgenden Sitzungen 1%iges Polidocanol. Beim Langzeitbehandlungsplan hat sich die Kontrollendo-

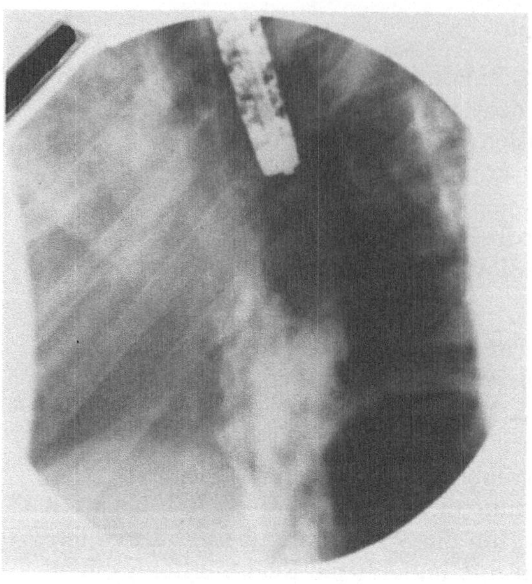

Abb. 3. Radiologische Kontrolle der paravasalen Injektion von Sklerosierungsmittel: Es wurden 20 ml 0,5%iges Polidocanol, verdünnt mit Röntgenkontrastmittel injiziert; die gesamte Menge bleibt 5 min nach der Injektion in der Submukosa und strömt nicht ab

skopie und Resklerosierung zunächst *nach 4*, später alle 6, 9 und 12 Monate bewährt, da durch engere Intervalle die Blutungsrezidivhäufigkeit nicht weiter gesenkt werden kann und unnötige Kosten entstehen würden.

Das starre Ösophagoskop wird heute nur in Ausnahmefällen, d. h. bei massiven, konservativ unstillbaren Ösophagusvarizenblutungen eingesetzt. Ein großer Saugkanal, gute Spülmöglichkeiten und exzellente Sicht durch die Hopkins-Optik ermöglichen eine rasche Orientierung und schnelle Applikation der Sklerosierungssubstanz. Die Oberflächennarkose ist im allgemeinen nach 10–20 min beendet; der Patient kann sogleich extubiert werden. Durch die Intubation wird die mögliche und gefährliche Blutaspiration vermieden.

Besondere Kompressionstechniken durch Ballons neben oder auf dem Instrument benutzen wir nicht; das gleiche gilt für Röntgengeräte und flexible Tuben, die Williams u. Dawson [38] empfehlen und die durch Kompression eine bessere Blutstillung erzielen können. Je einfacher ein Verfahren ist, um so bessere Resultate werden damit erzielt. Natürlich erfordert die Unsicherheit des Applikationsortes einer Sklerosierungssubstanz die regelmäßige Überprüfung durch Röntgenkontrolle.

Ergebnisse der Sklerosierungstherapie

Die endoskopische Sklerosierung wird eingesetzt, um die aktive oder konservativ unstillbare Ösophagusvarizenblutung zu beherrschen (Sofort-, Notfall- oder Akutsklerosierung), um Rezidivblutungen zu vermeiden (Elektivsklerosierung) und das erste Auftreten einer Ösophagusvarizenblutung (prophylaktische Sklerosierung) zu verhüten. Die Ergebnisse des Einsatzes der Sklerosierung bei diesen 3 verschiedenen Indikationen sollen unter besonderer Berücksichtigung eigener Resultate und kontrollierter, randomisierter Studien analysiert werden.

Notfall-, Sofort- oder Akutsklerosierung

Ziel dieser Maßnahme ist, die Blutung bei der intravasalen Sklerosierung durch Bildung eines Thrombus in der Varize zu stillen, während bei der paravasalen Injektion die Varize durch das entstehende Ödem zunächst komprimiert wird und in seltenen Fällen später wegen der Periphlebitis thrombosieren kann. In den meisten Fällen tritt eine Rekanalisation des verkleinerten Lumens mit Fibrosierung von Varizenwand und Ösophagusepithel auf, wodurch die Krampfader vor einer erneuten Ruptur geschützt ist. Bei der intra- und paravasalen Injektion addieren sich die oben beschriebenen Wirkungen.

Seit den ersten Publikationen von Johnston u. Rogers und unserer Arbeitsgruppe [9, 18, 27] ist die Zahl der Arbeiten über die Sklerosierungstherapie gewaltig angewachsen. Die Ergebnisse von je 7 unkontrollierten Studien, die zur Hälfte das starre bzw. flexible Endoskop verwendeten, sind in den Tabellen 1 [1, 2, 6, 9, 17, 23, 36] und 2 [10, 14, 16, 20, 32, 34, 35] zusammengefaßt.

Aufgeführt sind Autoren, Anzahl der behandelten Patienten, verwendete Sklerosierungssubstanz und -art, Blutstillungsquote und Kliniksterblichkeit. Bei Anwendung des starren Ösophagoskops lag die Blutstillungsrate zwischen 72 und 93, im Durchschnitt bei 87 %; die Kliniksterblichkeit betrug 14–40 %, im Durchschnitt 24 %. Wurde die Akutsklerosierung mit flexiblen Instrumenten vorgenommen, so macht die Blutstillungsquote 84–100 %, im Durchschnitt 92 % aus, und es ergibt sich eine Kliniksterblichkeit zwischen 19 und 42 %, im Durchschnitt 32 %. Dabei muß darauf hingewiesen werden, daß die Ergebnisse unserer Arbeitsgruppe in einer prospektiven Studie ermittelt wurden, deren vorher fixiertes Konzept die Behandlung der trotz effektiver Sklerosierung akut oder chronisch erneut aus Ösophagusvarizen blutende Patienten durch gastroösophageale Diskonnektion nach Hassab-Paquet oder durch elektive Shuntoperation einschloß. Hierbei handelt es sich um 56 von 232 Patienten (24 % [20, 24]).

Tabelle 1. Ergebnisse der „Notsklerosierung" blutender Ösophagusvarizen mit starrem Ösophagoskop in Allgemeinnarkose

Autoren	n	Sklerosierungssubstanz und -art (*i. v.* intravasal, *p. v.* paravasal)	Blutstillungsquote [%]	Kliniksterblichkeit [%]
Johnston u. Rodgers [9]	117	Äthanolamin 5 % i.v.	93	18
Raschke u. Paquet (1973) [27]	51 (211)	Polidocanol 1 % p.v.	91	20
Paquet u. Oberhammer (1978) [23]	597	Polidocanol 1 % p.v.	90	15
Terblanche et al. [37]	66 (93 Aufnahmen)	Äthanolamin 5 % i.v.	92	28
Alwmark et al. [1]	50	Polidocanol 1 % p.v.	89	14
Barsoum et al. [2]	100	Äthanolamin 5 % i.+p.v.	72	21
Fleig et al. [6]	25	Polidocanol 1 % p.v.	92	40
	600		≈88	≈22

Tabelle 2. Ergebnisse der „Notsklerosierung" blutender Ösophagusvarizen mit flexiblen Endoskopen

Autoren	*n*	Sklerosierungssubstanz und -art (*i. v.* intravasal, *p. v.* paravasal)	Blutstillungsquote [%]	Kliniksterblichkeit [%]
Lewis et al. [14]	19	Sodiummorrhuat 5 % i.v.	93	42
Kjaergaard et al. [10]	61	Polidocanol 3 % i.+p.v.	92	31
Stray et al. [34]	8	Polidocanol 2 % p.v.	85	37
Takase et al. [35]	30	Äthanolamin 5 % i.v.	96	37
Soehendra et al. [32]	120	Polidocanol 1 % i.+p.v.	84	36
Nilsson [15]	43	Polidocanol 1 % i.+p.v.	100	19
Paquet [20]	386	Polidocanol 0,5+1 % p.v.	93	22
	667		92	32

Tabelle 3. Ergebnisse der Notsklerosierung blutender Ösophagusvarizen mit flexiblen Endoskopen (kontrollierte Studien)

Autoren	*n*	Sklerosierungssubstanz und -art (*i.v.* intravasal, *p.v.* paravasal)	Dauerhafte Blutstillung [%]	Überlebenszeit nach 1. Jahr [%]
Paquet u. Feussner [22]	21	Polidocanol 0,5 +1 % p.v.	90 (55)	79 (38)
Larson et al. [13]	44	Tetradecylsulfat 3 % i.v.	85 (47)	62 (54)

In 2 kontrollierten, randomisierten Studien ([13, 24]; Tabelle 3) – eine wurde von unserer Arbeitsgruppe durchgeführt – konnte nachgewiesen werden, daß die Sklerosierung, d. h. die sofortige para- oder intravasale Injektion während der Notfallendoskopie wegen akuter Ösophagusvarizenblutung signifikant die Blutstillungsrate im Vergleich mit konservativen Maßnahmen, nämlich der Gabe von Vasopressin oder die Anwendung der Sengstaken-Blakemore-Sonde, verbessern und auch die Überlebenszeit der sklerosierten Patienten verlängern kann; die Verlängerung der Überlebenszeit in der zweiten Studie [13] war jedoch nicht signifikant. Wegen der Überlegenheit der Notfallsklerosierung gegenüber der Sengstaken-Blakemore-Sonde mußte die Aufnahme von weiteren Patienten in die Studie unserer Arbeitsgruppe bereits nach 6 Monaten aus ethischen Gründen abgebrochen werden; allerdings konnten wir die in der Studie befindlichen Patienten noch weitere 30 Monate beobachten.

Im einzelnen stellen sich die Ergebnisse wie folgt dar: durch Anwendung der Sengstaken-Blakemore-Sonde konnte bei 16 von 22 Patienten (73 %) und durch Notfallsklerosierung bei 20 von 21 Patienten (95 %) die akute Blutung zunächst beherrscht werden (Tabelle 4). Blutungsrezidive ereignen sich bei 7 von 16 Patienten aus der Sengstaken-Blakemore- (44 %) und bei 4 der 20 Patienten aus der Sklerosierungsgruppe (20 %). Diese Unterschiede sind statistisch nicht signifikant. Die Beherrschung der Rezidivblutung gelang durch erneutes Anwenden der

Tabelle 4. Ergebnisse der kontrollierten randomisierten Studie unserer Arbeitsgruppe, die die Anwendung der Sengstaken-Blakemore-Sonde (*SBT*) und der Notfallsklerosierung (*NFS*) während der Notfallendoskopie vergleicht

Statistische Faktoren	SBT	NFS	Statistische Signifikanz
1. Anzahl der Patienten	22	21	n.s.
2. Primäre Blutstillungsrate	16 (73 %)	20 (95 %)	n.s.
3. Häufigkeit des Blutungsrezidives[a]	(44 %)	(20 %)	n.s.
4. Rate der Blutstillung von Blutungs-rezidiven[b]	(43 %)	(75 %)	n.s.
5. Definitive Blutstillungsrate pro Patient	12/22 (55 %)	19/21 (90 %)	$p > 0{,}01$
6. Definitive Blutstillungsrate pro Blutungsepisode	19/29 (66 %)	23/25 (29 %)	$p > 0{,}01$
7. Anzahl der Komplikationen	2 (10 %)	2 (10 %)	n.s.
8. Anzahl der erforderlichen Bluttrans-fusionen	5 (23 %)	3 (14 %)	n.s.
9. Kliniksterblichkeit innerhalb v. 30 Tagen	6/22 (27 %)	2/21 (10 %)	n.s.
10. Spätsterblichkeit (n. 36 Monaten)	17/22 (77 %)	7/21 (33 %)	$p < 0{,}005$

Diese Wahrscheinlichkeiten wurden unter Anwendung von Fischers genauem Wahrscheinlichkeitstest ermittelt (n.s. $\leq 0{,}05$). Die Zahlen in den Zeilen 1–10 wurden während der ersten 6 Monate der Studie ermittelt.

[a] $7/16 = 44\%$; $4/20 = 20\%$.

[b] $3/7 = 43\%$; $3/4 = 75\%$.

Sengstaken-Blakemore-Sonde bei 3 der 7 Patienten (43 %) und bei 3 der 4 Patienten aus der Sklerosierungsgruppe (75 %); dies bedeutet eine definitive Blutstillung bei 12 von 22 Patienten (55 %) und von 19 von 29 Blutungsepisoden (60 %) durch Anwendung der Sengstaken-Blakemore-Sonde und bei 19 von 21 Patienten (90 %) und in 23 von 25 Blutungsepisoden (92 %) durch Einsatz der endoskopischen Sklerosierung, die somit der Anwendung der Sengstaken-Blakemore-Sonde signifikant überlegen ist ($p < 0{,}01$); 6 der 22 Patienten aus der Sengstaken-Blakemore-Gruppe (27 %) verstarben innerhalb von 30 Tagen; die entsprechende Zahl aus der Sklerosierungsgruppe betrug 2 von 21 Patienten (10 %). Die nach Kaplan-Meier ermittelte Überlebenskurve (Abb. 4) zeigt, daß die statistische Signifikanz zugunsten der Sklerosierung nach 6 Monaten ($p < 0{,}01$) beginnt und sich nach 36 Monaten noch verstärkt ($p < 0{,}001$).

Aus diesem Grunde erfolgt in unserem Krankenhaus stets der Versuch einer Notsklerosierung während der Notfallendoskopie, wofür Tag und Nacht ein eingearbeitetes Team zur Verfügung steht; gelingt nach 15 min eine Blutstillung nicht, wird die Linton-Nachlas-Sonde für 6–12 h eingeführt. Tritt nach Entblokken der Sonde erneut ein Blutungsrezidiv auf, wird die Notfallsklerosierung während der zweiten Notfallendoskopie erneut versucht; ist sie wiederum erfolglos, wird das Einführen der Linton-Nachlas-Sonde wiederholt und der Patient auf eine notfallmäßige gastroösophageale Diskonnektion nach Hassab-Paquet vorbereitet.

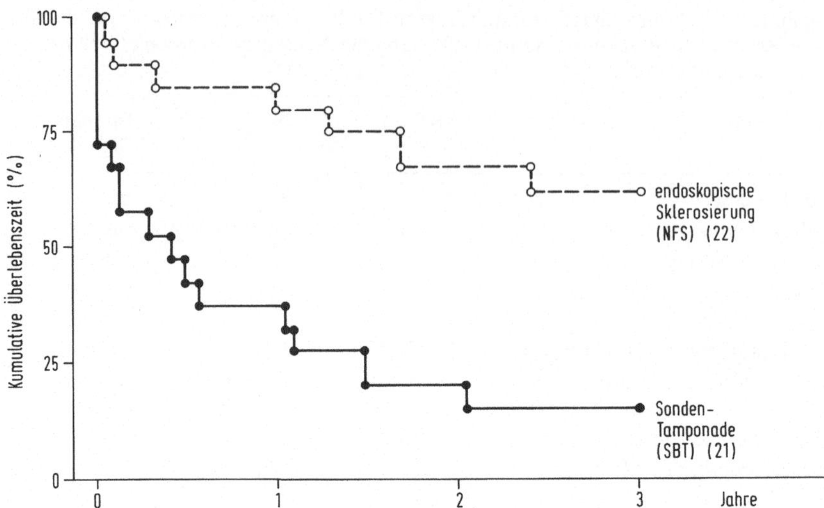

Abb. 4. Kumulative Überlebenskurve, ermittelt nach der Methode von Kaplan-Meier, die die Überlebenszeit von Leberzirrhotikern mit akuter Ösophagusvarizenblutung nach Anwendung der Sengstaken-Blakemore-Sonde (*SBT*) und der Notfallsklerosierung (NFS) vergleicht

Elektivsklerosierung bzw. Sklerosierung im blutungsfreien Intervall

Die Analyse kontrollierter randomisierter Studien der Sklerosierung im blutungsfreien Intervall (Tabelle 5) macht deutlich [4, 12, 15, 31, 37], daß in allen Studien die Blutungsrezidivrate durch mehrfache Sklerosierung signifikant vermindert werden kann; in der Kopenhagener Studie [4], in der die Endoskopiker eine hohe Konzentration der Sklerosierungssubstanz, nämlich 3 %iges Polidocanol verwendeten, deren Anwendung zu frühen Rezidivblutungen aus Ulzerationen beitragen kann, gelang dies erst vom 40. Tag an. Terblanche et al. [37] und Soederlund [31] fanden keine Verlängerung der Überlebenszeit nach 2 Jahren; die Kopenhagener Studie ermittelte eine solche vom 40. Behandlungstag an; eine Verlängerung der Überlebenszeit in der Studie von Korula et al. [12] aus Los Angeles wurde erst nach Ausschluß der notfallmäßig erforderlichen Shuntoperationen festgestellt. Eine eindeutig signifikante Verlängerung der Überlebenszeit erreichten MacDougall et al. [15] aus dem Kings College Hospital in London: die Zweijahresüberlebenszeit betrug 78 % (Sklerosierungsgruppe) im Vergleich zu 43 % (Kontrollgruppe). Terblanche weist jedoch zu Recht darauf hin, daß in dieser kontrollierten Studie die Kontrollgruppe beim Auftreten einer Blutung nicht regelmäßig sklerosiert wurde.

Unsere Arbeitsgruppe hat nach Analyse der natürlichen Lebenserwartung des Leberzirrhotikers mit Zustand nach Ösophagusvarizenblutung [3, 7] die Lebenserwartung von 200 aufeinanderfolgenden Patienten mit der gleichen Diagnose und Child-Pugh-Klassifikation, die einer Langzeitsklerosierung über einen Zeitraum von 2 Jahren zugeführt wurden, ermittelt. Immerhin konnte sie für Child-A-Patienten nach 2 Jahren von 65 auf 95, für Child-B-Patienten von 39 auf 78 und

Tabelle 5. Langzeitergebnisse kontrollierter Studien der Elektivsklerosierung blutender Ösophagusvarizen

Autoren	*n* (*Studie/* Kontrolle)	Blutungsrezidiv- rate [%]	Überlebenszeit [%]
MacDougall et al. [15]	*56/60*	signifikant	*78/43*
Terblanche et al. [37]	*38/37*	signifikant	n.s.
Copenhagen ES-Trial [4]	*93/94*	signifikant (vom 40. Tag an)	*57/27* (nach 40 Tagen)
Söderlund [31]	*54/53*	signifikant	n.s.
Korula et al. [12]	*56/60*	signifikant	*51/35* (signifikant) (Shuntausschluß)
	297/309	signifikant	*62/35*

Tabelle 6. Vergleich der natürlichen Lebenserwartung von Leberzirrhotikern mit blutender Ösophagusvarizenblutung [3, 7] mit der Lebenserwartung von 200 aufeinanderfolgenden Patienten mit ähnlichem Grundleiden und Leberfunktion, die einer Langzeitsklerosierung zugeführt wurden bei übereinstimmenden Child-Pugh-Klassifikationen

	Überlebenszeit (%)			
	Nach 1 Jahr		Nach 2 Jahren	
	Natürliche	Nach Langzeit- sklerosierung	Natürliche	Nach Langzeit- sklerosierung
Child A	76	99	65	95
Child B	52	79	39	78
Child C	35	62	23	53

bei Child-C-Patienten von 23 auf 53 gesteigert werden (Tabelle 6). Daraus kann geschlossen werden, daß mit hoher Wahrscheinlichkeit durch Langzeitsklerosierung die Überlebenszeit von aus Ösophagusvarizen blutenden Leberzirrhotikern verlängert werden kann; dies gilt insbesondere beim Einsatz einer festgelegten Strategie des frühzeitigen Einsatzes von chirurgischen Maßnahmen, wenn die Sklerosierung primär oder dauerhaft nicht zur Blutungsfreiheit führt.

Sklerosierung vor der ersten Ösophagusvarizenblutung (prophylaktische Sklerosierung)

Zahlreiche Autoren haben herauszufinden versucht, warum Ösophagusvarizen bluten. Keiner konnte bisher dieses Problem lösen. Die Ösophagusvarizenblutung stammt meistens aus den letzten 5 cm des terminalen Ösophagus. Einigkeit herrscht über die Hypothese, daß die Blutung durch eine plötzliche Varizenruptur, ausgelöst durch eine abrupte Drucksteigerung und/oder durch Epithelverdünnung auf den Varizen, entsteht. Auch dem hohen Ausprägungsgrad der Varizen und den von unserer Arbeitsgruppe beschriebenen Teleangiektasien (vgl.

Tabelle 7. Langzeitergebnisse kontrollierter Studien von Patienten mit Leberzirrhose, Ösophagusvarizen vor der ersten Blutung, die einer prophylaktischen Sklerosierungstherapie zugeführt wurden

Autoren	Sklerosierungs-patienten *n*	Ausprägungs-grad der Varizen	Child-Klassi-fikation	Dauer der Nach-beobachtung (Monate)	Häufigkeit der Blutung (Kontroll-gruppe, Sklerosie-rung)	Überlebenszeit nach 2 Jahren (Kontroll-gruppe, Sklerosie-rung)	
Paquet [19]	36	III/IV	60% AB	24 (36)	66%/6%	58%/92%	↑
Witzel et al. [39]	56	I–III	81% AB	25	57%/9%	45%/79%	↑
Koch et al. [11]	30	I–IV	90% AB	36	30%/13%	33%/37%	↑
Gregory et al. [8]	143	I–III (?)	?	22	19(?)/28%(?)	20(?)/37%(?)	–
Santangelo et al. [29]	49	III–IV	30–40%(?) AB	13	15%/35%	24%/24%	–
Sauerbruch et al. [30]	68	>5 mm	70% AB	>24	37%/28%	46%/35% (?)	↑
Piai et al. [26]	71	IV	76% AB	30	57%/18%	44%/70%	↑
Russo et al. [28]	21	IV	86% AB	18	15%/0%	85%/100%	↑

Abb. 1) wird eine begünstigende Rolle für das erste Auftreten einer Blutung zuerkannt [23].

Das Ziel einer prophylaktischen Behandlung aller Patienten mit Ösophagusvarizen besteht darin, die erste Blutungsepisode zu verhindern und auf diese Weise die Überlebenszeit der Leberzirrhotiker zu verlängern. Etwa bei einem Drittel aller Leberzirrhotikern mit Speiseröhrenkrampfadern droht eine Blutung. Würden somit alle Patienten mit Leberzirrhose und Ösophagusvarizen prophylaktisch behandelt, wäre diese Behandlung bei zwei Dritteln unnötig. Aus diesem Grunde ist die prophylaktische Sklerosierung nur bei einem Drittel der Patienten dann sinnvoll, wenn sie geringe Komplikationen hat und wenig kostenintensiv ist.

Seit der ersten kontrollierten randomisierten Studie unserer Arbeitsgruppe, die 1982 publiziert wurde [23], wurden 7 weitere solcher Studien veröffentlicht, wovon einschließlich unserer Studie 7 vollständige Berichte vorliegen (Tabelle 7; [8, 11, 26, 28–30, 39]).

Unsere Arbeitsgruppe konnte während einer Behandlungs- bzw. Beobachtungszeit von 2–3 Jahren die Häufigkeit der ersten Blutung signifikant senken und die Überlebenszeit der durch Sklerosierung behandelten Patienten signifikant verlängern, wie die Überlebenskurve nach Kaplan-Meier verdeutlicht (Abb. 5). Offenbar war unsere Arbeitsgruppe in der Lage, durch strenge Selektion der Patienten – es wurden 73 von 363 für die Aufnahme in die Studie ausgewählt – die durch Blutung besonders gefährdeten Patienten herauszufinden, die logischerweise von einer prophylaktischen Sklerosierung profitierten. Dies gelang auch Witzel und seiner Arbeitsgruppe [39]. Es soll jedoch nicht verschwiegen werden, daß in beiden Studien die Patienten aus der Kontrollgruppe beim Auftreten einer ersten Ösophagusvarizenblutung selten durch Sklerosierung und meistens durch konservative Therapie behandelt wurden, was möglicherweise zu ihrem frühen Tod beigetragen hat. In den Studien von Koch et al. [11] und Sauerbruch et al. [30] – die letztere Studie war multizentrisch – wurde die Häufigkeit des Auftretens der ersten Ösophagusvarizenblutung signifikant vermindert; die Überlebenszeit wurde jedoch nur bei bestimmten Child-Klassifikationen oder Grundleiden verlängert. Noch ungünstiger fielen die Ergebnisse der amerikanischen Studien von Gregory et al. [8], die nur als Abstract vorliegt und multizentrisch war, und Santangelo et al. [29] aus: In der Sklerosierungsgruppe traten häufiger erste Ösophagusvarizenblutungen auf, und bei der Überlebenszeit gab es keine Unterschiede. Diese Ergebnisse können nur so interpretiert werden, daß die fehlende Erfahrung zahlreicher beteiligter Endoskopiker zum Auftreten einer ersten Blutung, meistens aus Sklerosierungsulzera und nicht aus Ösophagusvarizen durch prophylaktische Sklerosierungstherapie beitrug.

Die kürzlich publizierten Studien aus Italien von Piai et al. [26] und Russo et al. [28] – letztere behandelten nur nicht alkoholische Leberzirrhotiker prophylaktisch – weisen wiederum nach, daß durch die prophylaktische Sklerosierung das Auftreten der ersten Ösophagusvarizen signifikant vermindert und die Überlebenszeit verlängert wird; wiederum wurden für die Aufnahme in die kontrollierte Studie die Leberzirrhotiker streng ausgewählt; Voraussetzung für die Aufnahme in die Studie waren die starke Ausprägung der Krampfadern, die gute Leberfunktion und/oder der Nachweis einer nicht alkoholisch bedingten Leberzirrhose. – Es dürfte somit wenig Zweifel daran bestehen, daß Leberzirrhotiker

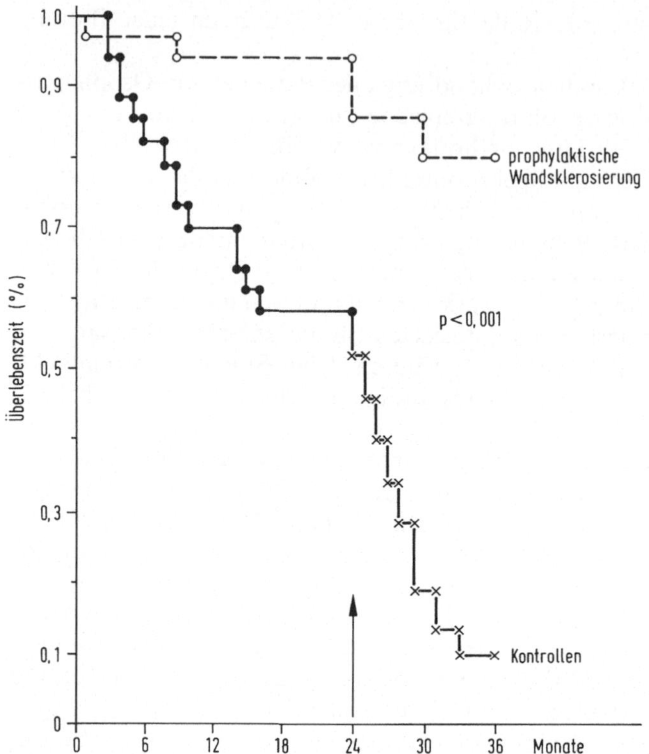

Abb. 5. Überlebenskurve von 71 Patienten mit Leberzirrhose und Ösophagusvarizen von der ersten Blutung, die einer prophylaktischen Sklerosierung oder einer klinischen und endoskopischen Kontrolle zugeführt wurden

mit ausgeprägten Ösophagusvarizen und einer guten Leberfunktion dann von einer prophylaktischen Sklerosierung profitieren, wenn sie von erfahrenen Endoskopikern vorgenommen wird.

Zusammenfassung

Die Sklerosierungstherapie von Ösophagusvarizen wird heute fast ausschließlich mit flexiblen Instrumenten durchgeführt, ist etabliert und muß an Kliniken, die regelmäßig Patienten mit Leberzirrhose und Ösophagusvarizen behandeln, stets verfügbar sein. Sie kann mit gleich guten Früh- und Spätergebnissen durch Applikation des Sklerosierungsmittels *in, neben* oder *in und neben* die Varizen vorgenommen werden. Für sehr erfahrene Endoskopiker mit eingearbeitetem Team und Notfallbereitschaft hat sich die Notfallsklerosierung, d. h. die Sklerosierung während der Notfallendoskopie zur Therapie der Wahl der aktiven Ösophagusvarizenblutung entwickelt. Sind diese Voraussetzungen nicht vorhanden, sollte zur Erstbehandlung eine Ballonsonde verwendet und die Sklerosierung 6–12 h nach Entblocken der Sonde vorgenommen werden. Treten früher oder später Blutungsrezidive auf, so kann die Akutsklerosierung noch einmal versucht werden; ist sie jedoch dann erfolglos, sollte im Notfall eine gastroösophagcale Diskonnektion und im blutungsfreien Intervall eine Shuntoperation vorgenommen werden.

Durch regelmäßige Wiederholung der Sklerosierung (sog. Langzeitsklerosierung) kann das Auftreten von Rezidivblutungen signifikant gesenkt und möglicherweise die Überlebenszeit der Patienten verlängert werden. Besonders bei wiederholten Blutungsrezidiven sollte stets die Indikation zur Shuntoperation diskutiert und bei günstigen Voraussetzungen der Shunt vorgenommen werden. Durch die Kombination beider Verfahren steigt die Überlebensrate weiter an.

Eine prophylaktische Sklerosierung, d.h. eine Sklerosierungstherapie vor der ersten Ösophagusvarizenblutung, ist nur bei einem ausgewählten Patientengut mit hoher Blutungsgefährdung, wozu ausgeprägte Ösophagusvarizen, Epithelverdünnungen und Teleangiektasien auf den Varizen zählen, gerechtfertigt. So eingesetzt, führt die prophylaktische Sklerosierung zur Senkung der Häufigkeit der ersten Ösophagusvarizenblutung und zur Verlängerung der Überlebenszeit.

Literatur

1. Alwmark A, Bengmark S, Börjesson B et al. (1982) Emergency and long term endoscopic esophageal sclerotherapy of bleeding esophageal varices. A prospective study of 509 consecutive cases. Scand J Gastroenterol 17:409–412
2. Barsoum MS, Boulus FI, ElRobby AA et al. (1982) Tamponade and injection sclerotherapy in the management of bleeding esophageal varices. Br J Surg 69:76–78
3. Burroughs AK, Sanchez A, Bass NM et al. (1983) Can endoscopic sclerotherapy influence significantly the course of cirrhotic patients who survive variceal bleeding? Gut 24:972–977
4. The Copenhagen Variceal Sclerotherapy Project (1984) Sclerotherapy after first variceal hemorrhage in cirrhosis, a randomized multicenter trial. N Engl J Med 311:1594–1600
5. Crawfoord C, Frenckner T (1939) New surgical treatment of varicous veins of the esophagus. Acta Otolaryngol 27:422–429
6. Fleig WE, Stange EF, Rüttenauer K, Ditschuneit H (1983) Emergency endoscopic sclerotherapy for bleeding esophageal varices: a prospective study in patients not responding to balloon tamponade. Gastrointest Endosc 29:8–14
7. Graham DY, Lacey-Smith J (1981) The course of patients after variceal hemorrhage. Gastroenterology 80:800–809
8. Gregory P, Hartigan D, Amodeo R et al. (Multicenter study) (1986) Prophylactic sclerotherapy for esophageal varices in alcoholic liver disease: results of a cooperative randomized trial (abstr). Gastroenterology 92:1414
9. Johnston GW, Rodgers HW (1973) A review of 15 years experiences in the use of sclerotherapy in the control of acute hemorrhage from esophageal varices. Br J Surg 60:797–800
10. Kjaergaard J, Fischer A, Miskowiak J et al. (1982) Sclerotherapy of bleeding esophagal varices. Longterm results. Scand J Gastroenterol 17:363–367
11. Koch H, Henning H, Grimm H et al. (1986) Prophylactic sclerosing of esophageal varices – Results of a prospective controlled study. Endoscopy 18:40–43
12. Korula J, Balart LA, Radvan G, Zweiban BE, Larson AW, Kao HW, Yamada S (1985) A prospective randomized controlled trial of chronic esophageal variceal sclerotherapy. Hepatology 5:583–589
13. Larson AW, Cohen H, Zweiban B, Chapman D, Gourdji M, Korula J, Weiner J (1986) Acute esophageal variceal sclerotherapy. Results of a prospective randomized controlled trial. JAMA 255:487–500
14. Lewis JW, Chung RS, Allison JG (1981) Injection sclerotherapy for control of acute variceal hemorrhage. Am J Surg 142:592–595
15. MacDougall BRD, Westaby D, Theodossi A et al. (1982) Increased long-term survival in variceal hemorrhage using injection sclerotherapy. Results of a controlled trial. Lancet I:124–127

16. Nilsson F (1984) Management of active bleeding from esophagal varices by sclerotherapy. (5th International Symposium in Gastrointestinal Emergencies, Modena)
17. Palani CK, Abuabara S, Krafft AR, Jonasson O (1981) Endoscopic sclerotherapy in acute variceal hemorrhage. Am J Surg 141:164–168
18. Paquet K-J (1972) Indikationen und Ergebnisse der Sklerosierungstherapie bei Ösophagusvarizen. Therapiewoche 22:2622–2626
19. Paquet K-J (1982) Prophylactic endoscopic sclerosing treatment of the esophageal wall in varices – a prospective controlled randomised trial. Endoscopy 14:4–7
20. Paquet K-J (1983) Endoscopic paravariceal injection sclerotherapy of the esophagus – indications, technique, complications, results of a period of nearly 14 years. Gastrointest Endosc 29:310–317
21. Paquet K-J (1988) Indications and early and long-term results of paravariceal immediate, elective and prophylactic injection sclerotherapy. In: Idezuki Y (ed) Treatment of esophageal varices. Excerpta Medica, Amsterdam New York Oxford, pp 1–20
22. Paquet K-J, Feussner H (1985) Endoscopic sclerosis and esophageal balloon tamponade in accute hemorrhage from esophagogastric varices: a prospective controlled randomised trial. Hepatology 5:580–583
23. Paquet K-J, Oberhammer E (1978) Sclerotherapy of bleeding esophageal varices by means of endoscopy. Endoscopy 10:7–12
24. Paquet K-J, Kalk J-F, Koussouris P (1988) Immediate endoscopic sclerosis of bleeding esophageal varices – prospective evaluation over five years. Surg Endosc 23:18–23
25. Paquet K-J, Mercado MA, Koussouris P, Kalk J-F, Siemens F, Cuan-Orozco F (1989) Improved results with selective distal splenorenal shunt in a highly selected patient population. Ann Surg 210:184–189
26. Piai G, Cipolletta, Claar M et al. (1988) Prophylactic sclerotherapy of high-risk esophageal varices: results of a multicentric prospective controlled trial. Hepatology 8:1495–1500
27. Raschke E, Paquet K-J (1973) Management of hemorrhage from esophageal varices using endoscopic method. Ann Surg 99:177–181
28. Russo A, Georgo G, Manjano A et al. (1989) Prophylactic sclerotherapy in non-alcoholic liver cirrhosis. Preliminary results of a prospective randomized trial. World J Surg 13:149–153
29. Santangelo WC, Dueono MI, Estes BI et al. (1988) Prophylactic sclerotherapy of large esophageal varices. N Engl J Med 318:814–819
30. Sauerbruch T, Woitzka R, Köpcke W et al. (1988) Prophylactic sclerotherapy before the first episode of variceal hemorrhage in patients with cirrhosis. N Engl J Med 310:8–15
31. Soederlund C (1985) Endoscopic sclerotherapy of esophageal varices, a clinical study. Acta Chir Scand [Suppl] 151:1–23
32. Soehendra N, deHeer K, Kempeneers I, Runge M (1983) Sclerotherapy of esophageal varices: acute arrest of gastrointestinal hemorrhage or long-term therapy? Endoscopy 15:136–140
33. Staritz M, Rambow A, Meyer zum Büschenfelde K-H (1987) Einfluß von Glycylpressin auf den Ösophagusvarizendruck bei Patienten mit Leberzirrhose und vorangegangener Varizenblutung. Dtsch Med Wochenschr 112:1292–1295
34. Stray N, Jacobsen CD, Rosserland A (1982) Injection sclerotherapy of bleeding esophageal and gastric varices using a flexible endoscope. Acta Med Scand 2112:125–129
35. Takase Y, Osaki A, Orirj K et al. (1982) Injection sclerotherapy of esophageal varices for patients undergoing emergency and elective surgery. Surgery 92:474–479
36. Terblanche J, Nordhover JMA, Bornman P et al. (1979) A prospective evaluation of injection sclerotherapy in the treatment of acute bleeding from esophageal varices. Surgery 85:239–245
37. Terblanche J, Bornman TC, Kahn D et al. (1983) Failure of repeated injection sclerotherapy to improve long-term survival after esophageal variceal bleeding. A five year prospective controlled clinical trial. Lancet II:1328–1332
38. Williams KD, Dawson JL (1979) Fibreoptic injection of esophageal varices. Br Med J 2:266–267
39. Witzel L, Wolbergs G, Merki H (1985) Prophylactic endoscopic sclerotherapy of esophageal varices. A prospective controlled study. Lancet I:773–778

Sklerosierungstherapie beim Hämorrhoidalleiden

V. Wienert

Hämorrhoiden sind weiche, breitbasig aufsitzende, vergrößerte Gefäßpolster in der Submukosa der distalen Rektumschleimhaut. So einfach das Hämorrhoidalleiden als Krankheit aufgrund der geklagten Beschwerden (Blutung, Nässen, Juckreiz, Brennen) und der sichtlich vergrößerten Hämorrhoidalknoten zu diagnostizieren ist, so schwierig ist die Beantwortung der Frage: Wie stellen sich Hämorrhoiden anatomisch strukturell dar? So wissen wir heute trotz umfangreicher anatomischer Studien nicht, ob Hämorrhoiden venöse, arterielle oder gar arteriovenöse Gefäßpolster sind.

Einige Proktologen vertreten die Ansicht, Hämorrhoiden seien Varizen, die durch einen lokalisierten Anstieg des Venendrucks, z. B. nach Betätigung der Bauchpresse, verbunden mit einer lokalisierten Venenwandschwäche, entstehen. Sie stützen ihre These auf die Tatsache, daß man im Bereich des Hämorrhoidalgewebes diskrete Venenerweiterungen findet. Diese Dilatationen finden sich jedoch bei allen Menschen und, wie Untersuchungen von Thomson [6] ergeben haben, sogar bei Kindern. So könnte man schlußfolgern, daß es sich um orthologische Strukturen handelt.

Andere Autoren, beispielsweise Staubesand et al. [5] definieren Hämorrhoiden als die vaskuläre Hyperplasie eines arteriell gespeisten Schwellkörpers (Corpus cavernosum recti). Die Verfechter dieser Theorie sehen Hämorrhoiden lediglich an denjenigen Stellen der Zirkumferenz, wo angeblich die Äste der A. rectalis superior enden, nämlich auf 3, 7 und 11 Uhr Steinschnittlage. Unseres Erachtens tragen sie der Tatsache nicht Rechnung, daß die gesamte Submukosa des unteren Rektums reichlich Blutzufuhr erhält, und zwar von den Aa. rectalis superior, medialis und inferior, deren Äste auf unterschiedliche Weise und an nicht konstant festzulegenden Stellen der Zirkumferenz in die Submukosa gelangen.

Gleich welcher Anatomie nun die Hämorrhoiden sind: es handelt sich um anfänglich orthologische Strukturen in Form von Polstern oder Kissen. Die Unterteilung des submukösen Gewebes in verschiedene Kissen scheint funktionell eine ideale Einrichtung zu sein: das Futter des unteren Rektums und Analkanals kann sich größeren Veränderungen des Lumens anpassen. Das Auftreten von vergrößerten Hämorrhoiden könnte sich nun wie folgt erklären: Chronisch obstipierte Personen betätigen bei der Defäkation übermäßig ihre Bauchpresse, um dann harten Stuhl absetzen zu können. Durch dieses häufige Pressen werden schließlich die Polster in den Analkanal gedrückt, einhergehend mit einem Anstieg des venösen Drucks, der wiederum zur Vergrößerung der Polster führt (Hämorrhoiden I. Grades). Der Treitz-Muskel (auch Sustentator tunicae mucosae oder corrigator cutis ani oder auch M. submucosae ani genannt) wird somit auf Dauer überdehnt und reißt schließlich ein, wenn wiederholt solche Kräfte auf ihn einwirken. Es kommt zunächst zum temporären Prolaps der Kissen (Hämorrhoiden II. und III. Grades) und dann zum permanenten Vorfall (Hämorrhoiden IV. Grades, fixierter Analprolaps).

Die Symptome eines Hämorrhoidalleidens sind in jedem Falle eindeutig: Blut am Stuhl, am Papier und im Becken, Nässen, Juckreiz und Brennen. Die Diagnostik geschieht durch Inspektion, auch während der Betätigung der Bauchpresse, und durch Proktoskopie. Die Größe der Hämorrhoiden korreliert nicht mit den geklagten Beschwerden. So kommt es vor, daß kleine Knoten weit mehr Beschwerden verursachen als größere.

Ziel jeder therapeutischen Methode ist *erstens* eine Verkleinerung der Polster und *zweitens*, falls ein Prolaps vorliegt, Fixierung des verkleinerten Kissens in typico loco. Diese Forderungen können in hervorragender Weise durch die sog. Sklerotherapie erfüllt werden, die auch unter den Bezeichnungen Injektions-, Verödungs- und Abdrosselungsbehandlung bekannt ist. Die Sklerotherapie ist die älteste und bis heute am meisten praktizierte Behandlung unter den nichtoperativen Methoden und wurde schon 1869 von Morgan of Dublin durchgeführt, wenn auch nicht in der heutigen Form.

Heute werden in der BRD jährlich ca. 1 Mio. sklerotherapeutische Sitzungen durchgeführt. In Abhängigkeit von Injektionsort und Injektionslösung stehen dem Proktologen bei Anwendung der Sklerotherapie 3 unterschiedliche Methoden zur Verfügung:

1. Suprahämorrhoidäre Methode

Sie wurde besonders von Gabriel [2] und Goligher [3] praktiziert: Das Sklerosierungsmittel – 15 %iges Phenolmandelöl oder Phenolerdnußöl – wird proximal vom Hämorrhoidalknoten unter die normale Rektumschleimhaut injiziert und soll zu einer Drosselung des arteriellen Zuflusses zu den Hämorrhoiden führen. Diese Methode ist relativ leicht zu erlernen; es treten kaum Komplikationen auf. Eine Minderung der Anwendbarkeit dieser Behandlung liegt darin, daß sie erfahrungsgemäß wohl Besserung bei Hämorrhoiden I. und II. Grades bringt, jedoch so gut wie nie bei Hämorrhoiden III. Grades, d. h. beim Prolaps.

2. Intrahämorrhoidäre Methode

Bei diesem Verfahren nach Blond wird submukös durch den Hämorrhoidalknoten hindurch tropfenweise hochprozentige Chininlösung injiziert [1]. Geringe Mengen des injizierten Mittels führen zur Nekrose des Knotens.

3. Kombinierte Methode nach Roschke

Diese Methode [4] wird vornehmlich in Deutschland – auch vorzugsweise von uns – praktiziert. Chinindihydrochlorid (20 %ig) oder auch Polidocanollösung

(10 %ig) wird tropfenweise sowohl submukös durch den Hämorrhoidalknoten selbst als auch proximal sowie distal davon injiziert.

Der Wirkungsmechanismus aller 3 Verfahren ist prinzipiell der gleiche: Die injizierte Lösung ist gewebetoxisch, wird nicht intraluminal verabreicht wie bei den Varizen und führt regional zu einer kleinen Nekrose, einer abakteriellen Entzündung mit konsekutiver Bindegewebsvermehrung und schließlich zur Vernarbung. In den Knoten wird der Gefäßanteil reduziert, und es kommt zur Schrumpfung des Gewebes. Je toxischer die Substanz und je größer die injizierte Menge, desto größer ist der Effekt (Narbeneffekt).

Wir bevorzugen die Roschke-Methode, da diese Art der Behandlung nahezu jede chirurgische Hämorrhoidektomie ersetzt. Das kann aber nur dann gelten, wenn sie von einem auf diesem Gebiet erfahrenen Arzt durchgeführt wird. Nur die Erfahrung lehrt, wo – d. h. an welcher Stelle –, wie tief, wieviel Mittel injiziert werden muß, um einen optimalen Effekt zu erzielen.

Von uns durchgeführte Tracerstudien [7] konnten zeigen, daß nach Injektion ein meßbarer Teil des Mittels in verhältnismäßig kurzer Zeit in den Körperkreislauf gelangt. Die Resorption am Injektionsort erfolgt nicht als Bolus sondern protrahiert. Ein gewisses Depot bleibt liegen und kann hier zur Wirkung kommen.

Nach ausreichender Sklerotherapie z. B. mit Chininlösung, die einen pH-Wert von 2,2 hat, sind keine Knoten mehr sichtbar. Das ursprüngliche Hämorrhoidalgebiet ist derb und hart, eine Nadel kann kaum noch eingestochen werden. Neben der erzielten Schrumpfung der Hämorrhoiden werden bei dem Roschke-Verfahren auch die Polster wieder an die Unterlage fixiert, so daß sie nicht mehr prolabieren können, und zwar selbst dann nicht, wenn der Treitz-Muskel bereits zerstört ist. Nur durch die kombinierte Methode sind diese Ergebnisse zu erzielen, weil es hier zu einer flächenhaften Vernarbung des Gewebes kommt. Daß es tatsächlich nach Injektion zu einer Nekrose in der Submukosa kommt, sehen wir, wenn auch in negativer Weise, beim Auftreten von Komplikationen in Form eines Rektalulkus: Bei zu oberflächlich angesetzter Injektion oder bei Applikation einer zu großen Menge des Sklerosierungsmittels entstehen nekrotische Bezirke, die nicht auf die Submukosa beschränkt bleiben. Diese Nekrosen können zur Schleimhaut durchbrechen und einen Rektalulkus entstehen lassen, aus dem es dann massiv blutet, wenn ein größeres Gefäß arrodiert wurde. In diesem Falle ist chirurgische Versorgung erforderlich, d. h. Koagulieren oder Umstechung. Das Ulkus heilt dann aber innerhalb von wenigen Wochen ohne Komplikationen ab.

Zusammenfassend kann festgehalten werden, daß wir heute jedes Hämorrhoidalleiden durch Sklerosierungstherapie sanieren können. Diese Methode könnte optimiert werden, wenn wir *erstens* bessere Kenntnisse über die anatomische Struktur der Hämorrhoiden hätten und *zweitens*, wenn uns Möglichkeiten bekannt wären, den Effekt des Sklerosierungsmittels zu differenzieren und zu quantifizieren.

Literatur

1. Blond K, Hoff H (1936) Das Hämorrhoidalleiden. Deuticke, Leipzig Wien
2. Gabriel WB (1963) The principles and practice of rectal surgery. Lewis, London

3. Goligher JC (1970) Surgery of the anus, rectum and colon. Bailliere Tindall & Casell, London
4. Roschke W (1976) Die proktologische Sprechstunde. Urban & Schwarzenberg, München Berlin
5. Staubesand J, Stelzner F, Machleidt H (1963) Über die „goldenen Adern", ein Beitrag zur Histophysiologie der sog. Glomerula venosa hämorrhoidalia. Morphol Jahrb 104:405–419
6. Thomson WHF (1975) The nature of haemorrhoids. Br J Surg 62:542–552
7. Wienert V, Dihlmann W (1974) Nuklearmedizinische Untersuchungen zur Injektionsbehandlung innerer Hämorrhoiden. Phlebol Proktol 3:301–304

Zur Sklerosierung von Varikozelen

G. Sigmund und W. F. Thon

Die Varikozele ist eine abnorme Dilatation und Schlängelung der Venen des Plexus pampiniformis. Es handelt sich fast immer um eine idiopathische Form, d. h. es gibt keine anderweitige Grunderkrankung. Die idiopathische Varikozele ist fast ausschließlich links lokalisiert, bereitet selten Beschwerden und ist durch Inspektion und Palpation leicht zu diagnostizieren. Das Suffix „-zele", zu deutsch „-Bruch", ist eigentlich irreführend, da es sich nicht um einen Bruch, sondern um varikös veränderte, ortsständige Venen handelt.

Mittlerweile ist die Varikozele als eine der häufigsten Ursachen männlicher Infertilität gesichert; diese ist aber einer kausalen Therapie zugänglich. Die Indikation zur Behandlung ergibt sich daher aus dem pathologischen Spermiogramm bei bestehendem oder zukünftigem Kinderwunsch.

Die suprainguinale Unterbindung der V. testicularis nach Bernardi und ähnliche chirurgische Verfahren stellten bislang die Therapie der Wahl dar. Damit läßt sich das Spermiogramm bei rund ⅔ der Patienten bessern. Ein Kinderwunsch geht bei etwa 50 % der betroffenen Paare in Erfüllung – unter der Voraussetzung, daß eine Infertilität der Partnerin ausgeschlossen ist.

Seit 10 Jahren können wir nun dem Patienten als Alternative zur Operation interventionell-radiologische Verfahren anbieten, wobei die Verbesserung der Fertilität dem der chirurgischen Verfahren entspricht – also nicht besser, aber auch nicht schlechter ist. Die *perkutane Sklerotherapie*, d. h. die Sklerosierung der insuffizienten V. testicularis mit flüssigen Sklerosierungsmitteln, ist das in Europa am häufigsten geübte Verfahren. Wir verwenden ausschließlich Varicocid (Natrium-Morrhuat 55 mg/ml, Benzylalkohol 20 mg/ml, Fa. Kreussler, Wiesbaden), bestehend aus Fettsäuren des Lebertrans, in 5 %-Lösung. Ähnlich im Wirkungsspektrum ist Aethoxysklerol (Polidocanol 30 mg/ml, Fa. Kreussler, Wiesbaden), das von der Krampfader- und Ösophagusvarizenbehandlung her bekannt ist.

Entscheidend für eine erfolgreiche und komplikationslose Sklerosierung ist die korrekte Plazierung des Sklerosierungsmittels, d. h. man muß vorher die insuffiziente V. testicularis sondieren und retrograd darstellen.

Der speziell für diese Anwendung konzipierte Katheter mit zwei 90°-Krümmungen wird in Seldinger-Technik über die rechte V. femoralis, V. cava inferior und die linke Nierenvene in die Testikularis (Synonym: Spermatica interna) vorgeschoben. Häufig plaziert sich der Katheter mit der Spitze spontan in die Mündung der Testikularis. Ansonsten injiziert man unter Valsalva-Manöver einen Kontrastmittelbolus in die linke Nierenvene. Dabei stellt sich das insuffiziente Gefäß in der Regel dar und kann dann sondiert werden.

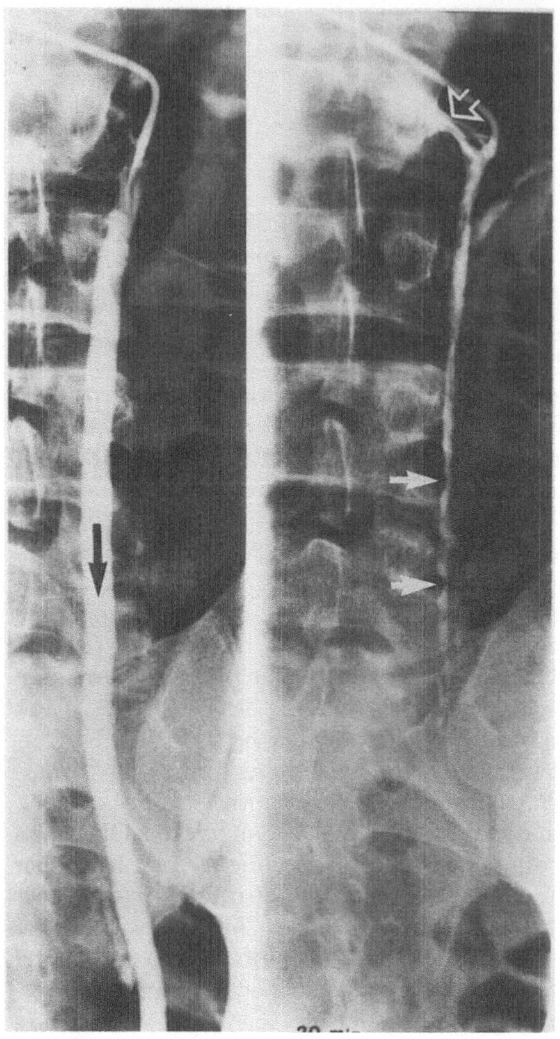

a   b

Abb. 1. Retrograde Darstellung der insuffizienten V. testicularis (=spermatica interna); **a** vor Sklerosierung: *schwarzer Pfeil* in Richtung des Refluxes; **b** 20 min nach Sklerosierung: Wandunregelmäßigkeiten (*weiße Pfeile*), KM fließt in die Nierenvene zurück (offener *weißer Pfeil*), der kaudale Abschnitt ist völlig verschlossen

Zu Abbildung 1

Bei der Probeinjektion (Abb. 1 a) in leichter Schräglage und unter mäßiger Bauchpresse fließt das Kontrastmittel dann retrograd, d. h. *entgegen* der physiologischen Flußrichtung, von kranial nach kaudal bis zum Plexus pampiniformis (*schwarzer Pfeil*). Dieser Reflux aufgrund defekter oder völlig fehlender Venenklappen ist das pathophysiologische Charakteristikum der idiopathischen Varikozele. (Er läßt sich auch sehr gut mit dem Doppler-Ultraschall über dem äußeren Leistenring nachweisen.) Wenn kein Kontrastmittel (KM) in die Nierenvene abfließt, kann die Sklerosierung unmittelbar angeschlossen werden. Dazu ziehen wir 1 ml Luft und 3 ml (1 Amp.) Varicocid zusammen in einer Spritze auf. Wiederum in leichter Schräglage und unter möglichst gleichmäßigem Valsalva-Preßmanöver injizieren wir zunächst die Luft und sofort danach das Varicocid. Wegen des kleinen Luftpolsters wird dieses Vorgehen auch als „Air-block-Technik" bezeichnet. Danach injizieren wir noch etwas KM unter DL-Kontrolle, um den Totraum des Katheters von Sklerosierungsmittel freizuspülen. Der Patient preßt nicht mehr und wird zurück in die Horizontale gebracht. Unter ruhiger Atmung bleibt er für 20 min flach auf dem Untersuchungstisch liegen.

Das Sklerosierungsmittel ist nicht röntgendicht, es läßt sich daher nicht direkt im Röntgenbild demonstrieren. In Abb. 1a sieht man aber den Zustand *vor* und in Abb. 1b den Zustand 20 min *nach* Sklerosierung; es zeigen sich ein vermindertes Gefäßkaliber, Wandunregelmäßigkeiten (*weiße Pfeile*), z. T. umspülte Thromben. Die Testikularis „verdämmert" nach kaudal hin, d. h. sie ist verschlossen. Das KM fließt in die Nierenvene zurück (*offener weißer Pfeil*) den Weg des geringsten Widerstands. Dies ist der typische Standardfall, wie wir ihn in ca ⅔ aller Fälle vorfinden. Hier ist die Sondierung und Sklerosierung sehr einfach und mit einer DL-Zeit von 1–2 min durchzuführen.

Zu Abbildung 2

In Abb. 2a wird eine Besonderheit gezeigt: eine Insuffizienz mehrerer Venenäste; hier ist das *flüssige* Sklerosierungsmittel von großem Vorteil, da es sich in allen Venenästen gleichmäßig verteilt. Abbildung 2b veranschaulicht die Kontrolle 20 min nach Sklerosierung mit umspülten Thromben in allen 3 Ästen. Eine selektive Sondierung jedes einzelnen Astes, auch von kleineren Kollateralen, ist nicht erforderlich.

Zu Abbildung 3

Hat die V. testicularis zusätzlich insuffiziente Kollateralen nach lateral zu Nierensegmentvenen, dann muß der Katheter soweit nach kaudal vorgeschoben werden, daß kein Sklerosierungsmittel über die Kollaterale in die Nierenvene gelangen kann. Hat aber der Hauptstamm der Testikularis noch eine suffziente Venenklappe, kurz vor der Einmündung in die Nierenvene (Abb. 3, weißer Pfeil), dann gelingt eine selektive Sondierung normalerweise nicht. Ebensowenig lassen sich die gewundenen Kollateralen sondieren, über die der Reflux quantitativ zum Hauptstamm und von dort nach kaudal verläuft (Abb. 3, *schwarze Pfeile*). Die suffiziente Mündungsklappe des Hauptstammes ist damit funktionell überbrückt. Der Patient mußte operiert werden.

Technisch-anatomisch nicht sondierbare oder nicht ausreichend selektiv sondierbare Testikularvenen sind der häufigste Grund, daß eine Sklerosierungstherapie nicht durchführbar ist. Daneben lassen sich Kollateralen nicht immer ausschalten. Infolgedessen konnten von insgesamt 724 Patienten aus dem Bundeswehrkrankenhaus Ulm und der Universitätsklinik Freiburg 1983–1988 nicht alle, sondern nur 564 (77,9 %) sklerosiert werden. Hierbei wurde nicht differenziert, ob die Patienten Varikozelen I., II. oder III. Grades hatten. Je größer nämlich die

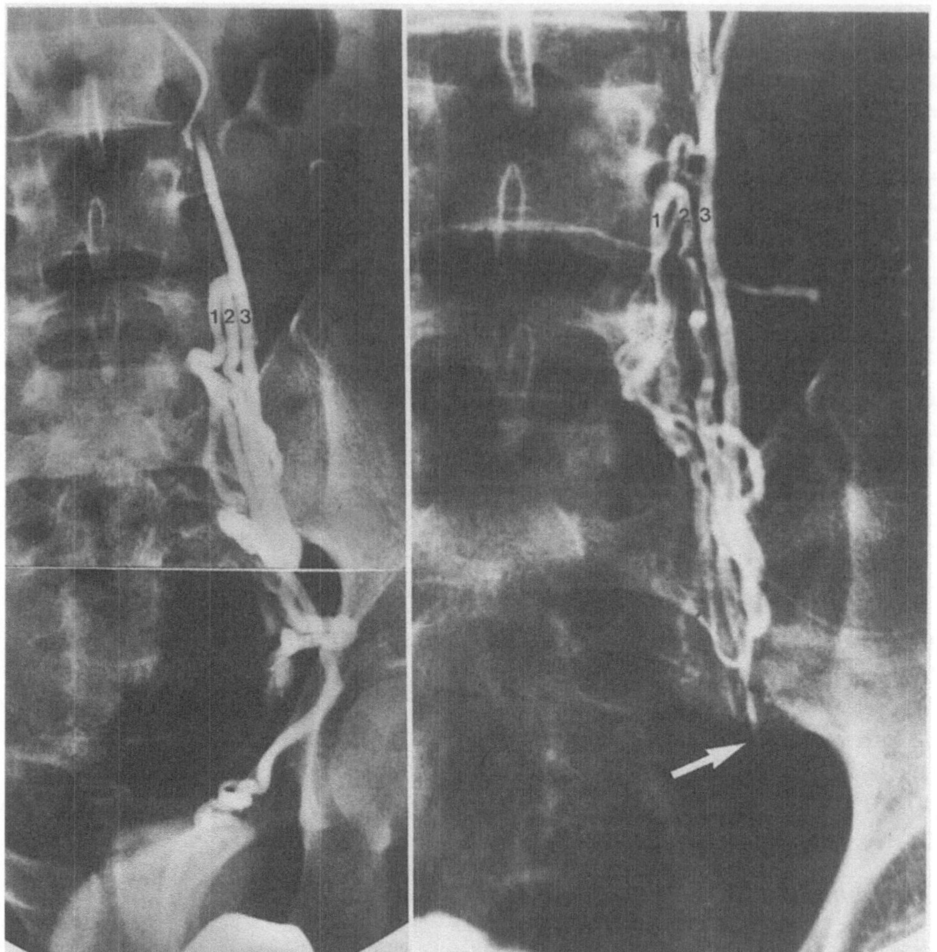

Abb. 2. Vor Sklerosierung (**a**): 3 insuffiziente Venenäste (*1, 2, 3*); 20 min nach Sklerosierung (**b**): Thromben in allen 3 Ästen (*1, 2, 3*), kompletter KM-Stopp in Höhe der Linea terminalis (*weißer Pfeil*)

Varikozele ist, desto größer ist auch der Durchmesser der V. testicularis und desto einfacher ist die Sondierung und Sklerosierung; d. h. durch entsprechende Auswahl der Patienten kann man die Sklerosierungsrate beeinflussen.

Ähnlich wie bei operativen Techniken gibt es aber auch nach korrekt durchgeführter Sklerosierung Mißerfolge, je nach primärer Vorgehensweise und Nachuntersuchungstechnik liegt die Rezidivquote zwischen 2 und 9,8 %. In etwa der Hälfte dieser Fälle findet man phlebographisch einen identischen Befund wie vor der Sklerosierung; dann kann man einfach noch einmal sklerosieren, evtl. mit mehr Sklerosierungsmittel. In den übrigen Fällen liegt dem Rezidiv ein anderer Mechanismus zugrunde, was an 2 Beispielen demonstriert werden soll.

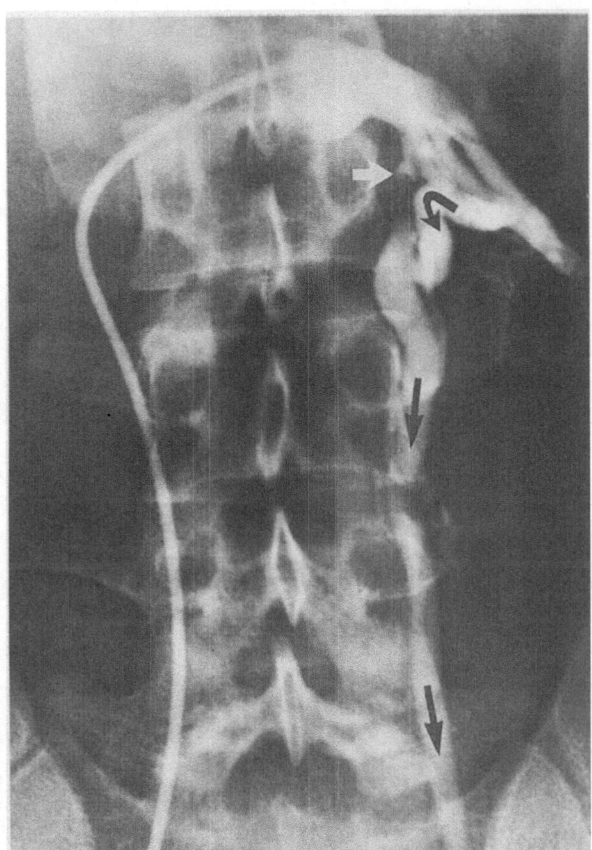

Abb. 3. Reflux über insuffiziente Kollaterale (*gebogener
schwarzer Pfeil*) in den Hauptstamm der Testikularis (*gerade
schwarze Pfeile*). Die suffiziente Mündungsklappe
(*weißer Pfeil*) des Haupt-
stamms wird dadurch funktionell überbrückt, dennoch verhindert sie eine selektive
Sondierung und Sklerosierung

Zu Abbildung 4

In Abb. 4a erkennt man einen weiten insuffizienten Hauptstamm (*schwarzer Pfeil
in Flußrichtung des KM*) und eine insuffiziente Kollaterale von lateral aus (*weiße
Pfeile*). 3 Monate nach Sklerosierung (Abb. 4b) ist der Hauptstamm verschlossen, die Kollaterale weiter offen (*weiße Pfeile*) und unterhält das Rezidiv. Der
Patient wurde operiert.

Zu Abbildung 5

In Abb. 5a: normal verlaufende, weite, insuffiziente Testikularis (*schwarzer Pfeil
in Flußrichtung*). Nach 3 Monaten (Abb. 5b) verläuft der Reflux (*schwarze
Pfeile*) über dünne Venen des Testikularissystems (*weiße offene Pfeile*), die in
Höhe von L 5 den ursprünglich insuffizienten, weiten Hauptstamm restituieren
(*großer schwarzer Pfeil*).

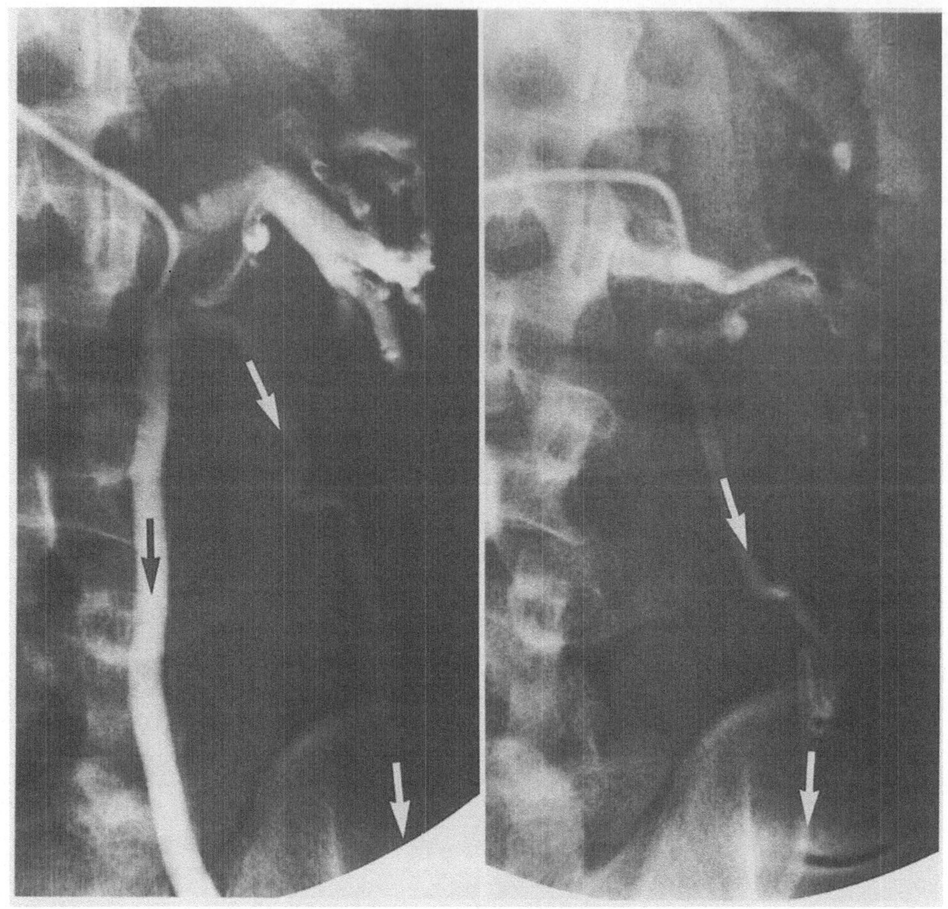

a   b

Abb. 4. Vor Sklerosierung (**a**): insuffizienter Hauptstamm (*schwarzer Pfeil*) und insuffiziente Kollaterale (*weiße Pfeile*); Phlebographie 3 Monate nach Sklerosierung bei Rezidiv (**b**): Hauptstamm verschlossen, Kollaterale weiter offen (*weiße Pfeile*)

Zu Abbildung 6

Ein ähnliches Bild zeigt Abb. 6 – bei umgekehrter Anamnese, d. h. der Patient wurde primär operiert und kam dann mit einem Rezidiv zur Phlebographie und Sklerosierung: Der kräftigere Ast „verdämmert" in Höhe der Ligaturstelle (*offener Pfeil*), das KM fließt aber in einer filiformen Begleitvene (*Pfeilspitzen*) nach kaudal und restituiert im Leistenkanal die kaliberstarke Testikularis (*schwarzer Pfeil* in Flußrichtung). Dieser Patient konnte in gleicher Sitzung erfolgreich sklerosiert werden. Letztere beiden Beispiele zeigen die Bedeutung der feinen Begleitvenen als eine mögliche Ursache für ein Varikozelenrezidiv. Es ist also wichtig, sämtliche Venenäste des Testikularissystems zu verschließen, wozu u. E. die Sklerosierung mit flüssigen Sklerosierungsmitteln besonders geeignet ist – wenn auch ausnahmsweise Mißerfolge vorkommen (Abb. 4 und 5).

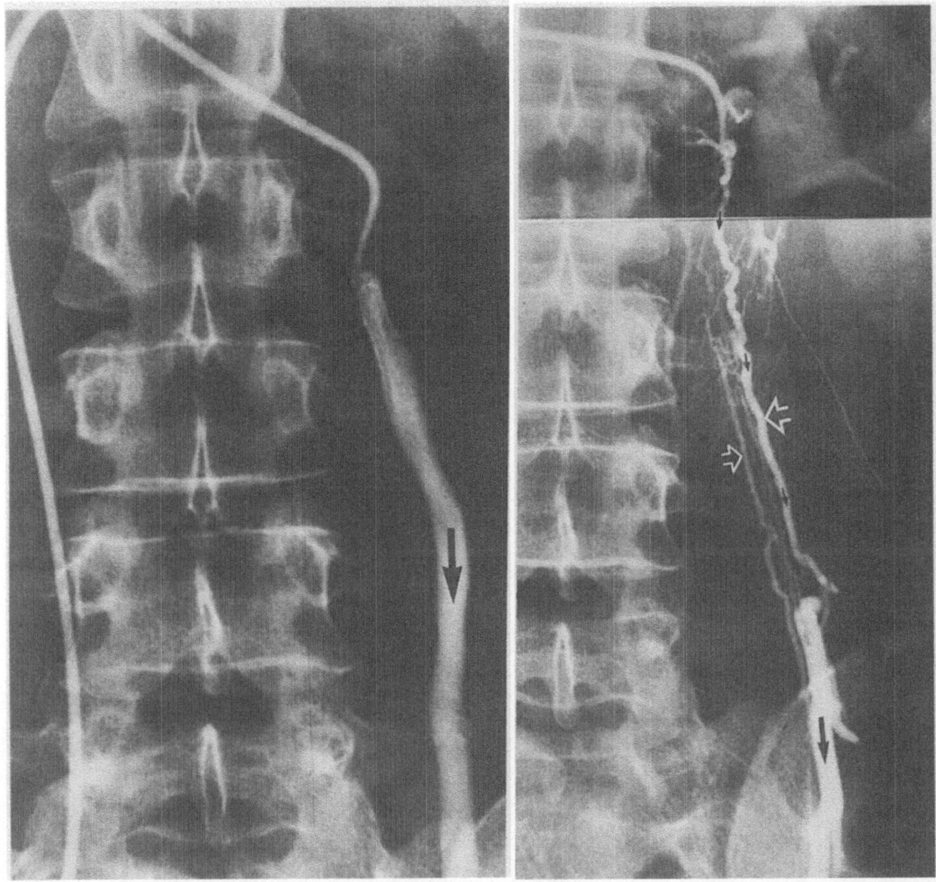

Abb. 5. Vor Sklerosierung (**a**): weite, insuffiziente Testikularis (*schwarzer Pfeil* in Flußrichtung) Phlebographie 3 Monate nach Sklerosierung bei Rezidiv (**b**): der Reflux verläuft (*schwarze Pfeile*) über dünne Venen des Testikularissystems (*weiße offene Pfeile*), die in Höhe von L 5 den Hauptstamm restituieren (*großer schwarzer Pfeil*)

Vor- und Nachteile der perkutanen Sklerotherapie

Vorteile:	*Nachteile:*
Ambulant durchführbar	Bei 22% nicht durchführbar
Arbeitsunfähigkeit $\approx$ 2 Tage	Strahlenbelastung (gering)
Keine Narkose erforderlich (nur LA)	Bisher unbekannte Spätfolgen? (Varicocid > 50 Jahre in der Therapie der Beinvarizen verwendet)
Schnell (15–30 min, 2 h Überwachung)	
Keine schweren Komplikationen	*Ähnliche Ergebnisse wie Operation bei:*
Kostengünstig	Rezidivrate
	Verbesserung der Spermaqualität

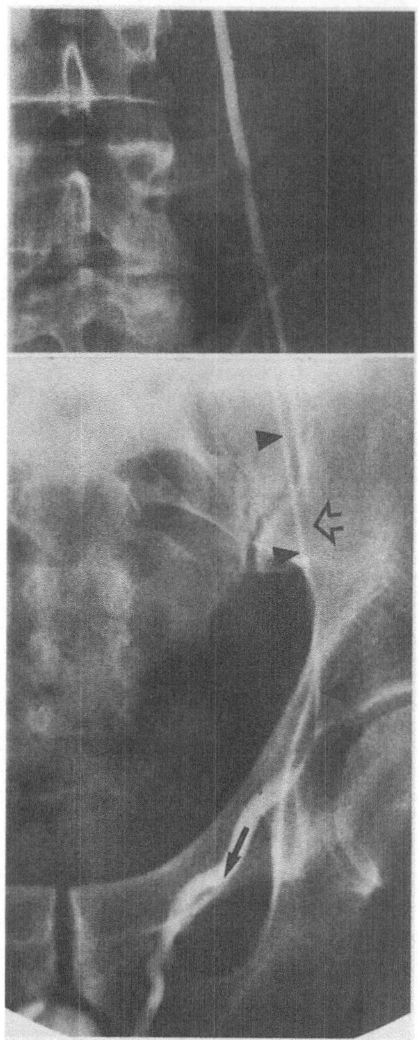

Abb. 6. Rezidivvarikozele nach Operation. Der kräftigere Ast „verdämmert" in Höhe der Ligaturstelle (*offener Pfeil*), Reflux über filiforme Begleitvene (*Pfeilspitzen*); diese restituiert die kaliberstarke Testikularis (*schwarzer Pfeil* in Flußrichtung)

Der entscheidende Vorteil der Sklerosierung ist das einfache und wenig invasive Vorgehen. Der Nachteil ist, daß eine Gesamtsklerosierungsrate von *100%* in einem *unausgewählten* Varikozelenkollektiv *nicht* zu erreichen ist, d. h. die Operation bleibt als ergänzendes Verfahren unverzichtbar. Daß die Verbesserung der Spermaqualität ähnlich ist wie nach Operation verwundert nicht, da der therapeutische Ansatz der gleiche ist, nämlich den venösen Reflux in der Testikularis zu beseitigen.

Zusammenfassend bleibt festzuhalten, daß die perkutane Sklerotherapie eine einfache, risikoarme, effektive und kostengünstige Behandlungsmethode der idiopathischen Varikozele darstellt. Sie läßt sich bei annähernd 80% der Varikozelenpatienten durchführen. Bei phlebographisch nachweisbarer Vena-testicularis-

Insuffizienz beträgt der Anteil sogar 83 % (564 von 681). Für die übrigen Patienten bleiben chirurgische Behandlungsmethoden weiterhin unverzichtbar.

Literatur

1. Bach D, Bähren W, Gall H, Altwein JE (1984) Spätergebnisse nach Sklerotherapie der Varikozele. Urologe [A] 23:338–341
2. Bähren W, Gall H, Sigmund G (1986) Diagnostik der Varikozele: Vergleichende Untersuchungen mit Doppler-Sonographie und Phlebographie der Vena spermatica interna. Röntgenpraxis 39:151–158
3. Boeck EG, Schreyer T, Schild H, Schramm P (1984) Strahlenbelastung der Gonaden bei der Sklerosierungsbehandlung der Varikozele. ROEFO 141:220–223
4. Dubin L, Amelar RD (1975) Varicocelectomy as therapy in male infertility: a study of 504 cases. Fertil Steril 26:217–220
5. Gall H, Hofmann N, Meisel C, Pederzani H (1987) Spermatologische Untersuchungen bei 300 Varikozelenpatienten mit verschiedenen Schweregraden und in unterschiedlichen Altersklassen. Andrologia 19:423–432
6. Glezerman M, Jecht EW (eds) (1984) Varicocele and male infertility II. Springer, Berlin Heidelberg New York Tokyo
7. Iaccarino V (1977) Trattamento conservativo del varicoseles: Flebografia selettiva e sclerotherapia delle vene gonadiche. Riv Radiol 17:107–117
8. Jecht EW, Zeitler E (eds) (1982) Varicocele and male infertility. Springer, Berlin Heidelberg New York
9. Lima SS, Castro MP, Costa OF (1978) A new method for treatment of varicocele. Andrologia 10:103–106
10. Riedl P, Kumpan W, Hajek PC, Salomonowitz E (1986) Left spermatic vein sclerotherapy. A seven years retrospective analysis. Ann Radiol 29:165
11. Sigmund G, Bähren W, Gall H, Thon W (1986) Die perkutane Sklerotherapie zur primären Behandlung der Testicularisinsuffizienz bei idiopathischer Varikozele. ROEFO 144:255–262
12. Sigmund G, Bähren W, Gall H, Thon W (1986) Die perkutane Sklerotherapie der Testicularisinsuffizienz bei Varikozelenpersistenz und -rezidiv. Radiologe 26:534–541
13. Sigmund G, Gall H, Bähren W (1987) Stop-type and shunt-type varicoceles: venographic findings. Radiology 163:105–110
14. Sigmund G, Bähren W, Gall H, Lenz M, Thon W (1987) Idiopathic varicoceles: Feasibility of percutaneous sclerotherapy. Radiology 164:161–168
15. Zeitler E, Jecht E, Herzinger R, Richter EI, Seyferth W, Grosse-Vorholt R (1979) Technik und Ergebnisse der Spermatica-Phlebographie bei 136 Männern mit primärer Sterilität. ROEFO 131:179–184

Varikozele im Kindesalter

W. F. Thon und G. Sigmund

Die Inzidenz linksseitiger Varikozelen im Kindesalter nimmt mit Beginn der Pubertät von 5,7 % im Alter von 10 Jahren auf 19,3 % im Alter von 14 Jahren zu (Oster 1971); 6 Studien dokumentieren eine Inzidenz von 12,4 – 25,8 % mit einem Altersgipfel um das 14. – 15. Lebensjahr (Tabelle 1). Als Rarität ist eine idiopathische Varikozele im Säuglingsalter anzusehen, wie 1985 von Sawczuk et al. bei einem 1 ½ Jahre alten Jungen beschrieben. Phsyiologische Veränderungen während der Pubertät scheinen für die Varikozelenentstehung im Kindesalter verantwortlich zu sein. Nach phlebographischen und manometrischen Untersuchungen von Gorrenstein et al. (1986) ist eine spontane Rückbildung im Kindesalter höchst unwahrscheinlich.

Zahlreiche Autoren haben in histologischen Hodenuntersuchungen bei Kindern mit Varikozelen quantitative und qualitative morphologische Veränderungen der Spermatogenese nachgewiesen. Diese unterscheiden sich kaum von Veränderungen bei Erwachsenen mit Varikozele.

Die Behandlung einer idiopathischen Varikozele im Kindesalter wird heute bei einem sichtbaren oder ausgeprägten Skrotalbefund, insbesondere bei gleichzeitiger ipsilateraler Orchidopathie, empfohlen.

Am BWK Ulm behandelten wir ab 1982 auch Kinder mit der perkutanen transfemoralen Sklerotherapie mit Varicocid®.

Bis 1987 wurde bei 31 Jungen im Alter von 10 – 16 Jahren die Sklerotherapie durchgeführt.

Bei der phlebographischen Klassifikation nach Bähren et al. (1983) in die Typen I – V lag am häufigsten eine Typ-I-Varikozele vor (Tabelle 2). Bei 0,7 % der Patienten, 2 Jungen mit einer Typ-IV- und einem Jungen mit einer Typ-V-Varikozele war die Sklerotherapie nicht durchführbar, da die insuffiziente Vene nicht selektiv katheterisiert werden konnte. Die Sklerotherapie selbst dauerte etwa 15 min, die Durchleuchtungszeit betrug 1 – 14 min. Als Nebenwirkung der Therapie beobachteten wir transitorische Flankenschmerzen in einem Fall und bei 2 Kindern ein schmerzloses Skrotalödem mit spontaner Rückbildung innerhalb von 2 Tagen; 16 Jungen wurden 6 – 60 (durchschnittlich 24) Monate nach Sklerotherapie klinisch und dopplersonographisch nachuntersucht. Beide Hodenvolumina waren symmetrisch und dem Pubertätsstadium entsprechend zwischen 8 – 25 ml. Die Doppler-Sonographie zeigte bei einem Jungen mit einer Typ-I-Varikozele ein klinisch nicht nachweisbares Rezidiv. Spermiogramme bei 2 inzwischen Erwachsenen, 27 und 60 Monate nach Sklerotherapie, wiesen eine Normozoospermie auf.

Tabelle 1. Inzidenz der Varikozele im Kindesalter

Patienten (n)	Lebensalter (Jahre)	Inzidenz [%]	Autoren/Jahr
1211	11−16	15,9	Horner 1960
837	10−19	16,2	Oster 1971
4067	12−25	14,7	Steeno et al. 1976
10000	10−17	12,4	Yerokhin 1979
586	10−17	9,0	Berger 1980
5177	11−16	25,8	D'Ottavio et al. 1981

Tabelle 2. Perkutane Sklerotherapie im Kindesalter

Phlebographietyp	n [%]	Sklerosierungstherapie	Mittlere Durchleuchtungszeit [min]
I	16 (51,6)	16	5,1
II	4 (12,9)	4	3,0
III	7 (22,9)	7	3,6
IV	2 (6,4)	0	5,3
V	2 (6,4)	1	7,5
I−V	31 (100)	28 (90,3%)	4,9

Tabelle 3. Rezidivraten der Varikozelektomien im Kindesalter

n	[%]	Autoren/Jahr
10 von 63	16	Holschneider et al. 1978
6 von 26	23	Allemann u. Jenny 1980
30 von 48	37,5	Kraeft et al. 1981
1 von 26	3,6[a]	Levitt et al. 1987
3 von 29	10[b]	Reitelman et al. 1987

[a] Intraoperative Postligatur, Phlebographie (39% → 3,6%).
[b] Operation mit Lupenbrille.

Bei einer Nachbeobachtungszeit von 7 Jahren sahen wir keine Langzeitnebenwirkungen des verwendeten Verödungsmittels Varicocid®.

Die perkutane Sklerotherapie der Varikozele im Kindesalter erwies sich als einfache und mit einer Rezidivrate von 6,2% im Vergleich mit den üblichen Operationsverfahren erfolgreiche Behandlung, (Tabelle 3). Die Durchführbarkeit unterschied sich nicht von der bei Erwachsenen. In Fällen, bei denen die Sklerotherapie nicht anwendbar war, erleichterte die vorliegende Phlebographie das operative Vorgehen.

Literatur

Allemann F, Jenny P (1980) Die idiopathische Varikozele mit spezieller Berücksichtigung des Kindes- und Jugendalters. Z Kinderchir 29:336

Bähren W, Lenz M, Porst H, Wierschin W (1983) Side effects, complications and contraindications of percutaneous sclerotherapy of the internal spermatic vein for the treatment of idiopathic varicoceles. Fortschr Röntgenstr 138:172

Gorrenstein A, Katz S, Schiller M (1968) Varicocele in children to treat or not to treat venographic and manometric studies. J Pediatr Surg 21/12:1046

Holschneider AM, Butenandt O, Schuster L, Schaupp D, Tewes G, Mengel W, Hamberger J (1978) Operative therapy of varicocele in childhood. Z Kinderchir 24:252

Kraeft H, Kriz-Klimek H, Holschneider AM (1981) Experience with surgery for varicocele in childhood. Z Kinderchir 34(3):272

Levitt S, Gill B, Kathowitz N, Kogan SJ, Reda E (1987) Routine intraoperative post ligation venography in the treatment of the pediatric varicocele. J Urol 137:716

Reitelman C, Burbige KA, Sawczuk IS, Hensle TW (1987) Diagnosis and surgical correction of the pediatric varicocele. J Urol 138:1038

Sawczuk IS, Burbige KA, Hensle TW (1985) Asymptomatic varicocele in an infant. Clin Pediatr (Phila) 24/5:285

Zur Sklerosierung von Organzysten

T. Kröpelin, P. Billmann und W.-D. Reinbold

Sklerotherapie von Organzysten setzt eine sehr spezifische und hochsensitive bildgebende Diagnostik voraus, die wir heute in den modernen, nichtinvasiven Verfahren der Sonographie (US) und Computertomographie (CT) besitzen. Mit beiden Verfahren können nicht nur Größe, Lokalisation von Zysten, sondern auch Zystenwand- und Inhaltsstruktur genau bestimmt werden. Beide Verfahren stellen heute die Basisdiagnostik für Organzysten dar. Eine invasive intraarterielle Arteriographie ist nur noch bei den Ausnahmefällen von Nierenzysten notwendig. Bei Leberzysten bringt die Angiographie meist keine zusätzliche Information.

Basisuntersuchung: US, CT;

Angiographie
- nur bei Nierenzysten:
  - Parazysten + Tumor,
  - zystisches Adenokarzinom,
  - zentrale Nierengefäßdrosselung;
- zweifelhaft bei Leberzysten.

Sonographie und Computertomographie sind ebenfalls Methoden der Wahl bei Verlaufskontrollen nach durchgeführter Sklerotherapie. Hier ist evtl. auch eine Angiographie indiziert, wenn ein Tumor nach erfolgreicher Sklerotherapie neben einer Zyste sichtbar wird, dies gilt v.a. bei Parazysten eines hypernephroiden Karzinoms. Daher sind engmaschige Kontrollen in den ersten Tagen und Wochen nach erfolgter Sklerotherapie von Organzysten zu fordern.

Sklerotherapie von Nierenzysten

Zunächst sollen unsere Erfahrungen der Sklerotherapie von Nierenzysten dargelegt werden. Wir praktizieren diese Behandlung seit 1974 und haben sie inzwischen bei über 350 Patienten angewandt [7, 12]. Wie Abb. 1 zeigt, beschränken wir uns bei der Sklerotherapie von solitären Nierenzysten lediglich auf symptomatische Zysten, die wegen ihrer Größe und/oder Lokalisation eine deutliche Parenchymreduktion, Flankenschmerzen und infolge Verdrängung oder Lokalisation eine arterielle Hypertonie oder eine Obstruktion der ableitenden intrarenalen Harnwege induzieren [2]. Eine diagnostische Punktion nehmen wir bei sonographisch bzw. computertomographisch unklarem Befund vor, um den Inhalt zytologisch-bakteriologisch untersuchen zu lassen (s. Abb. 2).

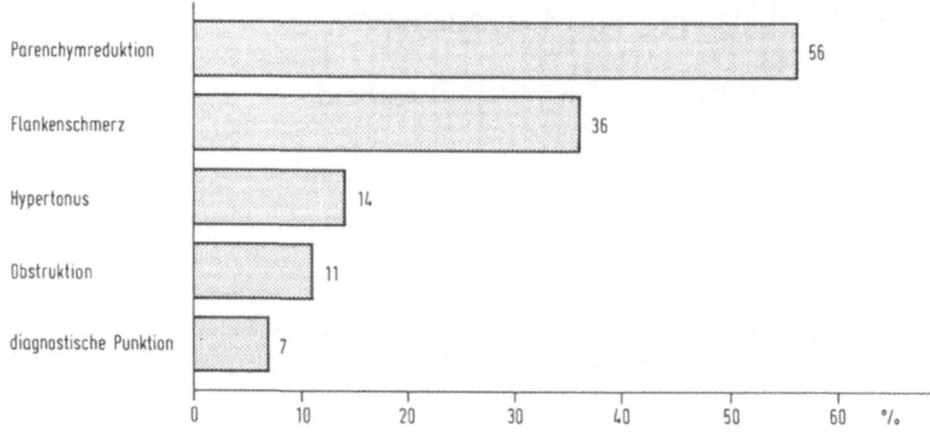

Abb. 1. Indikationen zur Punktion solitärer Nierenzysten. (Nach [2])

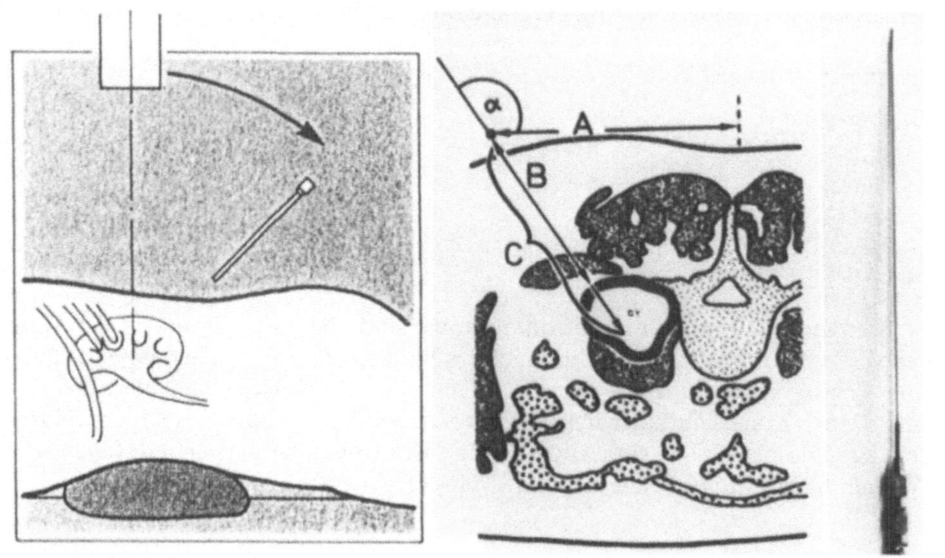

Abb. 2. Ultraschallgezielte perkutane Punktion; a in Bauchlage (nach [8]), b Ortung: Winkel und Tiefe (nach [2])

Methodik

Wir haben bei unseren Patienten 2 Methoden angewandt. Bei beiden wird der Patient auf den Röntgendurchleuchtungstisch in Bauchlage mit einer Schaumstoffkeilunterpolsterung gelagert (Abb. 2a). Früher haben wir *röntgengezielt* punktiert: Wir führten während einer Urographie eine dünnlumige, später teflonarmierte Spezialnadel in den strahlendurchlässigen zystischen Bezirk ein. Nach Punktion in Lokalanästhesie unter sterilen Bedingungen wurden zunächst 5–

10 cm³ Zysteninhalt für laborchemische und zytologische Untersuchungen aspiriert, anschließend ein Teil des Zysteninhalts abgesogen und dieser Teil durch ein wasserlösliches Kontrastmittel (KM) ersetzt, um die Rundung der Zyste und die Homogenität des Zysteninhalts röntgenologisch zu beurteilen. Um die Glattwandigkeit der Zyste genauer zu prüfen, haben wir anschließend etwa die Hälfte des KM-versetzten Zysteninhalts abgesogen, etwa 20–30 cm³ Luft und zum Schluß 3–5 ml Lipiodol instilliert und die Nadel herausgezogen. Dann wurde in verschiedenen Positionen die Zyste mittels Durchleuchtung und Zielaufnahmen beurteilt, auf diese Weise ließen sich Wandunregelmäßigkeiten genau erkennen. Der flüssige Zysteninhalt und die Luft resorbieren sich in wenigen Tagen. Das ölige Kontrastmittel Lipiodol, welches man seit langem zur Lymphographie verwendet, bewirkt einen abakteriellen Reiz auf die Zystenwand, und die Zyste schrumpft allmählich um das Lipiodol herum; es wirkt wie eine Plombe und wird erst in mehreren Jahren teilweise resorbiert (Abb. 3). Vestby [10, 11] hat die Methode („Tripelkontrastmethode") zuerst 1967 und 1971 beschrieben. Es folgten dann auch im deutschen Schrifttum die ersten Ergebnismitteilungen nach seiner Methode [7, 9, 12, 13].

Heute wird die perkutane Punktion grundsätzlich nur noch *ultraschallgezielt* und in wenigen Fällen auch *CT-gezielt* vorgenommen. Punktionsort, -winkel und -tiefe lassen sich im Ultraschall, wie Abb. 2 zeigt, sehr genau bestimmen. 1982 haben wir das Verödungsverfahren mit Lipiodol durch die Sklerosierungsmethode mit absolutem Äthylalkohol als Therapeutikum abgelöst [3]. Das Prinzip geht auf die Beschreibung von Bean [8] zurück. Die technische Durchführung ist im wesentlichen der ersten Methode gleichzusetzen. Abweichend von der Tripelkontrastmethode wird jedoch in Seldinger-Technik über einen Führungsdraht ein Pigtailkatheter mit einer Stärke von 4–5 gg. in die Zyste eingelegt. Hierüber werden dann 15–20 % des Zystenvolumens in Form von 96 %igem Äthylalkohol für 10–15 min passager instilliert (z. B. 250 ml Zystenvolumen = ca. 40 ml 96 %iger Alkohol). Danach wird die gesamte Flüssigkeit abgesogen und bei Riesenzysten eine Saugdrainage für mehrere Stunden angeschlossen, dann der Katheter zurückgezogen und das Verödungsergebnis bei engmaschigen Kontrollen abgewartet (Abb. 4).

Ergebnisse

Unsere *klinischen Ergebnisse* der beiden Skleroseverfahren bei Nierenzysten sind in Tabelle 1 aufgeführt. Von 148 Patienten liegen statistisch auswertbare, sehr gut dokumentierte Verlaufskontrollen (meist über mehrere Jahre) vor.

Die *Sklerotherapie mit Lipiodol* erreichte eine vollständige, erstmalige Zystenverödung nur in 23 % der Fälle, in 58 % der Fälle trat eine deutliche Zystenverkleinerung ein und in 8,5 % der Fälle konnte nur eine geringe Zystenverkleinerung diagnostiziert werden; 10,5 % der Fälle zeigten ein Rezidiv mit Größenzunahme der Zyste wie vor der Sklerotherapie, so daß in 10 % der Fälle eine erneute Punktion und Sklerotherapie mit Lipiodol vorgenommen werden mußte (Abb. 5).

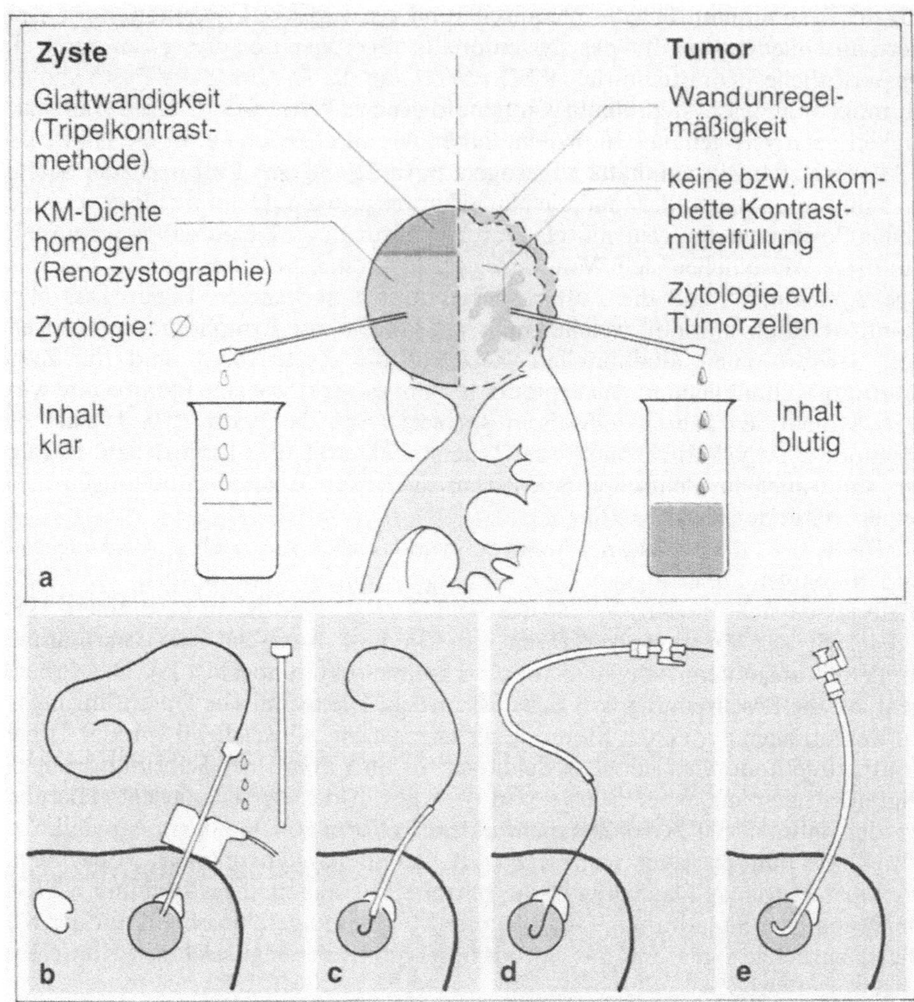

Abb. 3. Renozystographie; **a** Differentialdiagnose „zystischer" Raumforderungen, **b–e** Technik: Renozystographie–Sklerosetherapie. (Nach [8])

Tabelle 1. Sklerotherapie von Nierenzysten ($n = 148$); Ergebnisse in %

	Vollständige Verödung	Deutliche Verkleinerung (<70%)	Geringe Verkleinerung	Rezidiv	Rezidivpunktion
Sklerotherapie mit Alkohol ($n = 70$)	68,0	21,0	7,0	1,0	3,0
Sklerotherapie mit Lipiodol ($n = 68$)	23,0	58,0	8,5	10,5	10,0
Diagnostische Punktion ($n = 10$)	–	16,0	42,0	42,0	–

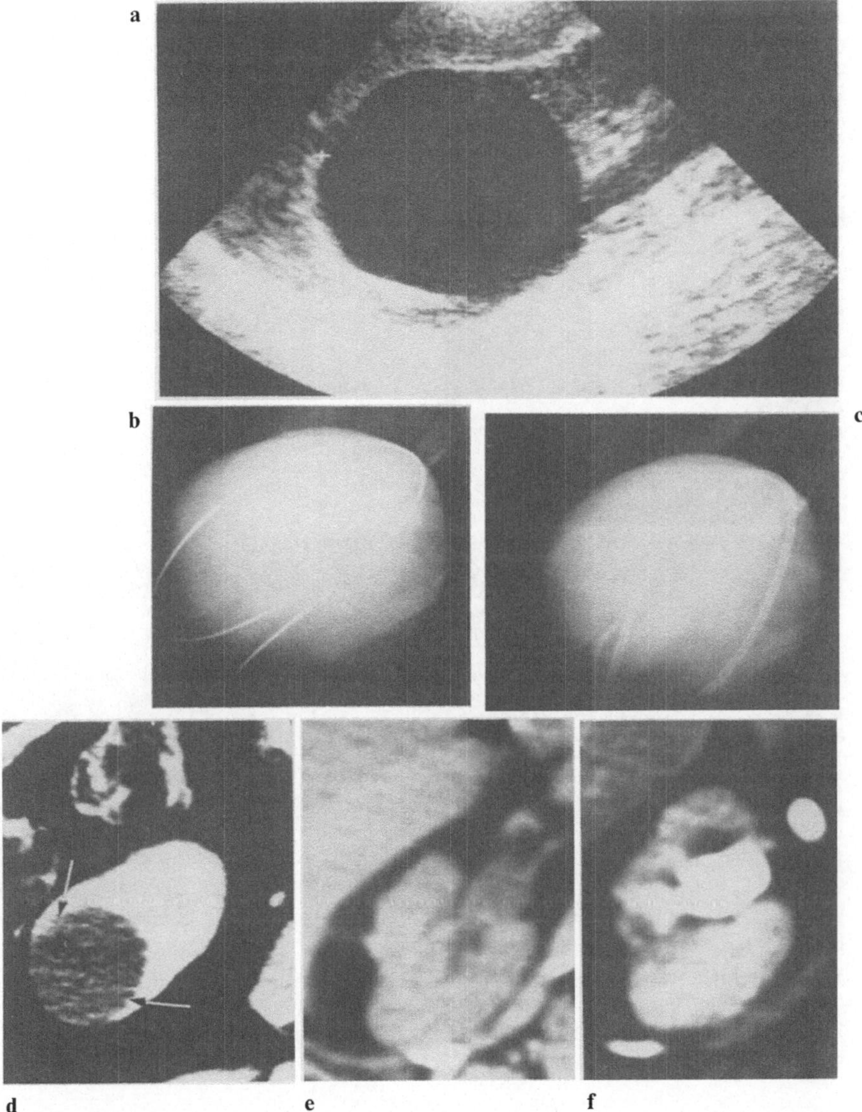

Abb. 4. **a** Ultraschallgezielte Zystenpunktion; Verödung mit hochprozentigem Alkohol über dünnlumigen Pigtailkatheter, **b** Führungsdraht, **c** Katheter in Zyste, **d** CT vor Sklerosetherapie, **e, f** nach -therapie (**e** nativ, **f** mit KM). (Nach [6])

Die Ergebnisse nach *passagerer Alkoholsklerose* waren demgegenüber besser: In 68 % der Fälle wurde sofort erstmalig eine vollständige Verödung erreicht, die Rezidivquote betrug nur 1,0 %, und eine erneute Punktion wegen zu geringer Zystenverkleinerung oder Rezidiv mußte in 3 % der Fälle vorgenommen werden. Die therapeutische Effizienz der Alkoholsklerose hängt von der intrazystischen Konzentration ab. Eine erfolgreiche Verödungsbehandlung ist bereits bei Ersatz der Zystenflüssigkeit durch geringe Mengen hochprozentigen Alkohols möglich,

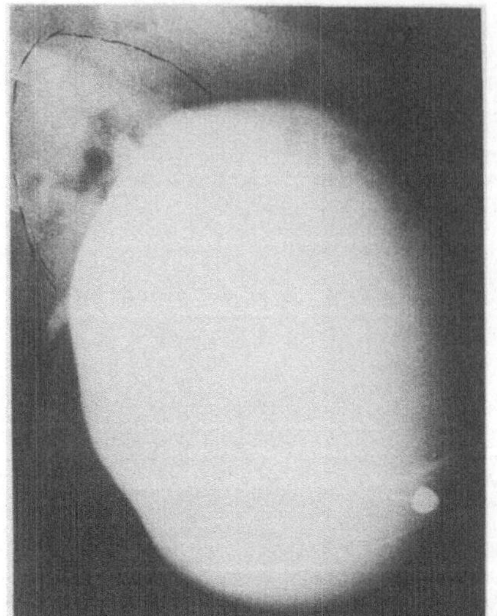

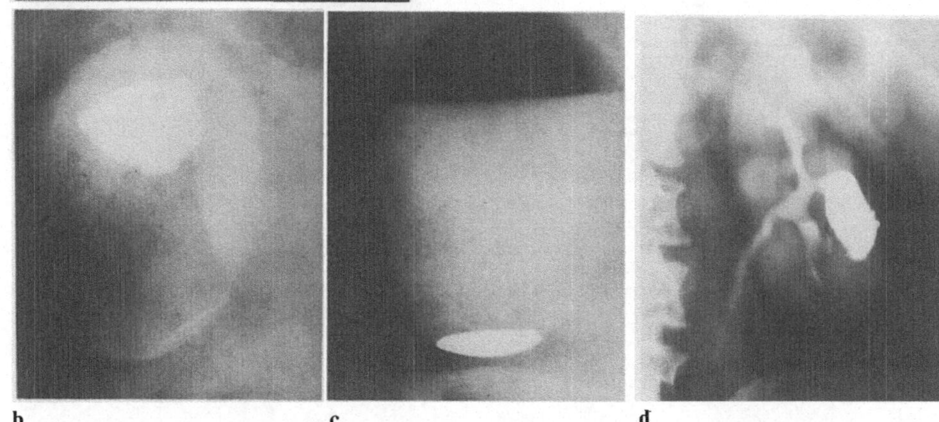

Abb. 5. Große Nierensolitärzyste (Patient m., 55 Jahre); RR 190/115 mm Hg vor, 150/90 mm Hg nach Verödung; **a** perkutane Renozystographie, **b, c** „Tripelkontrastmethode" und Zielaufnahmen nach Positionswechsel, **d** komplette Lipiodolsklerose nach 5 Monaten und einmaliger Rezidivpunktion

es sollten jedoch mindestens 15–50 % der Zystenflüssigkeit durch Alkohol ersetzt werden [2].

Nach den klinischen Ergebnissen waren die Fragen zu stellen:

1) Worauf beruht der unterschiedliche Skleroseeffekt beider Substanzen?
2) Welche Wirkungen haben beide Substanzen auf das umgebende Gewebe bzw. Parenchym?

Durch *tierexperimentelle Untersuchungen* hat Billmann die Wirkungen von Lipiodol und hochprozentigem Alkohol in Zusammenarbeit mit dem anatomischen Institut der Universität Freiburg histologisch untersucht. Beide Substanzen applizierte er in Rattennieren intrazystisch, subkapsulär und intraparenchyma-

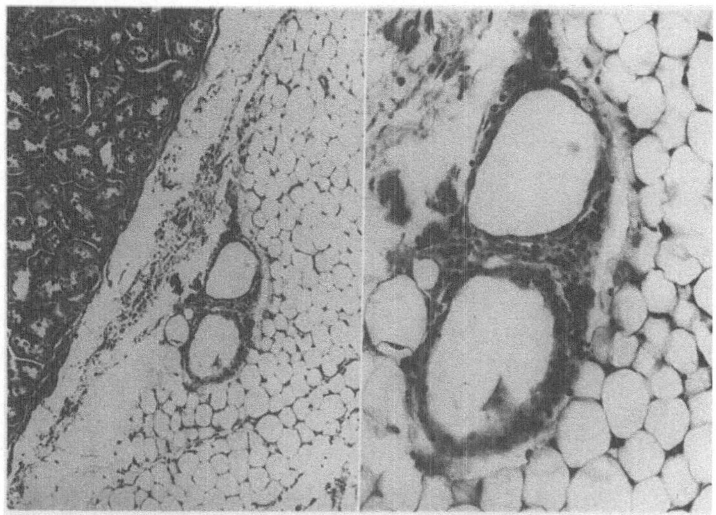

Abb. 6. Übersichts- und Detaildarstellung typischer Ölzysten im perirenalen Fettgewebe; geringe perifokale Entzündung. HE-Färbung; *links* Vergr. 120:1, *rechts* 300:1

tös. Die Nierenzysten wurden durch nutritive Dimethylnitrosamingaben (DMN) induziert.

Das *histologische Bild* der Veränderungen nach perikapsulärer Gabe von *Lipiodol* war monomorph, wie Abb. 6 zeigt: Es finden sich sub- und epikapsuläre Ölzysten mit geringer perifokaler entzündlicher Reaktion im perirenalen Fettgewebe. Das angrenzende Nierenparenchym zeigte nur in Einzelfällen sehr diskrete entzündliche Reaktionen, war aber sonst stets intakt.

Bci dcr Sklerotherapie mit *96%igem Äthylalkohol* fanden sich intrazystische Blutungen, eine Nekrose der Zystenwand, und in der Randregion der Zyste war meist eine geringe mononukleäre Infiltration im angrenzenden Parenchym bei sonst intakten Glomeruli zu finden (Abb. 7).

Histologisch verursacht Lipiodol eine geringere Reizung als der hochprozentige Alkohol. Dies entspricht auch unseren klinischen Erfahrungen: Bei Rezidivzysten und nach Punktion in den ersten 3–4 Wochen aspirierten wir häufig älteres Blut, wenn die Sklerotherapie mit Alkohol durchgeführt wurde. Bei Lipiodol als Therapeutikum aspirierten wir bei erneuter Rezidivpunktion fast immer nur bernsteinklare Flüssigkeit.

Bei unseren klinischen Patienten haben wir keine wesentlichen *Sofortkomplikationen* erlebt. Wie Abb. 8 zeigt, fanden sich in 89% der Fälle überhaupt keine Reaktionen, am häufigsten (in 5% der Fälle), traten lokale Schmerzen bei Alkoholinstillation ein und die übrigen in Abb. 8 aufgeführten frühen Komplikationen waren nicht gravierend. Eine Operation war in keinem Fall indiziert.

Bei 123 Patienten zeigten sich nach gut dokumentierten Kontrollen keine komplizierenden *Spätfolgen*: Die Beobachtungszeiten dieser Patienten betrug bei Lipiodolsklerose 6–12 Jahre, im Mittel 4,5 Jahre und bei Alkoholsklerose zwischen 1–5 Jahren, im Mittel 2,5 Jahre. Bei keinem dieser Patienten konnte ein

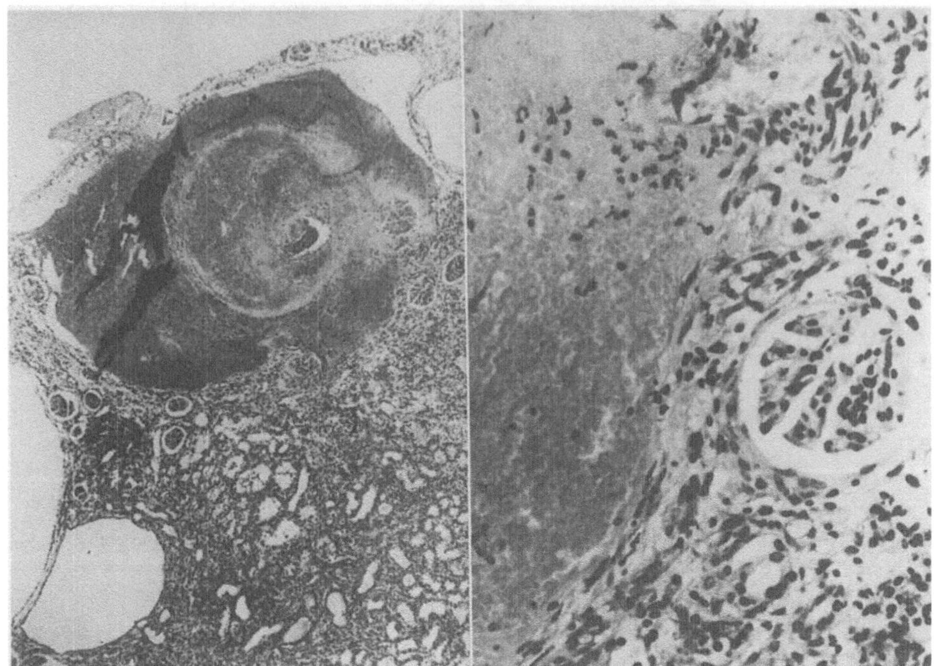

Abb. 7. Übersicht (**a**) über eine Zyste nach Sklerotherapie; intrazystische Einblutung; **b** Ausschnittvergrößerung aus der Randregion der Zyste; geringe mononukleäre Infiltration des angrenzenden Parenchyms, Glomerulus intakt. – HE-Färbung; **a** Vergr. 48:1, **b** Vergr. 300:1

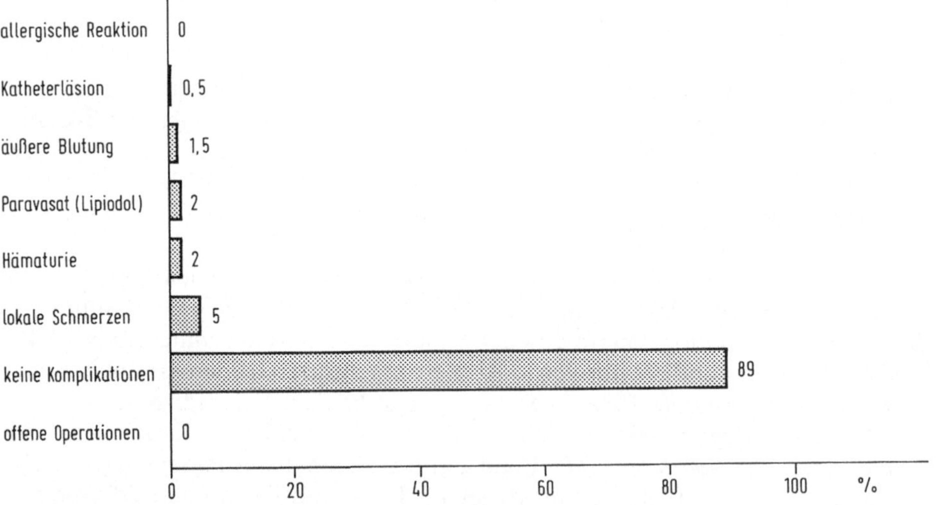

Abb. 8. Komplikationen der perkutanen Sklerotherapie bei Nierenzysten

Tumor oder eine tumorähnliche Struktur sonographisch bzw. computertomographisch nachgewiesen werden, weder im Bereich der Zystenwand noch im Bereich der benachbarten Strukturen.

Nur bei einer Kontrolle – 4 Wochen nach erfolgreicher Sklerotherapie – haben wir in einem Fall neben der verödeten Zyste ein kleines hypernephroides Karzinom entdeckt und 14 Tage danach angiographisch gesichert. Der Zysteninhalt der Parazyste bei vorher unsichtbarem Tumor war zytologisch negativ und makroskopisch bernsteinklar [7].

Die Computertomographie ist für die objektive morphologische Beurteilung bei den Nachuntersuchungsintervallen besonders geeignet, auch im Hinblick auf die verödete Zystenwand. Wir fanden nach Alkoholsklerose in 15 % der Fälle eine *Zystenwandverkalkung*, aber nach Lipiodolsklerose meist nur eine kleine partielle Zystenwandverkalkung in 5 % der Fälle; in 4 % der Fälle fanden wir auch Zystenrandverkalkungen bei Punktion ohne nachfolgende Sklerotherapie. Die Zystenwandverkalkungen nach Alkoholsklerose waren jedoch meist etwas deutlicher ausgeprägt als nach Lipiodolsklerose (Abb. 9).

Auch die *Parenchymnarbe* nach erfolgreicher Alkoholsklerose war meist deutlicher ausgeprägt als bei der Sklerotherapie nach Lipiodol (vgl. Abb. 4e, f, und Abb. 9).

Trotz der Parenchymnarbe änderte sich das *Blutdruckverhalten* im positiven Sinne, sowohl bei der Lipiodol- als auch bei der Alkoholsklerotherapie (Abb. 10).

Von 41 Patienten, bei denen vor der Sklerotherapie keine arterielle Hypertonie behandelt oder bekannt war, lagen prä- und auch posttherapeutisch mehrere Blutdruckwerte vor. Bei diesen war sowohl der systolische als auch der diastolische Wert nach perkutaner Sklerotherapie von Nierenzysten erniedrigt (Abb. 10a). Ein ähnlich deutliches Ergebnis konnten wir bei 13 Patienten mit bekannter arterieller Hypertonie nach perkutaner Sklerotherapie von Nierenzysten nachweisen. Wie in Abb. 10b dokumentiert, besserten sich auch hier sowohl der systolische als auch der diastolische Wert.

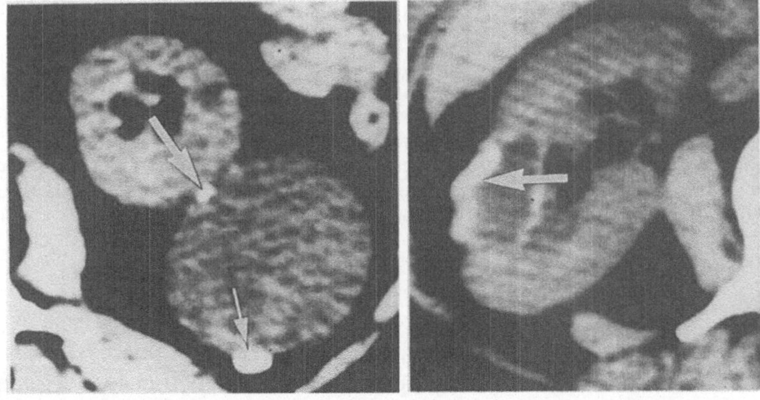

Abb. 9. Zystenwandverkalkung (➡) und Lipidol (→) in einer rezidivierten Nierenzyste (**a**); **b** Zystenwandverkalkung (➡) in einer obliterierten, primär im Durchmesser 12 cm großen Nierenzyste nach perkutaner Sklerotherpie mit Äthylalkohol (Nativ-CT)

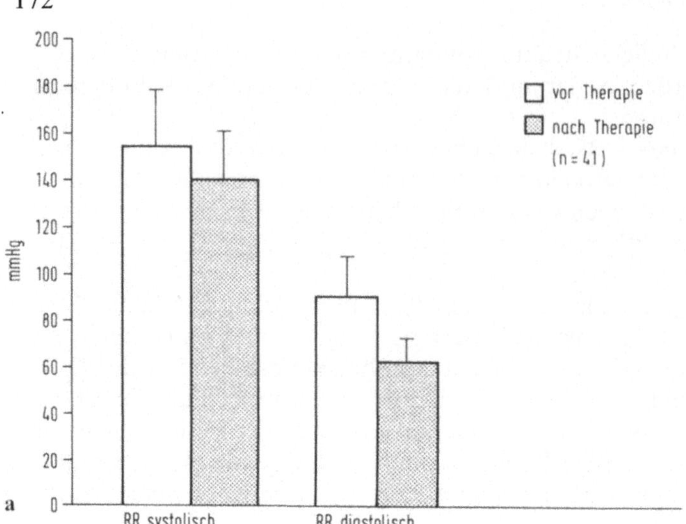

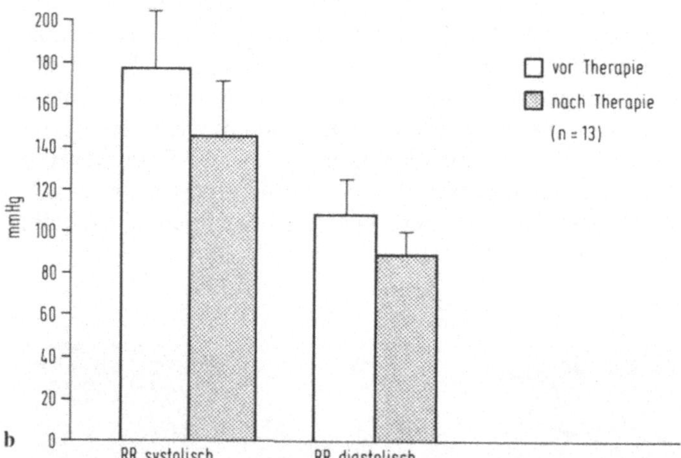

Abb. 10. Vergleich der Blutdruckwerte vor und nach perkutaner Sklerotherapie von Nierenzysten; **a** intraindividuelle Korrelation der verfügbaren Daten aus dem Gesamtkollektiv ($n = 41$); **b** bei Patienten mit arterieller Hypertonie ($n = 13$). (Nach [2])

Bei den bilateralen kongenitalen Zystennieren („polycystic disease") haben wir in einzelnen Fällen mit Symptomen eine Sklerotherapie vorgenommen. Die Ergebnisse sind nicht aufgeführt. Meistens wurde die Indikation nur zur diagnostischen Klärung oder eine Punktion bei infizierten Zysten oder bei Abszessen zur Entlastung durchgeführt.

Sklerotherapie von Leberzysten

Unsere Erfahrungen zur Verödung von Leberzysten beziehen sich auf 15 Fälle mit *symptomatischen Riesenleberzysten*. Gut dokumentierte Verlaufsbeobachtungen innerhalb von 11 Monaten bis zu 2 Jahren liegen von 8 Patienten vor. Die Leberzysten verursachten immer erhebliche Verdrängungserscheinungen und entsprechende subjektive Beschwerden durch das enorme Flüssigkeitsvolumen. Wegen der erheblichen Zystengröße mußten meist mehrfache Sklerosebehandlungen durchgeführt werden:

Anzahl Patienten ($n=8$)	Anzahl Sklerotherapien	Flüssigkeit bei 1. Punktion [cm^3]
1	6	~8000
4	3	~5000–6000
3	2	~4000–3000

Perkutane Punktion und Ablassen der Zystenflüssigkeit allein brachten keinen Erfolg; es bildeten sich danach Rezidivzysten mit gleichem Ausgangskaliber wie etwa vor der Punktion. Da wir wegen der potentiellen Leberschädigung zunächst keinen hochprozentigen Äthylalkohol verwenden wollten, haben wir zuerst Supramycin in der gleichen Dosis und Vorschrift zur Verödung verwandt, wie bei der Sklerotherapie von Pleuraergüssen. Dies brachte jedoch keinen nennenswerten Erfolg. So entschlossen wir uns, auch die Riesenleberzysten durch eine Alkoholsklerose zu veröden, wobei wir die Technik gegenüber der Nierenzystenverödung nur insofern modifizierten, als wir eine konzentriertere Zysten-Alkohol-Lösung instillierten. Ultraschallgezielt wurde die Punktion auf dem Röntgentisch in Rückenlage vorgenommen. Nach Absaugen von Flüssigkeit zur zytologisch-

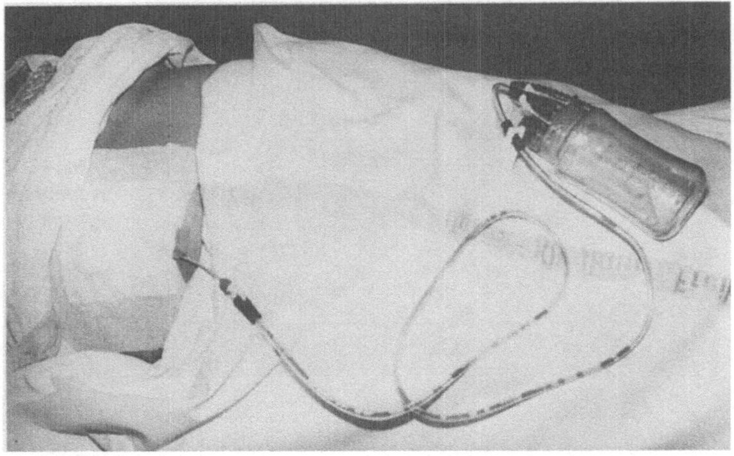

Abb. 11. Saugdrainage bei Verödung einer Riesenleberzyste

  T. Kröpelin et al.

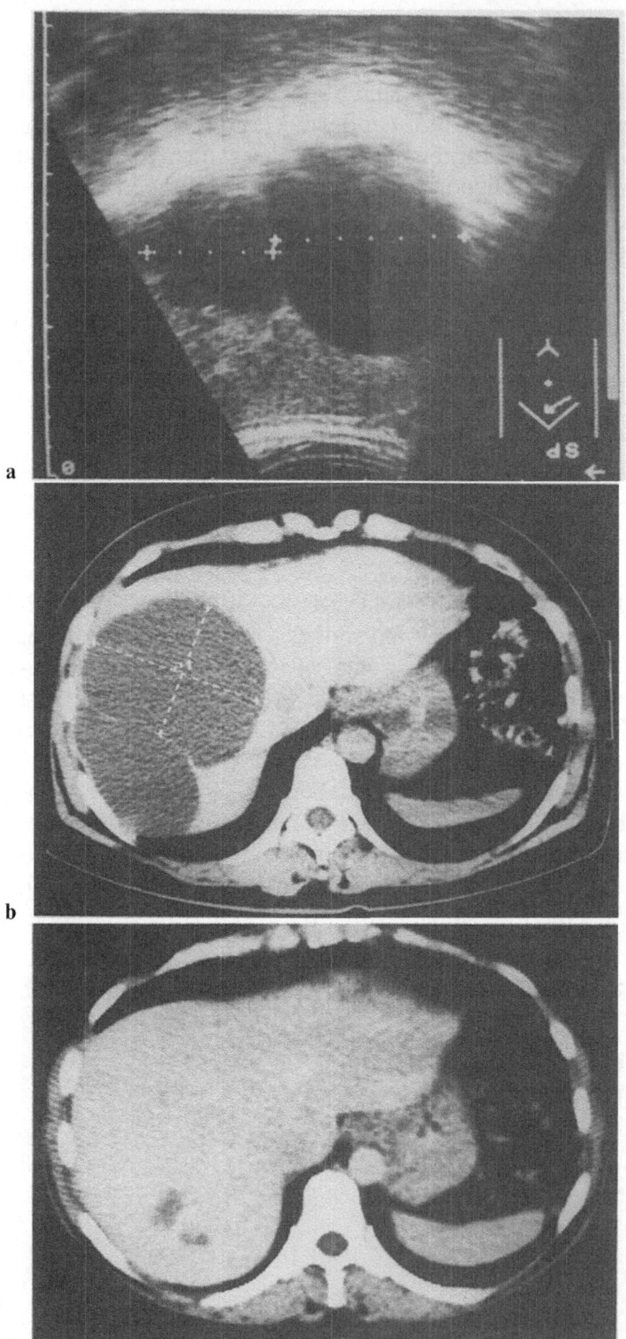

Abb. 12. Kommunizierende subphrenisch gelegene Leberzysten (dorsaler rechter Leberlappen; Patientin 49 Jahre alt); **a** Ultraschallbild vor Sklerotherapie, **b** CT vor Sklerotherapie, **c** kleinste Restzyste nach 2maliger Sklerotherapie; Befundkonstanz über 7 Monate

chemischen Untersuchung wurde die Leberzyste mit wasserlöslichem Kontrastmittel aufgefüllt, um die Zystenwand zu beurteilen und auch evtl. Verbindungen
zu Gallenwegen oder Lebervenen darzustellen und auszuschließen. Wegen der
Größe der Zysten war ein Sklerotherapieerfolg nur gegeben durch eine effektive
Saugdrainage über den intrazystisch verbliebenen Pigtailkatheter über mindestens
8–12 h. Nur dadurch wurde eine Adaptation der Zystenwand nach passagerer
Alkoholinstillation garantiert (Abb. 11). Trotzdem kam es zum unterschiedlich
voluminösen Wiedernachlaufen, aber niemals in der Ausgangsform. Erst nach
mehrmaliger Sklerosetherapie gelang eine annähernd komplette Verödung, wie
Abb. 12 und 13 zeigen. Der Sklerosierungserfolg blieb auch bei den regelmäßig
kontrollierten Fällen konstant; es zeigten sich *keine* Spätfolgen. Bei 2 Patienten
aspirierten wir bei Zystenrezidivpunktionen, die innerhalb weniger Wochen vorgenommen wurden, altes Blut. Während der passageren Alkoholinstillation
wurden keine gravierenden Schmerzen angegeben, nur die Saugdrainage mußte
bei 4 Behandlungen wegen heftiger Schmerzen nach 4–6 h abgebrochen werden,
weil die Applikation eines Lokalanästhetikums über den Katheter keine genügende Schmerzlinderung brachte. Sonstige Komplikationen (Fieber, Entzündung
etc.) sahen wir nicht. Auch die blutchemischen Leberwerte waren vor und nach
wiederholter Sklerotherapie bei allen Patienten normal. Nur bei der Patientin mit
der größten Leberzyste (Primärinhalt 8 l; vgl. Abb. 13) bestanden vor der Sklerotherapie hepatogen induzierte Gerinnungsstörungen, die eine einseitige Augenhintergrundsblutung verursachten. Dies war auch der Grund dafür, daß man sich
zu einer operativen Behandlung der Riesenleberzyste nicht entschließen konnte.

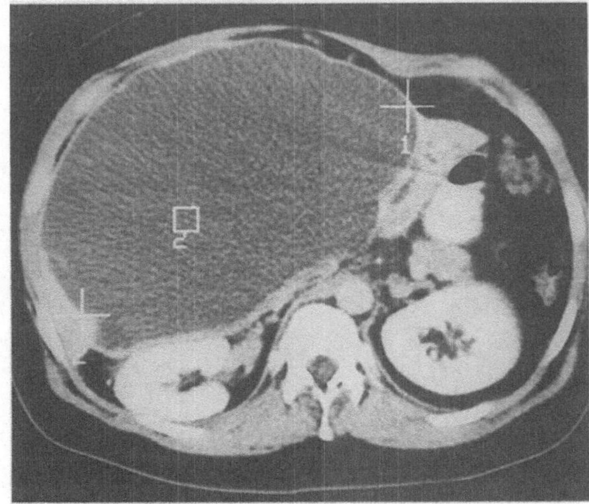

a

Abb. 13. Riesenleberzyste (Patientin 45 Jahre alt), Verlauf nach 6maliger Alkoholsklerose; **a** vor,
b nach 2., **c** nach 3., **d** nach 6. Sklerotherapie; (**a–d**: zunehmende Dichte durch Randvernarbung
und intrazystische ringförmige Bindegewebseinsprossung); **e** Zystographie vor, **f** nach 5. Sklerotherapie

Abb. 13. b–f ▶

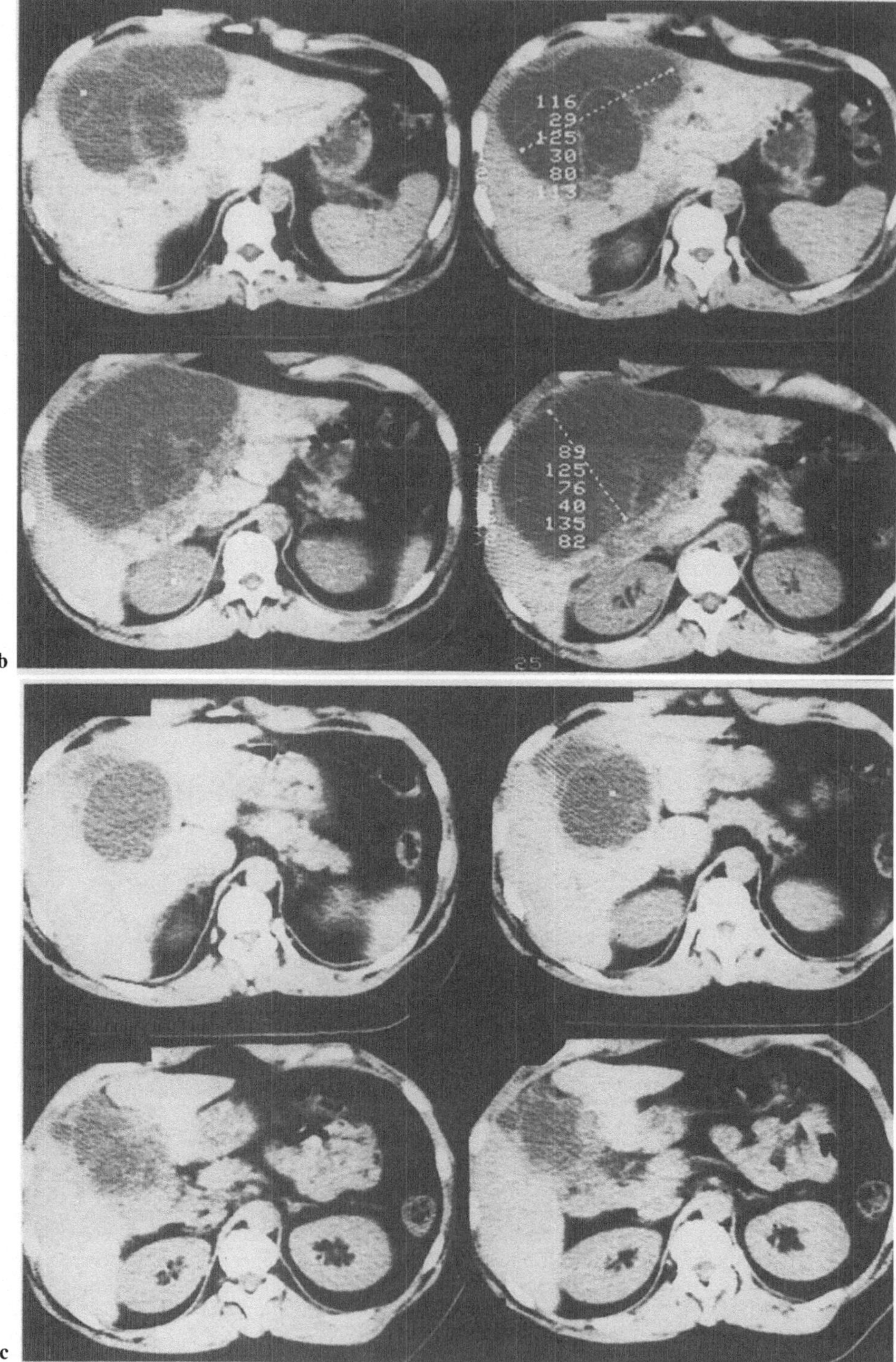

Abb. 13. b, c

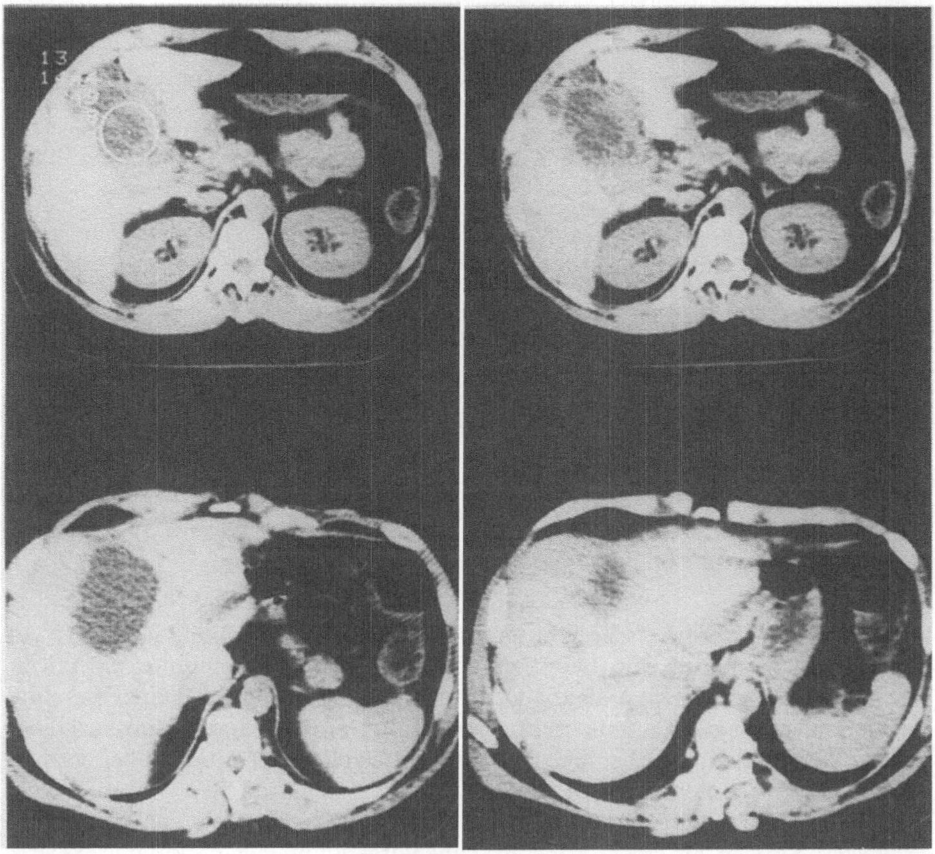

Abb. 13 d

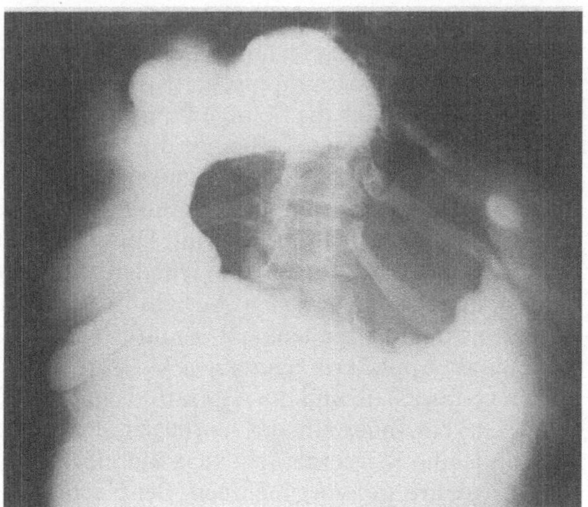

Abb. 13 e

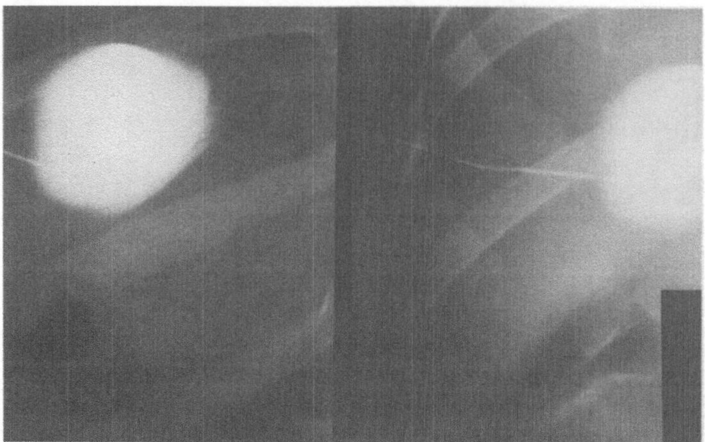

Abb. 13 f

Diskussion

Die perkutane Sklerotherapie von Organzysten stellt eine echte Alternative zur operativen Behandlung dar. Die interventionelle Therapie beinhaltet ein unvergleichlich geringeres Risiko als die Operation und ist bisher mit keiner Letalität verbunden, wenn die Technik richtig ausgeführt und die Indikation sorgfältig gestellt werden. Berichte über lebensbedrohliche Frühkomplikationen bei der perkutanen Sklerotherapie von Nieren- und Leberzysten sind den Autoren nicht bekannt. Spätere mehrjährige Analysen durch gut dokumentierte computertomographische Studien an einer größeren Zahl vorgenommener perkutaner Sklerotherapiebehandlungen liegen offenbar noch nicht vor.

Technisch sollte die früher ausschließlich geübte röntgengezielte *perkutane Punktion* zugunsten der *ultraschallgezielten* aufgegeben werden. Fehlpunktionen mit potentieller Blutungsgefahr bzw. eine parazystische Applikation des Sklerosemittels sind unter sonographischer Kontrolle meist vermeidbar. Der Ultraschall garantiert auf Anhieb die richtige Punktionsrichtung und -tiefe. Aber viele Ultraschallspezialisten nehmen offenbar die Verödungstherapie ohne vorherige zystographische Röntgenkontrolle vor und verlassen sich auch bei den Nachkontrollen allein auf den sonographischen Befund [5]. Auf die Zystographie-KM-Darstellung des punktierten Hohlraums mit Durchleuchtungskontrolle in verschiedenen Positionen sollte aus folgenden Gründen nicht verzichtet werden:

Sie gestattet einen exakten Ausschluß von kommunizierenden benachbarten Hohlräumen und Organen, z. B. zu intrarenalen Kelchen, hepatogenen Gefäßen etc. „Blind" applizierte aggressive Sklerotherapeutika könnten komplizierende Folgen verursachen, und die Aspiration einer unauffälligen bernsteinklaren Flüssigkeit ist kein Index für das Vorliegen einer soliden, gut abgekapselten Zyste. Deshalb ist die Sklerotherapie stets auf einem Durchleuchtungstisch (möglichst mit Obertischröhre) vorzunehmen. Bei Nachkontrollen und verdächtigem sonographischen Befund ist eine computertomographische Abklärung stets indiziert.

Die *Indikation* zur Sklerotherapie sollte sich nur auf *Organzysten mit Symptomen* beschränken, dies wird heute allgemein anerkannt. Eigene Erfahrungen und Literaturangaben beziehen sich hauptsächlich auf die Sklerotherapie von Zysten in Nieren und Leber [5, 7, 12]. Umstritten ist die Effizienz der Sklerotherapie bei kongenitalen bilateralen Zystennieren. Bei einigen großen Zysten mit Symptomen mag sie erfolgreich sein, aber wir sind in der Indikationsstellung hier eher zurückhaltend. Nach Untersuchungen des eigenen Arbeitskreises sind dies gerade die vielen kleinen Zystenbildungen, die die Progredienz in die terminale Niereninsuffizienz hinein verursachen, aber nicht die vereinzelt darunter befindlichen, meist pararenalen größeren zystischen Gebilde. Kernspintomographische Untersuchungen haben hier neue Ergebnisse der Zystenentwicklung bei „polycystic disease" gebracht [4]. Wir punktieren zur Entlastung als Foci wirkende entzündete oder abszedierende Zysten. Dagegen ist die Zystenbildung in der Leber bei „polycystic disease" individuell unterschiedlich, hier mag die perkutane Sklerotherapie bei Einzelfällen und entsprechender Symptomatik erfolgversprechend sein. Bei Pankreaszysten sollte man keine perkutane Sklerotherapie anwenden; hier könnte durch die aggressiven Sklerosemittel eine Pankreatitis induziert werden.

Vor der Sklerotherapie von großen Leberzysten ist auf jeden Fall klinisch eine Echinokokkose auszuschließen.

In der Literatur werden neuerdings auch andere *Sklerotherapeutika* angegeben, wobei es sich meist um Venenverödungsmittel auf Alkoholbasis handelt, z. B. Polidocanol (Aethoxysklerol) u.a. Ob diese lokal mehr oder weniger aggressiv wirken als hochprozentiger Alkohol, und ob die Venenverödungsmittel ein Plus oder Minus an Sofortkomplikationen oder Spätfolgen bringen, sollte durch kontrollierte Vergleichs- und Verlaufsstudien untermauert und durch tierexperimentelle Untersuchungen abgesichert werden.

Literatur

1. Bean WJ (1981) Renal cysts: Treatment with alcohol. Radiology 138:329–331
2. Billmann P (1985) Tierexperimentelle und klinische Untersuchungen zur Indikation und perkutanen Sklerotherapie cystischer Nierenerkrankungen. Habilitationsschrift, Universität Freiburg im Breisgau
3. Billmann P, Wimmer B, Hauenstein KH, Friedbrug H (1983) Verödung großer Nierenzysten mit Alkohol. In: Otto RC, Jann FX (Hrsg) Ultraschalldiagnostik 82. Thieme, Stuttgart New York, S 121–122
4. Fischer CL (1987) Familiäre Zystennieren (Typ Potter III). Korrelation von computertomographischer Morphologie und klinischer Daten – Prospektive Studie über 50 computertomographische Untersuchungen – Katamnestische Untersuchungen von 174 Patienten. Med. Dissertation, Universität Freiburg
5. Gebel M (1983) Ultraschalldiagnostik 82. Thieme, Stuttgart New York, S 122–124
6. Kröpelin T, Billmann P (1988) Strahlendiagnostik und interventionelle Therapie In: Sarre H, Gessler M, Seybold D (Hrsg) Nierenkrankheiten. Thieme, Stuttgart New York, S 89–134
7. Kröpelin T, Mathias K, Wimmer B, Kauffmann GW (1980) Was gibt es Neues in der Röntgendiagnostik der Niere? Med Welt 22:3–10
8. Kröpelin T (1988) In: Wenz W (Hrsg) Checkliste bildgebender Verfahren; Bd. 1: Abdomen. Thieme, Stuttgart New York, S 357–446

9. Lochner L, Bartholomä HJ, Karst T (1976) Die Renozystographie – ein diagnostisch-thera-
   peutisches Verfahren. RöFo 125/4:345–348
10. Vestby GW (1967) Percutaneous needle-puncture of renal cysts: New method in therapeutic
    management. Invest Radiol 2:449–463
11. Vestby GW (1971) Perkutane Behandlung von Nierenzysten. Die Tripelkontrast- oder
    Pantopaque-Methode. Acta Radiol Diagn 11:529–544
12. Weingard D, Kröpelin T (1975) Erfolgreiche Verödung einer großen Nierenzyste. RöFo
    123/4:374–376
13. Weingard D, Kröpelin T (1976) Röntgenologische Differentialdiagnose von Nierentumoren
    und Nierenzysten. In: Kröpelin T (Hrsg) Pathologie und Radiologie von Hochdruck- und
    Nierenerkrankungen. Thieme, Stuttgart New York, S 250–263

Sklerosierung von Nierenzysten

H. J. Reuter und M. A. Reuter

Die Indikation zur Sklerosierung von Nierenzysten hängt primär von der Art der Nierenzyste ab. Folgende Unterscheidungen lassen sich treffen:

1) Bei der kongenitalen Zystenniere handelt es sich um eine polyzystische Nierendegeneration, die in der Regel in beiden Nieren auftritt, und bei der kleine Zysten von wenigen Millimetern oder Zentimetern vorherrschen. Große Zysten bilden hier eher die Ausnahme.
2) Solitärzysten und multiple Nierenzysten treten im Verhältnis von etwa 1:1 auf. Es handelt sich hier zumeist um große Zysten von mehreren Zentimetern Durchmesser, die einzeln oder multipel, zum Teil in beiden Nieren auftreten können. Ihre Zahl überschreitet 3–5 nur selten; sie neigen zu anhaltendem Wachstum und können mehrere 100 ml bis etwa 2 l Flüssigkeit enthalten. Ausnahmsweise macht die Differentialdiagnose zur Hydronephrose, z. B. von Doppelnieren, gewisse Probleme.
3) Die *erworbene Nierenzyste* tritt nach Trauma, Entzündung und anderen Schädigungen des Nierenparenchyms auf.
4) Die sog. *Hiluszysten* sind Degenerationen im umgebenden Fettgewebe, die selten eine klinische Bedeutung erlangen.
5) *Zystische Tumordegenerationen* der Niere spielen eine wichtige differentialdiagnostische Rolle, auch wenn sie relativ selten diagnostische Probleme bereiten. Zysten in benachbarten Organen wie Leber, Pankreas etc. treten bei generalisierter Zystenerkrankung v.a. im Rahmen der kongenitalen Zystenniere nicht selten auf und können gleichzeitig mit den Nierenzysten bei geeignetem Befund sklerosiert werden.

Die Indikation zur Sklerosierung hängt von der oben beschriebenen Art, von der Größe der Zyste und den Folgeerscheinungen (Kompression, subjektive Beschwerden) ab. Die solitäre Nierenzyste ab einer Größe von 3 cm Durchmesser und mehr stellt die optimale Indikation zur Verödung dar. Auch multiple Nierenzysten können mit einer günstigen Erfolgsrate angegangen werden.

Die polyzystische Nierendegeneration stellt primär keine Indikation zur Sklerotherapie dar. Im Frühstadium der Erkrankung kann jedoch die Punktion großer Zysten (von 3–5 cm Durchmesser) eine deutliche Entlastung der Niere mit länger anhaltender Beschwerdefreiheit bringen. Es handelt sich hier um eine Palliativbehandlung, da im fortgeschrittenen Stadium mit weitgehender Nierendegeneration keine großen Erwartungen an diese Behandlung gestellt und die kleinen, parenchymzerstörenden Zysten mit dieser Methode natürlich nicht behandelt werden können.

Von einzelnen Patienten wird die Dekompression nach Zystenpunktion als so erleichternd empfunden, daß sie bei zunehmenden Beschwerden immer wieder die Punktion verlangen. Zweifellos bleiben dies Ausnahmefälle.

Bei erworbenen Nierenzysten ist zu erwarten, daß sie ebenfalls verödet werden können, eigene Erfahrungen liegen hierzu jedoch nicht vor.

Tumorzysten stellen in jedem Fall eine Kontraindikation zur perkutanen Behandlung dar. Beigeordnete Organzysten – z. B. in der Leber – können problemlos gleichzeitig mitbehandelt werden.

Methoden zur Punktion und Sklerosierung der Nierenzyste

1939 beschrieb Dean [2] erstmals die perkutane Punktion und Aspiration einer Solitärzyste der Niere; dabei instillierte er Luft. Im selben Jahr versuchte Fish [3], mit 50 %iger Dextrose Nierenzysten zu veröden. 1942 berichtete Wheeler [9] über die diagnostische Nadelaspiration von Solitärzysten und 1946 Lindblom (zit. nach [5]) die Injektion von Kontrastmittel in die Zyste (Pantopack, Lipiodol, Ultra-Fluid). Die Resultate waren unbefriedigend, weil durch eine überschießende entzündliche Reaktion Komplikationen auftraten. Vestby [8] gab 1967 seine Erfahrungen mit der Instillation von Lipiodol bekannt. Er verwendete eine teflonarmierte Spezialnadel. Hölzer et al. [4] verwendeten 1980 erstmals 2 %iges Polidocanol. Wir selbst bedienen uns dieser Therapieform seit 1980.

Diagnostik

Die Zystenerkrankungen der Niere werden heute vorwiegend anläßlich einer Sonographie entdeckt. Ausnahmsweise dienen Angiographie und Computertomographie zur Abklärung eines malignen Befundes. Das intravenöse Urogramm bringt Klarheit über Kompressionserscheinungen auf die ableitenden Harnwege und Veränderungen des Nierenparenchyms. Ebenso kann das Sequenz- und Funktionsszintigramm herangezogen werden.

Technik der Zystenverödung

Der Patient wird auf den Röntgentisch gelegt, und zwar in Bauchlage, mit einem Druckkissen unter dem Abdomen. Diagnostische Hilfsmittel sind Sonographie und Infusionsurogramm. Die Zyste wird im Bereich zwischen der hinteren Axillarlinie und dem M. psoas möglichst direkt anpunktiert. Dazu dient eine feine Nadel von 1 mm Durchmesser (10–15 cm lang, z. B. Fa. Acufirm V2A-Stahl Nr. 1415, LI-10). Aus der angestochenen Zyste werden 20 ml Inhalt abpunktiert und 10 ml hochprozentiges Röntgenkontrastmittel nachinjiziert; dabei kann die Zyste in ihrem gesamten Ausmaß auf dem Röntgenmonitor beurteilt werden. Der Zysteninhalt wird mit einer 20-ml-Spritze weitmöglichst abgesaugt. Zwischendurch wird Luft nachgefüllt, damit die Zyste nicht total kollabiert. Die Nadel darf nicht aus dem Zystensack herausschlüpfen oder ihn durchstechen. Wenn die Zyste weitgehend entleert ist, verkleinert sich die Röntgenkontrastfläche; zuletzt wird die Aspiration durch die kollabierte Zystenwand behindert. Dann werden nochmals 5–10 ml Kontrastmittel oder Luft eingespritzt und geprüft, ob die Nadel noch frei im Lumen des Hohlraums liegt. Zysten mit einem Durchmesser bis 5 cm werden mit 2 ml, größere – bis 8 cm – mit 4 ml und noch größere maximal mit 8 ml des 2 %igen Verödungsmittels aufgefüllt. Der Patient zeigt dabei keine Reaktion; nachdem die Nadel entfernt ist, wird er für einige Stunden im Bett ruhiggestellt; es ist auf Blutbeimengungen im Urin, Hämatombildung etc. zu achten. Anderntags kann der Patient sich wieder frei bewegen; er sollte aber für eine Woche weitgehend inaktiviert werden.

Resultate

In den letzten 8 Jahren wurden etwa 200 Nierenzysten punktiert und mit Äthoxy-sklerolinstillationen behandelt. Das Durchschnittsalter der Patienten lag etwas über 60 Jahre. Das Verhältnis m. : w. betrug 2:1. Die rechte Seite war bevorzugt befallen, bei 3 Patienten wurden beide Nieren im Abstand von einem Tag behandelt. Zudem wurden 16 Patienten mit Zystennieren palliativ behandelt.

Das Zystenvolumen betrug 2–1050 ml, ihr Durchmesser 2–16 cm. Einmal wurde eine perkutane Endoskopie und Biopsie bei Karzinomverdacht ausgeführt.

An Komplikationen traten 3mal Mikrohämaturie, 1mal eine venöse Blutung in die Zyste, 2mal eine Dislokation der Nadel mit der Notwendigkeit der wiederholten Punktion im Abstand von einigen Tagen, sowie 8mal subfebrile Temperaturen auf. Nach multipler Punktion einer Zystenniere trat einige Tage nach der Entlassung ein Späthämatom infolge der Anstrengung beim Anschieben eines Autos auf.

46 Patienten wurden 0,5–5 Jahre beobachtet. Dabei waren 39 Zysten verschwunden, 9 kleiner als 1 cm und 6 zwischen 2 und 5 cm Durchmesser. Bei 46 Patienten waren also von 54 Zysten 46 verschwunden oder klinisch nicht mehr relevant, so daß die Erfolgsrate knapp 90 % betrug. Dies entspricht den Erfahrungen anderer Autoren (u.a. Billmann [1]). Acht Patienten mit Zystennieren wurden über längere Zeit beobachtet; exakte Ergebnisse konnten hierbei nicht eruiert werden. Ausnahmsweise können jedoch mit der palliativen Behandlung symptomatische Erfolge erzielt werden, wenn es gelingt, Zysten mit Kompressionserscheinungen (Durchmesser >3–4 cm) zu veröden.

Literatur

1. Billmann P (1985) Tierexperimentelle und klinische Untersuchungen zur Induktion und perkutanen Sklerotherapie zystischer Nierenerkrankungen. Habilitationsschrift, Universität Freiburg im Breisgau
2. Dean AL (1939) Treatment of solitary cysts of kidney by aspiration. Trans Am Assoc Gen Urin Surg 32:91

3. Fish GW (1939) Large solitary serious cysts of kidney; a report of 32 cases including 2 cases cured by aspiration and instillation of 50 % dextrose-solution. JAMA 112:514
4. Hölzer DH, Müller JHA, Schulz R, Neuser D (1982) Ergebnisse der perkutanen Nierenzystenverödung. Z Urol Nephrol 74:213
5. Löhr E (1979) Renal and adrenal tumors. Springer, Berlin Heidelberg New York, S 344
6. Reuter HJ (1987) Die Verödung von Nierenzysten. Aktuel Urol 18:25
7. Reuter MA (1987) Perkutane Punktion und Verödung von Nierenzysten. Verh Ber Dtsch Ges Urol 39:109
8. Vestby GW (1967) Percutaneous needle-puncture of renal cysts. Invest Radiol 2:449
9. Wheeler BC (1942) Use of aspirating needle in the diagnosis of solitary cysts. NEJ Med

Ergebnisse der transkutanen Sklerosierungstherapie von Leberzysten mit Polidocanol

M. Gebel, M. Schulz und S. Martin

Die chirurgische Therapie von solitären Leberzysten mit Symptomen und der Zystenleber ist je nach Begleiterkrankungen der Patienten mit einer Letalität von 5,4 – 41 % belastet [1, 6]. Seit 1980 führen wir daher in diesen Fällen alternativ eine nichtchirurgische Behandlung durch [2 – 4], über deren Ergebnisse wir hier berichten.

Methode

Von 1980 bis 1987 wurden 102 Patienten mit Symptomen (Solitärzysten: $n=31$, multiple Solitärzysten: $n=18$, Zystenleber: $n=53$) im Alter von 18 – 84 Jahren (im Mittel 52,6 ± 12,6 Jahre; 90 weibliche und 12 männliche Patienten) nach Zystenaspiration mit transkutaner Instillation von 1 %igem Polidocanol behandelt; im einzelnen:

Patienten	Solitärzysten	Multiple Solitärzysten	Zystenleber
n	31	18	53
m.:w.	4:21	1:17	7:46
Alter ($\bar{x}$) (Jahre)	54,1 (±14,8)	61,8 (±12,2)	49,2 (±9,4)

Gesamtzahl der behandelten Zysten: 556 (1 – 64 pro Patient); von der Therapie waren ausgeschlossen: dialysepflichtige Patienten und Patienten mit Gerinnungsstörungen;
Erfolgskriterien: a) Verringerung der Zystengröße auf unter 30 %,
b) subjektive Besserung/Beschwerdefreiheit (gemäß Interview – 6 Monate bis 4 Jahre nach Therapie)

Der Eingriff wurde nach Lokalanästhesie unter Verwendung einer speziellen Biopsiesonde (Sonoline SL 2, Siemens) unter kontinuierlicher Ultraschallüberwachung ausgeführt (Abb. 1). Die instillierte Menge 1 %iger Polidocanollösung betrug in der Regel 10 % bis maximal 30 % des aspirierten Volumens, überschritt jedoch in keinem Fall mehr als 60 ml pro Tag, und bei Behandlung mehrerer Zysten in keinem Fall mehr als 120 ml pro Woche zur Verminderung von unerwünschten Nebenwirkungen. Bei Zysten, die ein Volumen von mehr als 800 ml erwarten ließen, wurde das Vorgehen im Laufe der Jahre modifiziert. Bei diesen Patieten wurde eine transkutane Drainage für 1 – 2 Tage angelegt und die Sklerosierung über den liegenden Katheter ausgeführt. Anschließend wurde das Sklero-

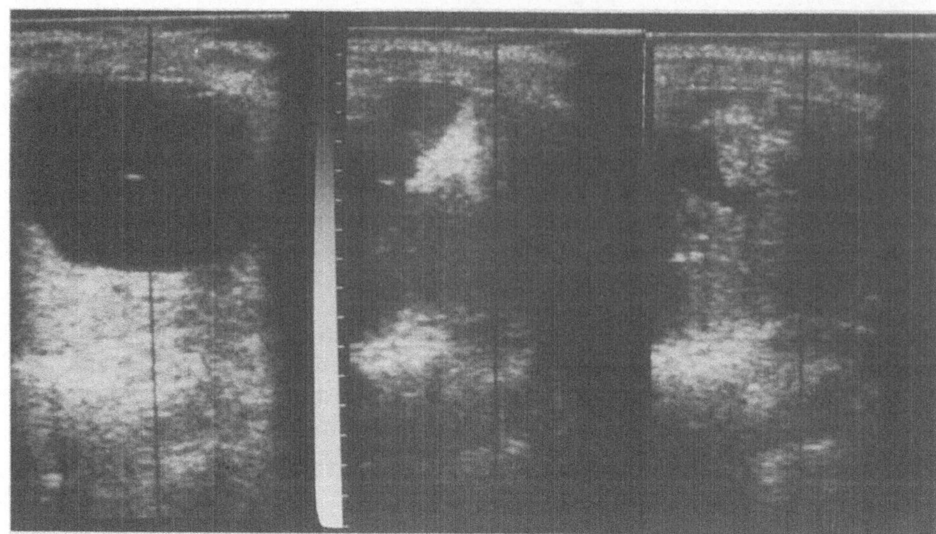

Abb. 1. Vorgehen bei der ultraschallgeleiteten Sklerotherapie. Auf der *linken Abbildung* Plazierung der Nadelspitze (*heller Reflex*) in die Zyste (*schwarzes Areal*) entlang der Visierlinie (*schwarze durchlaufende Linie*), die die Stichrichtung vorgibt. Im *mittleren Bild* Instillation der Sklerosierungsflüssigkeit (weiß) nach Evakuation der Zyste; *rechtes Bild* zeigt Zustand unmittelbar nach Entfernung der Nadel

sierungsmittel vor Entfernung der Drainage wieder aspiriert. Insgesamt wurden bei 102 Patienten 556 Zysten behandelt. Die Patienten wurden in 3- bis 6monatigen Abständen sonographisch nachuntersucht. Der klinische Erfolg bezüglich der Beschwerden der Patienten wurde zusätzlich durch ein standardisiertes Interview der Patienten zwischen einem halben Jahr bis 4 Jahre nach Therapie gesichert. Von der Behandlung ausgeschlossen wurden dialysepflichtige Patienten (wegen der intermittierenden Heparinisierung) und Patienten mit Gerinnungsstörungen.

Ergebnisse (1980–1987)

Erfolg/Mißerfolg	Solitärzysten	Multiple Solitärzysten	Zystenleber
– Erfolg	31/31	17/18	47/53
– „Drop outs"	–	–	3
– Zysten zu klein	–	–	1
– Therapieversager	–	1	2
Nebenwirkungen:	24/31	11/18	47/53

26 von 31 Solitärzysten (Volumen 40–3600 ml) wurden erfolgreich mit einer Injektion, 4 von 31 mit 2–3 Injektionen von bis zu 60 ml 1 %igem Polidocanol

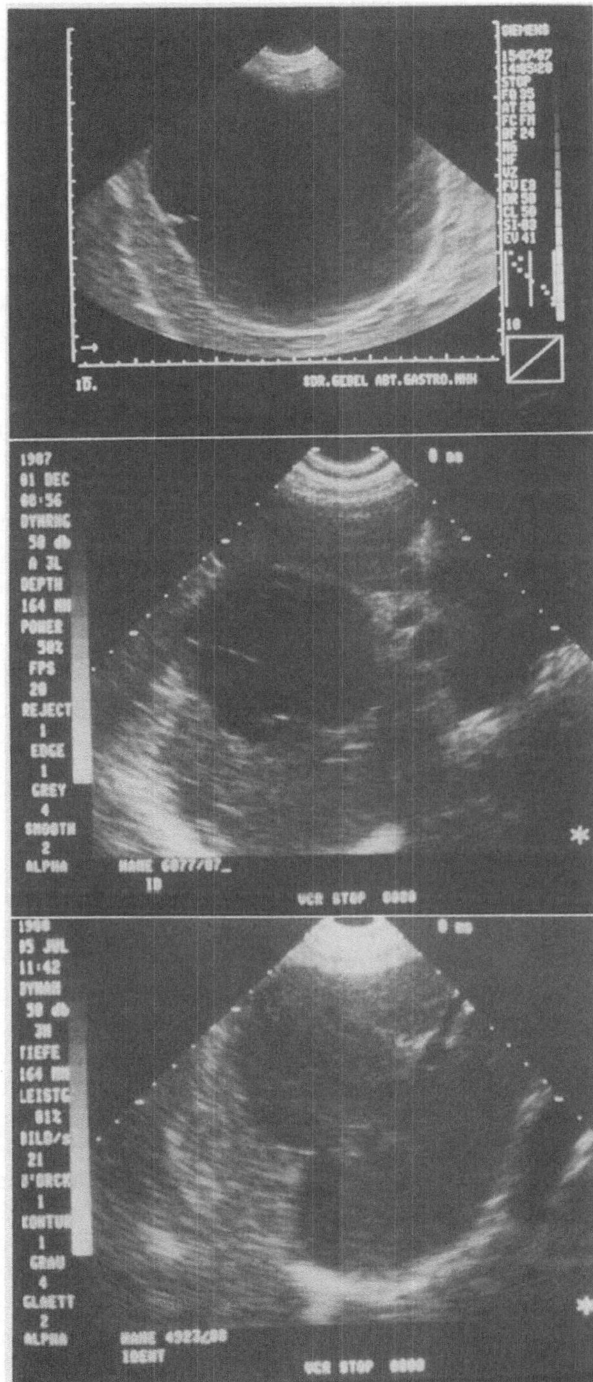

Abb. 2. Große Zyste, die den rechten Leberlappen einnimmt (Volumen 2600 ml), vor der Sklerosierung (*oben*), 4 Monate nach der Sklerosierung (*Mitte*) und 1 Jahr nach der Sklerosierung (*unten*). Der riesige Hohlraum im rechten Leberlappen kann nicht sofort kollabieren. Nach Sklerosierung kommt es regelhaft zu einer mehr oder weniger ausgeprägten Exsudation, die langsam resorbiert wird. Nach 1 Jahr ist schließlich anstelle der Zyste nur noch eine tiefe narbige Einziehung (*weiß im unteren Bild*) zu erkennen

erfolgreich behandelt. 517 von 524 Zysten (Volumen 3–1400 ml) bei Patienten
mit multiplen solitären Zysten oder Zystenleber wurden durch eine, 7 von 524
durch 2 oder 3 Injektionen von bis zu 60 ml 1 %igem Polidocanol erfolgreich
behandelt (Abb. 2). Merhfachsklerosierungen wurden in der Regel bei Zysten von
mehr als 800 ml Volumen notwendig, weshalb später das Vorgehen modifiziert
wurde. 47 von 48 Patienten (98 %) mit solitären bzw. multiplen solitären Zysten
wurden symptomfrei. 47 von 53 Patienten (89 %) mit Zystenleber wurden partiell
von Symptomen befreit. Bei Patienten mit Zystenleber wurden bis zu 64 Zysten
im Verlauf von 4 Jahren sklerosiert, um Patienten in einem symptomarmen Zustand zu halten; 3 Patientinnen mit Zystenleber brachen die Therapie nach den
ersten beiden Behandlungen ab, da sie keine deutliche Besserung bemerkten und
andererseits kein starker Leidensdruck bestand. Bei einer Patientin mit Zystenleber wurde ärztlicherseits die Therapie abgebrochen, weil die Zysten für eine
sinnvolle Behandlung zu klein waren. Bei weiteren 2 Patientinnen wurde die
Sklerosierungstherapie abgebrochen, da das Zystenwachstum der nichtsklerosierten Zysten den Effekt der Zystensklerosierung übertraf. Eine dieser Patientinnen
erhielt mittlerweile eine erfolgreiche Lebertransplantation. Leichtere Nebenwirkungen der Therapie (Fieber, Grippegefühl, lokaler Schmerz) traten bei 75 % der
Patienten auf. Diese Beeinträchtigungen ließen sich durch Paracetamol gut kupie-
ren. Komplikationen traten bei 33/556 (5,9 %) Zystenbehandlungen auf (hohes
Fieber: $n=15$, starke lokale Schmerzen: $n=13$, vagale Synkope: $n=3$, Einblutung: $n=1$, Hämobilie: $n=1$). Bis auf eine Zysteninfektion, die operativ beseitigt
wurde, konnten die Patienten ohne nachteilige Folgen konservativ behandelt
werden. Kein Patient verstarb.

Schlußfolgerungen

Die transkutane Zystensklerosierung ist eine sehr risikoarme Alternative zur
chirurgischen Therapie. Solitäre Zysten können kurativ, die Zystenleber kann mit
gutem palliativen Effekt behandelt werden. Die Organisation und Vernarbung
der Zysten setzt verzögert ein. Nach Instillation der Sklerosierungsflüssigkeit
kommt es zu einer Exsudation, die das Zystenlumen wieder auffüllt. Eine erneute
Therapie ist deshalb jedoch nicht notwendig. Im Verlauf von 3–6 Monaten wird
dieses Exsudat resorbiert, und die Höhle schrumpft. Bei großen Zysten tritt die
komplette Vernarbung mitunter erst nach 1–2 Jahren ohne weitere Therapie ein
(s. Abb. 2). Langzeitbeobachtungen der Patienten bis zu 8 Jahren nach der Therapie zeigen, daß es zu keinen Rezidiven der behandelten Zysten kommt [5]. Die
Therapie ist nicht nebenwirkungsfrei. Etwa 7,5 % der Patienten leiden an grippe-
ähnlichen Symptomen, die jedoch gut auf symptomatische Therapie ansprechen.
Die aufgetretenen Komplikationen waren im Vergleich zu den Komplikationen
der chirurgischen Therapie sehr leicht. Die Grenzen der Therapie werden bei
Patienten mit schnell wachsender Zystenleber sichtbar, da hier die Nebenwirkungen der Sklerosierungsflüssigkeit eine aggressive Behandlung verhindern und damit das Wachstum der nichtsklerosierten Zysten den Effekt der Sklerotherapie
übertrifft. Diesen Patienten bleibt als therapeutische Alternative nur die Lebertransplantation. Aber auch bei den anderen Patienten mit Zystenleber wurden

Probleme sichtbar. Der für die Patienten spürbare positive Effekt der Sklerosierung setzt bei der großen Lebermasse erst nach mehreren Behandlungen langsam ein, so daß eine gute Compliance eine Voraussetzung für den Erfolg darstellt.

Literatur

1. Flagg RS, Robinson DW (1967) Solitary nonparasitic hepatic cysts. Arch Surg 95:964–973
2. Gebel M, Freise J (1983) Ultraschallgezielte Sklerotherapie beim polycystischen Syndrom der Leber. In: Otto RC, Jann FX (Hrsg) Ultraschalldiagnostik 82. Thieme, Stuttgart New York, S 122–124
3. Gebel M, Martin S (1988) Sklerotherapie von symptomatischen Leberzysten und symptomatischer Zystenleber. In: Gebel M, Majewski A, Brunkhorst R (Hrsg) Sonographie in der Gastroenterologie. Springer, Berlin Heidelberg New York Tokyo, S 109–114
4. Gebel M, Schulz M, Martin S (1988) Ergebnisse der nicht-chirurgischen Behandlung von Leberzysten. Z Gastroenterol 26:562
5. Gebel M, Schulz M, Martin S (1988) Short- und long-term results of ultrasonically guided therapy of non-parasitic liver cysts. J Ultrasound Med 7:202
6. Wong J, Little JM (1977) Benign non-parasitic cysts of the liver: a review of 18 cases. Aust NZ J Surg 47:209–215

Sachverzeichnis